CÉLIBAT

ET

CÉLIBATAIRES

CARACTÈRES, DANGERS ET HYGIÈNE

CHEZ LES DEUX SEXES

PAR

Le Dʳ P. GARNIER

Ce n est pas ici un livre pour
rire ; il est l'opposé du MARIAGE
et sa contre partie.

PARIS

GARNIER FRÈRES, LIBRAIRES-ÉDITEURS

6, RUE DES SAINTS-PÈRES, 6

1887

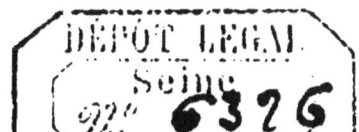

PRÉAMBULE

Deux grandes voies sociales s'ouvrent à l'humanité pour parcourir la vie : le Mariage et le Célibat. Divergentes et diamétralement opposées, ces deux routes sont néanmoins reconnues, autorisées, permises, consacrées et protégées également par les lois civiles et religieuses des sociétés modernes. Arrivés à la nubilité, l'homme et la femme peuvent choisir librement l'une ou l'autre, et s'y engager ensemble ou séparément à leur gré, suivant leurs goûts, leurs aptitudes, leurs caractères, leurs tempéraments, leurs préférences ou leurs passions. Aucun pouvoir ne peut s'y opposer d'une manière absolue, dès leur majorité légale. La loi les protège contre toute contrainte à ne pas satisfaire leur volonté. La liberté individuelle est donc absolue et complète à cet égard.

La première, droite et large, est choisie et
adoptée par le plus grand nombre, en vertu
de la loi naturelle, physiologique et morale,
qui rapproche et réunit les·deux sexes pour
s'aimer, s'entr'aider et se fortifier mutuellement
dans le dur combat de la vie contre les obstacles et les embûches du chemin. Elle conduit
à la famille, source de joies, d'espérances et
d'ambitions, richesse de l'avenir pour l'individu et la patrie, en contribuant à l'agrandis-
sement de la société et la puissance de l'État,
qu'elle perpétue indéfiniment. C'est la route
royale par excellence, dont les conditions et
les avantages ont été précédemment indiqués
dans le MARIAGE, en l'éclairant de manière à
guider en parfaite connaissance de cause ceux
qui veulent la suivre. Les règles de la GÉNÉRA-
TION UNIVERSELLE ont ensuite été fixées dans
les lois, les secrets et les mystères, qui la ré-
gissent chez les deux sexes. Puis les impédi-
ments et les obstacles de l'IMPUISSANCE physique
et morale, de la STÉRILITÉ humaine et de l'HER-
MAPHRODISME, de l'ONANISME seul et à deux, sous
toutes ses formes, ont été décrits et analysés
successivement dans autant d'ouvrages distincts, séparés. Les intéressés sont initiés, par
là, à ces infirmités redoutables pour les éviter ou s'en préserver, et même s'en guérir au
besoin.

Cette œuvre de l'*Hygiène de la Génération* serait évidemment incomplète sans le facteur
principal et essentiel du problème : le célibat.
Négation absolue, au sens strict et rigoureux
du mot, de cette fonction si éminente et délectable que la vie est difficile, sinon impossible sans elle, il constitue la seconde voie opposée à la précédente. C'est la route étroite et
tortueuse, bourbeuse même, où l'on s'engage
seul, isolé, sans appui ni secours, et qui about-
tit fatalement au néant. Le célibataire choisissant librement cette direction, sans obligation ni devoir impérieux qui le lui impose,
offre ainsi l'image de l'égoïsme en vivant pour
lui seul, dans la société ou en dehors, sans
souci des autres. Il ne se survit pas, sauf de
rares exceptions; tout finit avec lui, son nom
et le plus souvent ses œuvres. Il personnifie
le néant.

Entre ces deux grandes voies sociales, se
rencontrent, il est vrai, d'autres issues intermédiaires, les réunissant l'une à l'autre. Les
époux séparés par la loi ou la mort rentrent
naturellement dans le célibat; la famille seule
les en distingue et les protège. Il en est aussi
d'irrégulières et immorales, comme la prostitution publique, existant ouvertement sous la
tolérance de la loi et de l'autorité. Ainsi s'éta-

blit le faux ou pseudo-célibat par la prostitution, les unions libres, clandestines, bâtardes,
illégitimes, inavouées, et le concubinage où se
réfugient et se cachent les braconniers du mariage. Tels sont encore les faux ménages à
trois qui constituent l'adultère.

Tous ces chemins de traverse, ces sentines
obscures et ténébreuses de la nuit, ouverts,
percés, creusés, minés frauduleusement par le
libertinage et le vice, se transformant parfois
en repaires infâmes, en tanières criminelles,
font échec à ces deux grandes routes légales
du mariage et du vrai célibat, sans être ni l'un
ni l'autre. Ils n'en ont ni la sécurité, ni la
sérénité, les joies pures et les douceurs ineffables; tandis qu'ils en doublent et triplent les
soucis, les tourments, les disputes, les dégoûts
et les charges, en allant trop souvent jusqu'aux
voies de fait, au meurtre et au suicide.

Tel est le correctif trop bien connu et mis
à profit par la plupart des célibataires des
deux sexes entre eux pour satisfaire leurs besoins, leurs passions, et atténuer ou conjurer
les dangers de leur célibat légal. C'est leur intermédiaire secret et mystérieux. Mais sous ces
différentes formes, mixtes et variées, ses effets,
plus étendus par son accroissement, n'en sont
que plus déplorables et pernicieux. Au lieu
d'une personne isolée, il en atteint toujours

plusieurs à la fois. Doubles ou triples, ses effets malfaisants se multiplient parfois à l'infini. La prostitution publique ou privée, les unions clandestines ou le concubinage, formant par ordre de fréquence les trois étapes ordinaires et presque inéluctables du pseudo-célibat — quand ce n'est pire encore — produisent des maux identiques. C'est toujours de même par le libertinage, l'immoralité, l'illégitimité, l'avortement, l'infanticide qui en résultent, ou la mortalité précoce du fruit impur de ces unions bâtardes, sans compter la misère et le déshonneur, le meurtre et le suicide qui en sont de si fréquentes conséquences.

Vrai ou faux, réel ou simulé, le célibat est donc, sauf les honorables exceptions qui seront signalées explicitement à leur place, un outrage à la morale publique par son contraste frappant avec l'union légitime et physiologique des mariés, autant que par les mauvais exemples et les désordres publics en résultant. Comme la prostitution, l'adultère, l'illégitimité, l'abandon qu'il engendre et entretient, il est une véritable calamité sociale par la dépopulation et les maladies qu'il entraîne, les crimes qu'il provoque. Ses analogies avec l'onanisme frappent ainsi par la démoralisation, la dépravation et les perversions qui l'accompagnent, comme l'égoïsme en est le but et le néant la fin.

Telle est la route sombre et ténébreuse dont il s'agit d'explorer les sinuosités, de sonder les détours cachés, les méandres obstrués par les ronces et les épines qui encombrent le chemin, les précipices où tant de célibataires, jeunes et vieux, vont se perdre. Inexplorée à ce point de vue spécial, elle doit révéler comment tant de personnes sont entraînées à leur insu dans ce sentier triste et sombre, par leur froideur, leur insouciance ou leur libertinage, alors que d'autres préméditent d'y rester en feignant le contraire par des motifs inavouables. Il faudra montrer pourquoi ceux-ci s'y vouent volontairement, sans en connaître les périls, alors que ceux-là y restent par nécessité. Énumérer les causes qui le légitiment et en signaler les bienfaits; démasquer ceux qui sont retenus par des passions honteuses ou des liens secrets, sont les points principaux à mettre en lumière dans cette étude.

Sujet aussi vaste et intéressant que difficile à élucider, par le défaut de documents précis, de preuves irréfutables, de caractères distinctifs, absolus, de cette lèpre sociale. Conséquemment, les historiens et les économistes, les romanciers, poètes et moralistes s'en sont plus occupés que les physiologistes, les hygiénistes et les médecins. Le mot ne se trouve même plus dans les derniers dictionnaires de médecine, sinon pour renvoyer aux accidents et aux maladies qui lui sont attribués. Le célibat religieux, considéré à tort comme le seul possible de la continence, est particulièrement visé, en raison de ses conséquences redoutables. D'où l'incertitude, l'indécision, l'erreur même qui planent sur cet état anormal, plus fréquent maintenant que jamais dans la société française.

Il ne s'agit point ici d'un livre pour rire, comme *le Vieux Célibataire* de Collin d'Harleville et *les Célibataires* de Balzac, dont le but est d'exagérer les caractères, les travers, les passions et les vices de ces personnages ; Béranger les a peints aussi en de plaisants couplets. L'imagination joue le principal rôle dans ces œuvres dont l'esprit forme tout le mérite. Quand la famille était en honneur et en vogue, il n'y avait qu'à rire et se moquer de ceux qui voulaient s'y soustraire. Il y a mieux à faire contre le célibat dominant et vanté du jour, par l'étude et l'observation de ses causes réelles, positives et de ses effets pernicieux sur la dépopulation. Un préjudice considérable en résulte pour la moralité et la puissance nationales.

Considéré au triple point de vue médico-social et hygiénique, ce sujet complexe comporte trois parties distinctes :

I. Le *Célibat* et ses différentes espèces, selon ses causes et ses effets, chez les deux sexes.

II. Les *Célibataires*, distingués d'après leurs caractères, leurs mœurs, leurs passions, leurs maladies.

III. L'*Hygiène* de cet état anormal et de ses sectateurs aux divers âges, suivant les professions et les conditions variées, chez l'homme et chez la femme.

Tous les célibataires, veufs, séparés et divorcés, volontairement ou malgré eux, auront ainsi un guide utile à consulter à leur portée pour s'éclairer sur les règles à suivre, les précautions à prendre, à l'exemple des religieux, pour éviter les inconvénients, les accidents et les maladies pouvant en résulter d'après leur constitution et leur tempérament.

P. GARNIER.

61, rue de Clichy.

Paris, 31 août 1886.

––––––––––

LE CÉLIBAT

ET SES VARIÉTÉS

Tout le monde comprend la signification du mot *célibat* comme désignant l'état de toute personne majeure non mariée. D'où le nom de *célibataire* appliqué exclusivement à celles qui sont aptes au mariage, d'après l'âge variable fixé pour cet acte dans les divers pays. C'est la qualité civile attribuée par le Code aux individus des deux sexes placés dans ces conditions, lorsqu'ils figurent dans des actes authentiques. Il est donc bien l'opposé de l'union conjugale consacrée par l'acte civil du mariage. C'est l'unique définition à en donner. Impossible de la rendre plus précise pour en comprendre exactement tous les cas.

La loi même emploie ce mot sans le définir plus explicitement. Elle admet, autorise et consacre le célibat sans dire en quoi il consiste, autrement que par la qualité de célibataire, attribuée à l'homme et la

1.

femme non mariés... civilement après leur majorité
légale. Aussi le législateur, évitant avec soin d'employer
ce substantif indéfini et vague, le consacre-t-il de
préférence adjectivement. Il se rencontre ainsi très
rarement dans la loi et ne se trouve même pas aux
tables alphabétique, analytique et chronologique du
plus volumineux recueil de nos Codes et Lois usuelles
par MM. Roger et Sorel (1). De ce défaut de précision
sont résultées de grossières erreurs, une logomachie
abusive donnée au titre de célibataires, quoique la
plupart soient mariés... illégalement.

Aussi muette est la loi sur le début du célibat. Il
devrait coïncider avec l'âge légal du mariage ou de la
nubilité des deux sexes, variable suivant les pays et
les climats. Dès que le mariage n'est pas réalisé à la
majorité légale, le célibat doit commencer. Les officiers ministériels ne le consacrent pourtant pas dans
leurs actes et attribuent simplement la qualification
de *majeur* aux garçons et filles de cet âge; ils ne leur
accordent le titre de *célibataire* que plus tard, suivant
la coutume locale de l'âge réel du mariage. Il était
à Paris de 29 ans pour l'homme et de 24 chez la
femme au dix-huitième siècle. Il s'élevait à 30 ans 1/2
chez l'un et 26 ans et 2 mois chez l'autre, d'après la
statistique générale de la France de 1857 à 1860. C'est
donc à cet âge qu'il conviendrait de le fixer.

La raison de ce silence est toute simple. Naturel et
transitoire dans la généralité des cas, le célibat en
lui-même est la négation du droit et du devoir, de

---

(1) Un vol. grand in-8° de 1,430 pages. Paris, 1876. Librairie
Garnier frères.

l'autorité et la responsabilité, comme de la société et de la famille. Il échappe, à ce titre, à toute législation, tandis qu'elle est l'affaire essentielle du mariage pour régler les droits et les devoirs des deux parties contractantes dans le présent et dans l'avenir, en vue des conséquences possibles de leur union. Ne devenant définitif que par une rare exception, le célibat, par son immoralité contre le vœu de la nature, n'avait donc pas autrement à occuper le législateur, sinon pour en limiter et restreindre les droits.

Contrairement à la loi civile, les lois religieuses ont attribué une vertu spéciale au célibat : la chasteté, la pureté. Le catholicisme romain en a fait un dogme dont il impose l'observation, d'une manière absolue et irrévocable, à tous ses ministres et ses religieux des deux sexes. Aussi le définit-il plus strictement que le Code. Il n'exclut pas seulement le mariage, ce célibat consiste encore essentiellement à vivre seul, isolé, dans une parfaite continence de corps et d'esprit, sans enfants ni famille. Bossuet en a fait une imitation des anges. Il suppose la sainteté, dit A. Martin, mais..... il ne la donne pas. On verra au *Célibat religieux* ce qu'il faut en penser; il suffit d'établir ici, par ces différences avec le célibat civil, combien ce mot est élastique et à double sens.

**
* **

A défaut d'une définition satisfaisante, on a cherché à caractériser cet état par ses effets opposés à ceux du mariage pour le rendre plus sensible et haïssable. Au lieu de l'arbre chargé de fruits que le jardinier veut conserver, le célibat est comparé à un arbre stérile : le figuier maudit de l'Écriture qui fut arraché et jeté au feu comme indigne d'occuper une place sur la terre. (Venette, *De la Génération chez l'homme*, Cologne, 1696, page 80). Il est la mort et le néant, contrairement au mariage qui fait rayonner l'amour, naître à la vie en donnant une expansion salutaire à toutes les facultés affectives de l'être, dit-on encore, etc., etc. Toutes ces comparaisons sont vaines en visant l'homme seul; le nombre de filles-mères et leurs champis ou bâtards, courant les rues, montrent tout le contraire. Ceux-ci accusent suffisamment son concours effectif.

Les poètes en ont surtout fait l'idéal de la liberté de corps et d'esprit, si indispensable au succès de leurs productions. Casimir Delavigne l'a célébré dans les vers suivants :

> Dans mon gouvernement, despotisme complet:
> Je rentre quand je veux, je sors quand il me plaît;
> Je dispose de moi, je m'appartiens, je m'aime,
> Et sans rivalité je jouis de moi-même.
> *Célibat ! Célibat !* le lien conjugal
> A ton indépendance offre-t-il rien d'égal ?

et Émile Augier de répliquer vertement :

> ..... Le *Célibat*, morne, désert et rude,
> N'est plus la liberté, mais bien la solitude.

tandis qu'un autre célibataire s'empresse de s'exclamer : Pour quelques œuvres de génie fécondées par le sourire de la femme, combien n'en est-il pas qu'il a empêchées d'éclore !

Les grands écrivains ont, en effet, enfanté leurs

immortels chefs-d'œuvre dans la paix et le silence de
la solitude, si propice aux conceptions du génie. Le
génie est célibataire, c'est vrai ; mais comme l'é-
goïsme perce dans les vers précédents ! On juge bien
que si tant d'artistes ont produit leurs plus belles
œuvres dans le célibat, c'était moins en l'observant
qu'en donnant libre carrière à leurs passions, leurs
caprices et leurs dérèglements. L'histoire n'en offre
que trop d'exemples célèbres, dont Anacréon en personnifie les amours faciles, comme Horace et A. Ché-
nier, à leurs moments perdus. Byron, A. Musset et
Murger sont les derniers représentants de cette brillante jeunesse, qui, en prenant leurs amours partout,
jusque dans la ruelle, la boue, le vice, en sont blasés sitôt, qu'en mourant avant l'âge ils s'écrient
déjà :

> Amour, fléau du monde, exécrable folie...

La jeunesse seule, en effet, en procure à ces forçats
de génie, traînant le boulet du célibat, comme l'appelle Murger.

*
* *

La caractéristique du célibat n'est donc pas de vivre seul, isolé, libre, sans enfants, ni famille, comme
on l'a dit suivant l'étymologie du latin *cœlebs,* dont il
est dérivé. On a aussi indiqué *cœ,* un, répondant à
ëka du sanscrit ou *caoles,* borgne. Celle de *libere* ou
lubere, aimant à être un, seul ou dans la solitude, ne
vaut guère mieux, non plus que celle tirée du grec
coité et *leipo,* signifiant l'absence du lit conjugal.

La vie publique de la plupart de ceux qui l'adop-

tent offre la démonstration éclatante du contraire.
Ils vivent en société, sinon en ménage, dont le concubinage, par la survenance de bâtards, est l'exemple
évident et immoral. L'augmentation des avortements,
des infanticides, et des mort-nés chez les filles-
mères, en dépose hautement. Leur état ne diffère
souvent de celui des mariés que par le défaut de
l'acte solennel et public qui unit légitimement ceux-
ci, comme la preuve en est faite au *Pseudo-célibat.*

La privation de toute affection le caractérise plus
justement. Il n'y a de triste célibat que celui du
cœur, a dit une femme. Ce besoin d'aimer est si
grand, qu'elle ne peut vivre sans donner son cœur.
De là tant de femmes célibataires par amour trompé
ou déçu. Elles se vouent à Dieu sous la forme de
Jésus qui le personnifie. Mais c'est le contraire des
célibataires vicieux, dont la plupart, hommes comme
femmes, sont des plus mondains; ils n'aiment que
par la satisfaction et la jouissance de leurs sens;
leur cœur en est absent.

Ondulant et divers par ses causes diversifiées et
ses formes multiples, cet état est indéfinissable d'une
manière exacte pour les comprendre toutes. Contraste
ou l'opposé du mariage est encore sa meilleure définition. Balzac place ainsi sa vieille célibataire de Provins entre l'union chaste de deux jeunes amants
bretons, dont elle est le bourreau. Elle est si affreuse
physiquement et moralement, qu'il juge ne pouvoir
fixer l'attention sur elle qu'à l'aide de ce couple
charmant devenu sa victime. Toute la morale du
célibat est dans ce contraste frappant.

D'où la nécessité d'invoquer souvent le mariage
dans ce livre du célibat pour les comparer et les op-
‚ er l'un à l'autre, afin de mieux faire comprendre et saisir la complexité de cet état anormal
dans ses variétés principales, ses indications, ses
causes et ses effets, sans le confondre avec les célibataires qui n'en ont souvent aucun des attributs.
Tant de gens inaptes au mariage contractent cette
union, tandis que les plus vaillants générateurs restent en dehors, qu'il importe de préciser ces différences pour mieux les faire observer.

***

L'uniformité du célibat, dans ses effets civils et
sociaux, le rend indivisible seulement en apparence
comme le mariage, dont plusieurs formes sont manifestement distinctes. Il n'est pas plus indifférent de
se marier jeune ou vieux qu'entre étrangers ou parents, surtout quant au but essentiel de la progéniture. De là une première distinction à faire entre le
célibat transitoire, plus ou moins prolongé, et celui
qui est indéfini, comme pour le clergé catholique et
les religieux des deux sexes, avec celui des militaires
et marins engagés au service de l'État. On a toujours
distingué également le célibat laïque du célibat religieux, par la différence de ses causes et de ses résultats, comme il est impossible de confondre le célibat
vrai, réel, du pseudo-célibat faux, apparent, simulé,
rendu évident par la prostitution. D'où la division
établie plus loin.

La meilleure base de cette classification sont les

causes multiples et diversifiées qui le déterminent.
Toutes les formes sous lesquelles il s'observe se ré-
duisent néanmoins à deux ou trois espèces. Il est toujours, en effet, volontaire, obligatoire ou forcé, suivant les motifs usuellement allégués pour le justifier.
C'est la division adoptée dans le MARIAGE, à défaut
d'avoir pu le considérer dans tous ses détails pour
en montrer l'antagonisme.

D'après les déclarations mêmes des célibataires,
ils ont toujours été conduits, entraînés à cet état
anormal, obligés ou forcés d'y entrer par des raisons
plausibles et légitimes de position, de profession, de
santé, de fortune, de famille, etc. Alors que garçons
et filles, voulant se marier, le déclarent bien haut à
l'âge voulu, sans pruderie ni fausse honte, jamais
personne n'accuse franchement la volonté ferme et
délibérée, la résolution préméditée de ne pas le faire ;
il n'y a d'exception que pour le célibat religieux, en
honneur dans les pays catholiques, ou pour cause
d'infirmités, de difformités, de maladies apparentes.
Autrement, cette détermination est si équivoque et
ceux qui l'ont formée tacitement en ont si bien conscience, qu'ils invoquent toujours un autre mobile
tant soit peu vraisemblable. Ils se retranchent alors
derrière leur liberté, leur indépendance, leur position,
l'antipathie des enfants, de la famille, sinon l'amour
de ceux-ci, pour légitimer ou pallier leur résolution
antisociale. Les filles allèguent surtout le défaut
d'avoir rencontré un parti convenable, à leur goût
ou leur portée, leur rang. Ces causes, parfois réelles,
accusent un profond égoïsme aussi honteux, quand

ce n'est pas pour dissimuler des relations secrètes ou des passions inavouables.

Il serait encore possible, à la rigueur, de simplifier cette classification et de la rendre plus claire en distinguant seulement les deux formes principales du célibat. N'est-il pas toujours libre, volontaire, choisi, accepté ou par opposition : obligatoire, imposé ou forcé ? En apparence, il n'en paraît pouvoir être autrement et chaque espèce étant subdivisée en variétés ou catégories distinctes, suivant les mobiles différents qui y conduisent, on aurait tous les cas en ressortissant.

En réalité, il n'est parfois, au contraire, ni volontaire ni forcé, dans les cas assez nombreux d'indécision ou d'irrésolution pour le mariage. L'absence ou le défaut de volonté pour ou contre, en prolongeant le *Célibat par indifférence*, le rend souvent indéfini. Celui-ci a donc l'avantage de marquer positivement la scission des deux formes précédentes.

Mais en se particularisant à l'infini par quelque trait spécial dans les différents cas, ces causes, si nombreuses et variées, sont le plus souvent inséparables par leur action solidaire et simultanée. Leur connexité les fait même changer alternativement de rôle. L'une, principale ici, devient secondaire ou accessoire là ; de directe dans un cas, elle est simplement contingente dans un autre. Sauf les difformités physiques et les aberrations morales, suffisant à le produire à elles seules, il ne s'en rencontre guère deux exemples absolument identiques.

Le célibat religieux, notamment, qui semble exclu-

sivement et uniformément déterminé par l'amour
de Dieu, de Jésus ou de Marie, l'est très souvent au
contraire par celui de l'homme et de la femme. Que
d'amours contrariés, déçus, trompés, ont jeté leur victime dans le cloître ou le couvent, à l'exemple d'Hé-
loïse et d'Abeilard! L'amour maternel y fait même
rester beaucoup de filles-mères trompées et abandonnées, qui, par ce seul fait, se réhabilitent hautement.
L'amour de la charité suffit à y conduire. D'autres y
cherchent le repos et la tranquillité d'une vie agitée,
dissipée, corrompue ou semée des plus amères déceptions, en se condamnant, par le remords et le
repentir, à cette dure expiation.

Suivant cette méthode, il faudrait décrire séparément le célibat par amour, en distinguant celui-ci en
divin et humain. Comment apprécier dès lors la vraie
cause qui le détermine pour défalquer l'élément humain du mobile religieux? Il en serait de même du
célibat par misère ou pauvreté, par noblesse, vanité
ou ambition, timidité ou peur du mariage. Le célibat
par inconstance comme Anacréon, par libertinage ou
prostitution, devraient aussi avoir leur place. Sans
trop forcer la note, il y aurait lieu d'ériger par opposition au célibat par misère celui de la richesse et de
tant d'autres. Le nombre en serait dès lors infini autant que les causes qui y concourent et dont la
simple énumération suffit, d'après leur importance.

Il est aussi difficile à classer d'après sa fréquence.
Le célibat religieux mériterait sans doute le premier
rang, comme il l'occupe d'ordinaire, par le grand
nombre de personnes des deux sexes qui l'embrassent

et l'observent le plus complètement, d'après le vœu
indéfini qu'ils forment et l'âge avancé de ceux qui y
sont engagés. C'est le célibat vrai et réel; mais il y a
aussi le faux ou simulé, comme en toutes choses,
qu'il faut absolument en distinguer. Déguisé ou mas-
qué, ce faux célibat est beaucoup plus fréquent que
le vrai, comme la prostitution et le concubinage en
sont la démonstration la plus apparente. Le *pseudo-
célibat* figurerait ainsi par antithèse en première ligne,
aujourd'hui surtout que l'on se marie après un célibat, si prolongé parfois, qu'il serait préférable de le
rendre indéfini.

Une distinction s'impose dès lors entre ces deux
formes essentielles. Le célibat prolongé, par ses nombreuses causes sociales de plus en plus exigeantes,
est non moins grave et dangereux que le célibat indéfini auquel il conduit très souvent.

Aucune de ces divisions n'est donc applicable. Elles
manqueraient de précision et de clarté et seraient
d'autant plus insuffisantes que le même célibat peut
être à la fois libre, volontaire, choisi, de hasard, ou
imposé, obligatoire et forcé. Il faudrait donc le répéter dans ces différentes espèces, suivant la cause qui
l'a produit. Au point de vue pratique, c'est l'indication essentielle pour déjouer les fausses allégations
et montrer les conséquences et les dangers des vrais
motifs qui l'engendrent. En connaissant la cause déterminante du célibat, il sera toujours plus facile de
le prévenir ou de le faire cesser.

Une classification d'après les causes immédiates
serait le pur idéal sans doute; mais comment les dé-

voiler sûrement, les analyser et les défalquer de leurs
accessoires ou contingentes? Elles sont rarement isolées, uniques, et forment d'ordinaire un ensemble
complexe. Les causes secondaires sont si souvent
accusées en première ligne, pour mieux dépister les
soupçons sur les véritables, niées, occultes ou cachées,
que la tâche est impossible. Leur alliance n'a d'ailleurs rien de fixe; l'imprévu et le hasard en sont les
règles. L'énumération seule en serait infinie, sans pouvoir leur donner toujours la place et le rôle qui leur
conviennent. D'où la méthode mixte suivie de préférence.

*
* *

Après la *définition* et l'*étymologie* du célibat, son
origine et son *histoire*, son *essence* et sa *caractéristique*,
dans autant de sections distinctes, avec ses *indications*
et *contre-indications* formelles, chez les deux sexes,
toutes les *causes* les plus ordinaires sont signalées à la
suite, d'après leur degré d'importance, avec les développements et les cas propres à en faire saisir les
différences. Les formes de célibat qu'elles entraînent
sont ainsi fixées, sans qu'il soit besoin de les décrire
séparément sous des titres distincts. Autrement, il
eût fallu énumérer successivement le célibat par difformités et infirmités, timidité, laideur, misère ou pauvreté, domesticité, richesse, luxe, vanité et ambition,
par noblesse, passion, vice, onanisme, maladies, syphilis. Si réelles et positives que soient ces variétés,
d'après ces causes, l'impossibilité même de leur assi-
gner des caractères tranchés, distincts, ni aucun signe
particulier, eût rendu cette classification bizarre et

fastidieuse, sans **utilité** pratique. L'uniformité du célibat se distingue seulement par l'habit de ceux qui en font profession. Les signes extérieurs, attribués aux vieilles filles et vieux garçons, sont trop vagues et incertains pour les reconnaître sûrement. Le regard effronté et l'allure provoquante des prostituées ne suffisent même pas à les en convaincre. Tant de femmes mariées leur ressemblent que les plus connaisseurs s'y trompent. D'ailleurs, toutes les prostituées ne sont pas célibataires.

La coïncidence commune de plusieurs causes agissant de concert pour déterminer le célibat, dans ces variétés particulières, empêche aussi de le rattacher exclusivement à une seule; ce serait trop absolu. L'amour vrai fait exception en étant toujours prédominant dès qu'il s'y mêle. D'où le titre spécial consacré à cette variété, autant pour en montrer les formes diverses que l'impossibilité même de le faire pour les autres causes. *L'indifférence*, trop souvent alléguée faussement, méritait de figurer à part pour la mettre mieux en relief. Ordinairement, en effet, il y a toujours ceci, puis cela, et encore autre chose. On pourrait dès lors ne pas les reconnaître au titre principal, en nier la réalité et passer outre, en invoquant d'autres raisons accessoires. Les énumérer et les décrire à la suite, en les mettant également en lumière, ne permettra à personne de s'y tromper. Dévoilées et éclairées d'exemples dans ce tableau étiologique, les véritables ne peuvent échapper, surtout aux intéressés, qui seuls en possèdent et en cachent souvent le secret intime.

Les *effets*, dangers et inconvénients du célibat, viennent ensuite, avec leurs *différences* suivant les sexes et les *mesures restrictives* à y apporter comme un moyen de prévenir et d'empêcher efficacement un état si anormal.

Après les diverses variétés étiologiques, exposées avec leurs particularités distinctes, il restait à étudier les formes principales du célibat servant de base à cet ouvrage. Elles sont décrites séparément, sous les noms connus et consacrés, dans l'ordre suivant :

Célibat volontaire, libre, choisi ;

Célibat obligatoire, forcé, imposé ;

Célibat par indifférence ;

Célibat religieux ;

Célibat transitoire ou prolongé ;

Célibat par amour ;

Célibat à deux ;

Célibat faux, simulé, ou pseudo-célibat.

ORIGINE ET HISTOIRE

Tout en étant contraire, opposé aux lois mêmes de la création et de la conservation humaine, le célibat parait remonter à la plus haute antiquité. L'homme ni la femme ne sont faits pour vivre seuls, d'après l'historique même de la création. Dès que l'homme fut placé sur la terre, Dieu lui donna une compagne et leur fit ce premier et suprême commandement : Croissez et multipliez. L'interprétation de ce grand fait peut sans doute différer suivant les doctrines régnantes; mais qu'il ait été spontané, conformément au texte biblique, ou qu'il soit résulté graduellement des forces et des lois naturelles de l'évolution, cette loi suprême n'en est pas moins impérieuse et inéluctable en s'étendant à toute la nature végétale et animale; les minéraux même aident à son exécution par leurs propriétés et leurs forces. Le devoir de l'homme, placé au sommet de l'échelle, est donc d'obéir à cette loi divine ou naturelle, en parfait accord avec les lois physiologiques et sociales de l'humanité.

Le célibat dut être ignoré dans la société naissante, sinon réduit aux cas de difformités physiques s'opposant à l'union sexuelle. Pourquoi chacun ne se serait-il pas soumis avec empressement, le pouvant, à cette loi si douce et naturelle, lorsqu'il y était incité? Celle-ci devait constituer alors le mariage comme dans l'état sauvage. L'enfant qui en était le sceau formait le lien indissoluble entre les parents.

La doctrine de Zoroastre enseignait à ses sectateurs la sainteté du travail et du mariage, comme elle leur inspirait l'horreur du mensonge et des plaisirs honteux. La Genèse, dans ses dénombrements des premiers hommes, tout en signalant la polygamie, l'inceste, l'adultère, le viol, l'onanisme et la sodomie parmi ces peuples primitifs, ne cite aucun cas d'homme ni de femme vivant seuls. Joseph n'était qu'un jouvenceau pudibond lorsqu'il résista aux attaques de la femme de Putiphar; il se maria dès sa sortie de prison avec Ascenath, qui lui donna Manassé et Ephraïm. Il est impossible de rencontrer aucun indice de l'origine de cet état anormal dans ce premier livre de l'histoire théocratique du monde. Tous sacrifiaient avec empressement au commandement souverain donné à leurs ancêtres.

Au contraire, la stérilité et le célibat étaient une sorte d'opprobre parmi les Hébreux et une cause d'exclusion des assemblées du peuple. « Celui qui est eunuque, soit pour avoir été froissé, soit pour avoir été taillé, n'entrera point dans l'assemblée de l'Éternel, dit Moïse. Le bâtard, même jusqu'à sa dixième génération, n'entrera pas dans l'assemblée de l'Éternel. » (*Deutéronome*, XXIII, 1, 2.) Ses ordonnances proscrivaient également la prostitution : « Qu'il n'y ait point de prostituées entre les filles d'Israël et qu'aucun de ses fils ne se prostitue à l'infamie. » (*Idem*, XVII.) Elles prescrivaient et encourageaient le mariage par la dispense du service militaire. « Quand quelqu'un prendra une nouvelle femme, il n'ira point à la guerre et on ne lui imposera aucune charge ; un an durant, il sera exempt dans sa maison et il réjouira la femme qu'il aura prise. » (*Idem*, XXIV, 5.)

La suprême importance attribuée à l'hérédité dans la génération comme à l'hygiène, dont toute l'œuvre de Moïse est empreinte, explique la rigueur de ces préceptes. L'être difforme, impur, vicieux, malade, en donnant des produits analogues ou semblables, doit être exclu du peuple élu, afin de ne pas le corrompre et nuire à sa conservation, car « le Dieu fort et jaloux punit l'iniquité des pères sur les enfants

en la troisième et quatrième génération de ceux qui
le haïssent, et fait miséricorde en mille générations
à ceux qui l'aiment et gardent ses commandements. » (*Le Décalogue*, 5, 6.)

Il est aussi remarquable que cet ensemble de
mesures de prudence et de sagesse conservatrices,
édictées particulièrement contre le célibat, s'éten-
daient jusqu'aux Lévites ou prêtres chargés du
culte de l'Éternel. Il est dit explicitement que « le
sacrificateur devait se marier tout spécialement à
une vierge. » Le législateur d'Israël avait donc
parfaitement compris, en s'inspirant de l'esprit divin, que la fonction de la génération est inséparable de l'humanité. Les douze tribus y furent également soumises, comme étant la meilleure garantie
de la pureté des mœurs, de l'accroissement et de
l'hygiène de la population. Du commencement à
la fin de son code sacré, il édicta les peines les plus
sévères contre le célibat et rien ne prouve qu'il ait
existé parmi le peuple élu.

On ne saurait en dire autant des peuples contemporains, livrés à l'idolâtrie, qu'il vainquit dans sa
marche conquérante sur la terre promise. Les défenses expresses et réitérées de Moïse de les imiter
dans leurs abominations, sous les peines divines les
plus rigoureuses, peuvent bien se rapporter en partie
à cet état anormal. Il suffit de constater que la
croyance et la foi en un Dieu unique l'en ayant pré-
muni, tous les peuples modernes qui la partagent
devraient se faire un honneur et un devoir de les
imiter, comme un caractère de la civilisation chré-

tienne dont ils ont été les initiateurs. C'en serait
la consécration suprême.

Ces lois anciennes n'ont pas cessé d'être en vigueur parmi les Juifs. Elles n'ont jamais laissé et
ne laissent pas encore la liberté à personne de ne
pas se marier. Tous les anciens législateurs se sont
signalés par leurs rigueurs contre les célibataires.

Sauf de très rares exceptions, le mariage est obligatoire pour tous les Israélites, dès qu'ils ont atteint
leur majorité. D'après les maximes des casuistes
juifs, tout homme qui ne prend pas les mesures nécessaires pour se donner des héritiers n'est pas un
homme ; il doit être regardé comme homicide.

C'est un de leurs préceptes et la circoncision qu'ils
pratiquent dès la naissance sur tous les garçons, à
l'égal du baptême, est une opération propre à le favoriser, en prévenant les difformités et les maladies
du prépuce qui y mettent obstacle dans certains cas
relatés à l'IMPUISSANCE. Les Chrétiens, qui les ana-
thématisent si facilement, feraient donc bien mieux
de les imiter sous ce rapport.

En vieillissant, le monde se corrompit et il se
forma bientôt une classe d'égoïstes vivant pour eux
seuls et s'inquiétant peu de la société où ils tenaient
une place. Ainsi se forma et se répandit le célibat,
au point que tous les grands législateurs patriotes
furent obligés de réagir, à l'exemple de Moïse, contre cette redoutable lèpre sociale. Lycurgue à Sparte,
900 ans après lui, décrète ainsi les célibataires d'infamie, en les excluant des charges civiles et mili-

taires, voire même des spectacles et des jeux publics. Lui, qui sacrifiait à la naissance les enfants mal conformés ou infirmes, comme ne pouvant être d'aucune utilité pour l'État, devait être impitoyable pour ceux qui vivaient seuls et sans progéniture, par égoïsme, avarice ou autrement. Il les faisait exposer, à certains jours de fête, à la risée du peuple et promener nus, autour des places publiques. Il était même permis aux femmes, dans une solennité particulière, de les traîner ainsi aux pieds de leurs autels pour faire amende honorable à la nature. Elles les accablaient de coups, de soufflets, et les forçaient à chanter des chansons infamantes composées à cette occasion contre eux.

Des lois pénales furent aussi édictées contre le célibat dans les autres républiques grecques, en raison de son accroissement scandaleux, sous l'influence de l'amour grec qui les dépeuplait et qui causa leur ruine. Sans être parvenues à la postérité, ces lois semblent consacrées par l'usage infamant de placer un vase noir destiné au bain sur la tombe des célibataires ; coutume indiquée par Démosthène dans son plaidoyer contre l'un d'eux. Platon méprise aussi ces mœurs de son siècle et, dans son livre des *Lois*, il inflige une amende aux célibataires et les déclare indignes de la moindre déférence.

La civilisation romaine, sous l'influence des mêmes abus, dut recourir aux mêmes lois contre le célibat. Les descendants de ceux qui avaient enlevé les Sabines ne pouvaient voir d'un bon œil des ci-

toyens rester inutiles à la patrie. A chaque recensement quinquennal, une amende était imposée par les
censeurs aux célibataires. Elle s'appelait *œs uxo-
rium*. Après le siège de Veies, Camille les força même
à épouser les veuves des citoyens morts en défen-
dant la patrie.

« En continuant à se corrompre, dit Montesquieu,
les mœurs contribuèrent beaucoup à dégoûter les
citoyens du mariage, qui n'a plus que des peines
pour ceux qui n'ont plus de sens pour les plaisirs de
l'innocence. » Les discordes civiles, les triumvirats,
les proscriptions affaiblirent Rome plus que la
guerre. Il restait peu de citoyens et la plupart étaient
célibataires. Les conséquences de ce mal devenant
rapidement plus graves, César rétablit la censure
qu'il voulut même exercer pour la rendre plus effec-
tive. Puis il donna des récompenses à ceux qui
avaient beaucoup d'enfants et défendit aux femmes
au-dessous de quarante-cinq ans, sans mari ni enfants, de porter des pierreries et de se servir de litiè-
res. C'était une excellente méthode d'attaquer le célibat par la vanité et cependant elle ne réussit pas à
le détruire.

Auguste fut encore plus pressant par l'augmentation des peines aux premiers, et des récompenses
aux seconds. Il promulgua de nouvelles lois, dont
l'esprit général était d'accorder toujours la préférence
aux mariés sur ceux qui ne l'étaient pas, les pères
ayant des enfants à ceux qui n'en avaient pas. Tout
citoyen romain ayant trois enfants était exempt de
toute charge personnelle. Les célibataires, au con-

traire, ne pouvaient rien recevoir des étrangers par testament. « Aussi arriva-t-il bientôt, dit Plutarque, que les Romains se mariaient pour être héritiers plutôt que pour en avoir. »

Cette espèce d'ostracisme contre le célibat ne le fit pourtant pas disparaître. Effet ou non des lourdes charges imposées par le mariage en raison du luxe croissant des femmes, des prévenances et des attentions de toutes sortes dont les célibataires étaient l'objet par ceux qui briguaient une place dans leur testament, toujours est-il qu'il continua à avoir de nombreux partisans. Les résultats, presque négatifs à Rome comme à Athènes, de cette législation oppressive, attentatoire à la liberté humaine en ce qu'elle a de plus intime et délicat, ne semblent donc guère favorables à imiter cet exemple, si opposé aux mœurs et aux habitudes actuelles.

Le Christianisme naissant, qui survint dans ces conditions de l'empire romain, semblait devoir y mettre fin bien plus efficacement que les lois civiles. Inspiré de la loi et des prophètes de l'Ancien Testament, il devait contribuer essentiellement à l'observation du divin commandement : Croissez et multipliez. Son esprit de pureté et de sainteté était éminemment fait pour réagir contre les mœurs corrompues des célibataires et les sectes philosophiques enseignant l'éloignement des affaires ; il devait amener ainsi tous ses adhérents dans les liens purs du mariage et de la famille. Mais l'idée dominante de perfection, attachée à tout ce qui mène une vie spéculative, prévalut : d'où l'éloignement pour les soins et les embarras d'une famille. Venant après la philosophie qui avait préparé ces idées, la religion chrétienne les fixa définitivement. Elle se jeta dans l'excès contraire en faisant de la continence l'état par excellence et en conviant tous ses adeptes à approcher le plus possible de cette perfection.

On vit dès lors les nouveaux convertis mariés, enthousiastes et fanatiques, se séparer volontairement ou vivre ensemble comme s'ils ne l'étaient pas. L'éloignement du mariage fut considéré comme le degré supérieur de la perfection religieuse et S. Justin le condamna « comme un usage illégitime servant à satisfaire le désir de la chair. » Tertullien écrivait à sa femme, avec cette dialectique qui en fit l'un des premiers et des plus grands rhétoriciens de la nouvelle doctrine : « Si nous lisons dans les Écritures qu'il vaut mieux se marier que brûler, quel cas doit-on faire, je vous le demande, *d'un bien qui n'est bien qu'eu égard au mal* ? S'il est permis de se marier, ce n'est qu'autant que cela est moins mauvais que de brûler ; mais combien n'est-il pas plus salutaire et plus heureux de ne point se marier et de ne pas brûler ? » Il est impossible de dire plus... chrétiennement à sa femme que l'on peut se passer d'elle. Sous l'influence de ces doctrines extrareligieuses, on vit des époux se marier pour vivre ensemble et y coucher, sans aucun rapport amoureux la nuit même des noces, comme l'un des plus riches sénateurs d'Auvergne en offrit l'exemple, au dire de Grégoire de Tours. Par cette abstinence conjugale, les premiers

chrétiens imitèrent le culte des Druides. Quoique mariée, la prophétesse druidique était astreinte à de
longs célibats, dit Michelet. Ce fut sur ces sophismes
que se fonda le célibat religieux, décrété ensuite par
l'Église catholique et qui fut depuis la cause de tant
d'abus et de maux. L'extension illimitée des cloîtres,
des monastères et des couvents au moyen âge, le
rendit si commun, que la société en eût été menacée,
si l'extrême fécondité des mariages et de la bâtardise
n'eût amplement rempli tous les vides. Son premier
exploit fut ainsi de porter atteinte à la population.

Un grand bien en résulta, a-t-on dit, parce que
tous les célibataires enfermés dans ces asiles de la
paix adoucirent les mœurs barbares du temps, par
l'exemple de leur dévouement et leur austérité. On devrait même à ces moines, qui défrichèrent les grandes
forêts de la Gaule et de la Germanie, la conservation
du flambeau de la science et de la civilisation. C'est
possible ; mais, en échange de ces services, quels biens
innombrables n'ont-ils pas amassés et ravis à leur
profit ! Ils régnaient et gouvernaient partout en maîtres, au nom de Dieu, du fond de leurs églises, leurs
monastères et leurs couvents qui couvraient le pays,
et ce fut devant leur domination envahissante, leur
ambition insatiable qu'ils tombèrent, sous la réprobation générale, sans que l'on pût jamais les faire disparaître complètement. Tous les autres détails à ce
sujet se rencontrent au *Célibat religieux*.

Au moyen âge, le célibat était regardé à Venise
comme l'état le plus heureux, en permettant de se

livrer au jeu, à l'amour et à l'intrigue, qui sont les trois grandes passions de ses habitants.

La féodalité institua ensuite, sur les mêmes subterfuges, son célibat politique. Contrairement aux anciennes Républiques, qui, pour conserver leurs membres et leur autonomie, prescrivaient le mariage afin d'avoir le plus grand nombre de citoyens, la société féodale imposa le célibat pour entretenir le lustre et l'éclat des grandes familles. En vertu du droit inique qui accordait tous les biens à l'aîné, les enfants puînés étaient fatalement condamnés au célibat dans les carrières qui leur étaient dévolues : l'armée et les honneurs ecclésiastiques pour les garçons et les couvents pour les filles. D'où les abus en résultant pour la morale sociale et religieuse. Des hommes élevés dans le luxe, habitués au jeu, à la chasse, la débauche, étaient obligés violemment de se réfugier dans des carrières répugnant à leurs goûts et leurs habitudes. D'où la licence qui s'introduisit dans le haut clergé, occupé par les fils puînés des grandes familles. Les filles en faisaient autant dans leurs couvents, où elles étaient souvent jetées de force. De là date surtout le discrédit du célibat religieux et l'extinction de la noblesse.

Dans la plupart des États européens, cet état des plus iniques, au point de vue de la justice, de l'équité et de la morale, persista jusqu'à la Révolution française. En abolissant le droit d'aînesse et les privilèges, elle émancipa les peuples et il ne resta sous le joug du célibat que ceux qui le voulurent bien. En France, il est parfaitement loisible à tous les citoyens de le garder sans encourir ni la censure des lois, ni celle de l'opinion publique.

Telle est la tradition historique du célibat contredite par l'observation moderne. A en juger par les faits authentiques et irrécusables, constatés dans ces derniers temps, des vices de conformation physique et des perversions morales, empêchant absolument l'union sexuelle entre filles et garçons, le célibat a dû en résulter forcément. Ces anomalies, spéciales à l'espèce humaine, ont pu exister dans tous les temps et le célibat doit ainsi être aussi vieux que le monde. Il a pu exister plus fréquemment ici ou là à différentes périodes, suivant les coutumes et les lois régissant les populations, la paix ou la guerre régnant parmi elles. Les faits précités ne sont que les épisodes marquants des anciennes civilisations dont l'histoire est parvenue concernant le célibat. Ils en montrent seulement les principales fluctuations et leurs causes; ce qui permet d'admettre, en jugeant du connu à l'inconnu, qu'il en a été de même dans celles dont là narration est perdue. Il n'est pas plus ancien que moderne, il a existé inévitablement partout et toujours, en subissant l'influence des mœurs et des civilisations, sans que l'on puisse en préciser la fréquence dans les diverses contrées du globe.

Exemple : il était, d'après M. Le Play, particulièrement favorisé par les mœurs et les lois en Chine et surtout au Thibet, où le mariage, dit-il, « empêche presque toujours de parvenir aux honneurs et aux premières fonctions de l'État. Le peuple chinois, où l'on compte le plus de célibataires, est aussi le plus corrompu de la terre. Il n'est pas de pays où l'infanticide soit plus pratiqué et qui ait plus à se plaindre de l'excès de population, dont le correctif, d'après certains économistes, serait le célibat. » *(La Réforme sociale,* Paris.)

Vu l'impossibilité d'aller vérifier ces assertions sur place, il y a peu d'années encore, dans ces pays lointains et fermés, des auteurs prétentieux ont bien pu les risquer sans crainte d'être démentis. Mais le progrès et la guerre les ont ouverts, rapprochés, et voici un Chinois, fort instruit et éclairé aussi bien sur son pays que sur les mœurs et les coutumes des Occidentaux, Scheng-Ki-Tong, contredisant ces assertions de fond en comble. « Le vieux garçon et la vieille fille sont des *phénomènes* en Chine, dit-il ; ce sont des produits essentiellement occidentaux. Cette manière de vivre est absolument contraire aux mœurs de l'Empire du Milieu, où quiconque est bon pour le mariage se marie. Le célibat y est considéré comme un vice, il faut avoir des raisons pour l'excuser ; tandis que l'on donne parfois des explications et des excuses au mariage en Europe, comme s'il n'était pas naturel et moral. » *(La Chine et les Chinois,* Paris, 1884.)

Il est donc impossible, d'après cet exemple, de savoir au juste ce qu'il en est actuellement du célibat chez les différents peuples, sinon d'après la statistique. Sa fréquence doit varier suivant les causes naturelles et artificielles qui le provoquent. Mais il n'est pas admissible que les lois qui l'entretenaient en Europe autrefois et le prolongeaient démesurément

parmi les nobles comme chez les ouvriers, en pros-
crivant ou en empêchant le mariage, subsistent encore. Les principes d'égalité de la Révolution française, en pénétrant partout, ont détruit ces entraves,
autant que les déplorables effets en résultant. Il
serait hors de propos d'examiner ici cette question;
elle sera mieux à sa place au *Célibat prolongé*, d'après
les causes sociales qui le provoquent et l'entretiennent encore actuellement.

ESSENCE OU CARACTÉRISTIQUE

En s'opposant à la reproduction, le célibat effectif,
réel, est la négation même de la vie. Tout ce qui en
jouit dans la nature universelle, végétaux et animaux, des plus petits aux plus grands, tend à se
reproduire pour se conserver et se perpétuer indéfiniment, réaliser la vie dans sa véritable acception,
c'est-à-dire infinie comme le temps. L'ayant reçue par
un don gratuit, tout être vivant est tenu, obligé, soumis indistinctement à la transmettre à son tour. Les
plus passifs y sont conduits, forcés irrésistiblement.
Les plantes les plus simples, comme les animaux les
plus rudimentaires, n'apparaissent, n'éclosent et ne
brillent un moment sur la terre que pour sacrifier à
cette loi immuable. C'est la condition même de leur
existence de communiquer la vie dont ils sont dépo-
sitaires pour mourir aussitôt. Les principaux exemples en sont indiqués dans la GÉNÉRATION UNIVERSELLE,
dont les *éphémères* offrent le plus frappant.

Dans cette image, ce miroir de la nature animée, se révèle manifestement la loi absolue, souveraine, de la reproduction générale universelle. Elle est évidemment le but et la fin essentiels de la pensée, la volonté divine qui a présidé à la création. Appelez-la Nature, force créatrice ou Dieu, et cette volonté éclatante n'en doit pas moins être suivie, respectée, exécutée par tous. Commandement suprême dont la transgression entraînerait rapidement la ruine même de cette œuvre admirable, sublime, de la création tout entière. Schopenhauer est ainsi d'avis, pour hâter la fin du monde, de recourir au célibat absolu; cependant, très paillard, il ne put jamais se passer lui-même d'un cotillon.

L'accomplissement de cette loi naturelle est si absolu que l'impossibilité matérielle de son exécution en est la seule et unique dispense légitime. C'est la stérilité dont quelques êtres sont frappés. D'où la flétrissure de cette épithète à tout ce qui reste sans fruit et l'interprétation sinistre donnée autrefois à cette infirmité exceptionnelle de ne pouvoir reproduire son semblable. C'était comme un opprobre pour ses victimes et un effet de la malédiction divine exprimée sous différentes formes dans l'Écriture sainte. La facilité pour l'homme de l'imposer artificiellement aux plantes et aux animaux, afin de la faire servir à ses desseins et ses intérêts, a montré l'erreur de cette interprétation religieuse. Ses véritables causes par difformités ou maladies ont été mises ainsi en évidence dans la Stérilité humaine pour en démontrer la fatalité.

Sauf ces exceptions rarissimes, tout être vivant en liberté sacrifie avec bonheur, empressement et volupté au besoin stimulant, qui l'anime et le tourmente, de la reproduction. C'est l'acte le plus spontané de la nature vivante. A défaut du pouvoir individuel, de la force ou de la volonté de l'exécuter, toutes les puissances actives de la nature viennent à son secours pour l'aider spécialement dans cette œuvre. La chaleur, l'électricité, les vents, les cours d'eau, insectes, oiseaux, tout concourt à la réaliser plus sûrement. Démonstration éclatante qu'elle est à la base même de l'ordre naturel et conforme au dessein de Dieu.

Par une étrange contradiction, l'espèce humaine, placée au sommet de l'échelle organique par sa supériorité intellectuelle et morale, est la seule à enfreindre volontairement ce commandement suprême. Au contraire, les sauvages le respectent et le suivent comme les animaux et, parmi les nations civilisées, ceux qui se rapprochent davantage de l'état de nature, les ignorants et les pauvres, en sont encore les plus fidèles observateurs. En vertu même de la civilisation, la richesse et la liberté dont elles jouissent, les populations les plus éclairées sont les premières à y contrevenir. Garçons et filles catholiques, en particulier, se vouent dès leur plus tendre jeunesse, et au nom de Dieu même, au célibat religieux et restent ainsi isolés, dans l'unique but de ne pas procréer ni se survivre ! ! !

*
* *

A défaut de pouvoir définir le célibat sous ses dif-

férentes formes, est-il possible au moins de le caractériser ? Cette tentative paraîtra superflue, puérile et
sans utilité, à ceux qui y restent à leur insu, sans
savoir pourquoi, ni comment. Ce n'est rien, diront-ils,
et il dépend simplement des conditions plus ou moins
favorables où l'on se trouve à l'âge du mariage. La
profession, la santé, quelques billets de mille de plus
ou moins, la vie d'un ancêtre ou d'un parent dont
l'héritage est attendu, l'instruction, l'éducation, des
relations platoniques, une intrigue, une passion ou
de mauvaises habitudes, suffisent à en éloigner la
pensée ou à en empêcher la réalisation. Des occupations absorbantes, la poursuite d'un but en vue,
d'une affaire, d'une découverte, de recherches ou
d'études, une ambition à satisfaire, en sont également des motifs fréquents et analogues. Que l'occasion ne s'en présente pas ou manque, et le
célibat peut s'ensuivre de part et d'autre indéfiniment, parce qu'il est ridicule et dangereux de se
marier quand l'âge en est passé.

> Mais à l'âge que j'ai, songer au mariage?
> Dieu sait comme chacun va rire à mes dépens.
> (*Le Vieux Célibataire*, acte IV, scène 1.)

Il n'est ainsi qu'un simple effet du hasard, comme
le mariage, pour qui les considère superficiellement
l'un et l'autre sans y attacher l'examen ni la réflexion qu'ils méritent.

Toutes ces allégations et bien d'autres aussi vaines
ont pu sans doute retenir temporairement dans le
célibat les indifférents du mariage pour les joies
pures du cœur, de la famille et la morale en résul-

tant. Dès qu'ils peuvent en satisfaire autrement les
besoins, ils s'en passent facilement en attendant l'occasion favorable et tout est dit. Si elle ne se présente
pas, le célibat persistera même indéfiniment avec les
habitudes immorales, comme les militaires en offrent
surtout l'exemple. Ce n'est donc pas l'occasion du
mariage qui a manqué, en pareil cas, mais la moralité.

Quiconque a horreur de l'isolement du célibat, par
l'immoralité qu'il entraîne et le vide qu'il laisse au
cœur, agit autrement. Il n'attend pas l'occasion de se
marier, il la cherche et la provoque et ne manque
jamais de la trouver. Combien de vieux célibataires,
retenus forcément au foyer par le besoin ou la volonté
des parents, se marient même à un âge déraisonnable
quand l'obstacle a disparu! L'âge, ni aucune des vulgaires raisons précédentes, ne sont donc des causes
de célibat indéfini; il faut en chercher l'essence
ailleurs.

On en a fait diversement et par ordre de fréquence
l'emblème de l'égoïsme, du libertinage, des passions,
du vice, et le fait est qu'il personnifie souvent,
ensemble ou séparément, ces vilains attributs de l'espèce humaine. Bien d'autres encore lui sont également connexes, en raison même de son essence anormale. L'avarice en est la compagne ordinaire et il
coïncide surtout avec les apparences d'un cerveau
mal équilibré ou détraqué. L'hypocondrie chez
l'homme, l'hystérie chez la femme, la manie sinon
l'idiotie et l'imbécillité chez les deux sexes, en sont
fréquemment toute l'explication.

Mais il s'observe aussi sans aucune de ces tares vicieuses ou morbides. Tout à l'opposé, il se rencontre parmi les esprits les plus distingués. On dit même qu'il est l'état propre aux grands génies, d'après l'exemple de Platon, Anacréon, Lucrèce, Virgile, Horace, restés célibataires comme Michel-Ange, Newton et tant d'autres. Aristophane, le prince des critiques grecs, resta célibataire, dit-on, pour mieux railler à son aise le mariage et les mariés. Bacon, La Fontaine, Gœthe, produisirent leurs chefs-d'œuvre dans le célibat et ne se marièrent..... régulièrement qu'ensuite. Il est même parfois l'expression d'une vertu parfaite; mais ces cas sont si rares... si rares, que cette qualification vient en dernière ligne. Le plus grand nombre le choisissent comme se prêtant mieux au débordement de toutes les mauvaises passions.

En se produisant surtout et de préférence dans ces conditions extrèmes et opposées du génie et de la folie, le célibat, d'essence anormale, antiphysiologique et antisociale, n'est-il pas le résultat direct de cette surexcitation, perversion ou débilité de l'esprit même? Il est bien permis de l'admettre en voyant la très grande majorité des deux sexes, le commun des martyrs, suivre la règle générale du mariage. Une incitation secrète, pressante, en fait ainsi un devoir, une nécessité, pour l'exercice régulier, normal, des fonctions génératrices. On souscrit d'autant plus facilement à cette loi universelle qu'elle a pour corollaires l'entretien de la santé, le respect de la morale publique et l'avenir de la famille, de la société nationale, de la Patrie. Comme le dit Marcel dans *la Demande en mariage* :

> J'ai vingt-cinq ans sonnés, je ne veux pas vieillir
> Ainsi qu'un égoïste et sans cœur et sans âme.
>
> CÉCILE GAY.

Pour résister volontairement à ces puissantes déterminations, sans y être forcé par aucun motif familial, social ou personnel, il faut évidemment avoir l'esprit dans un état particulier, que le sang-froid, le bon sens ordinaire fassent défaut d'une manière ou de l'autre. Il suffit d'être emporté par un idéal de génie, de gloire ou de richesse, dans les hautes sphères de la science, des lettres ou des arts, du commerce ou de l'industrie même, en proie à des passions absorbantes comme l'ambition, l'avarice, le libertinage, le jeu, l'amour-propre et tant d'autres, pour ne pas laisser place aux vulgaires préoccupations du mariage et n'en pas sentir le besoin, l'aiguillon. Le principal devient alors l'accessoire et à moins d'une occasion favorable, comme Joséphine se présentant sous la main à Bonaparte, ces personnages rares, exceptionnels, restent indéfiniment dans le célibat.

De même des esprits simples, faibles, irrésolus, fantasques, pervertis ou déprimés, les *cérébraux* en un mot, ne s'appartenant plus et qui voguent à tous les vents de leurs désirs ou leurs passions insensées. Comment se fixeraient-ils pour le mariage, à moins qu'on ne les prenne ? Une grande ressemblance existe à cet égard avec les premiers. *Nullum magnum ingenium sine mixtura dementiæ*, a dit un ancien, et ce fait a été constaté par les modernes. Le génie touche à la folie, a répété Moreau (de Tours); car il prédispose essentiellement à la surexcitation du cerveau. La plupart sont ainsi vifs, colères, emportés, jaloux, vindicatifs et l'on ne devient un grand génie sans avoir eu longtemps une idée fixe, dit Descuret dans sa *Médecine des passions*.

En signifiant souffrance, la passion indique toujours un état morbide de l'âme ou de l'esprit. Toutes les passions prédisposent ainsi à la folie et l'on a dit justement qu'elles en étaient l'avant-scène ou comme la préface. L'origine morbide en est confirmée par les adjectifs mêmes qui les caractérisent. Ne dit-on pas communément la manie de l'avarice, la passion du vin, le délire de la volupté et la fureur du jeu?

En dehors de ces deux types, ceux que le jeu, la colère, l'ambition, l'avarice, l'ivrognerie ou le libertinage retiennent dans le célibat, subissent à la longue des habitudes spéciales d'esprit qui l'absorbent et l'altèrent. « La volonté pervertie fait la passion, dit S. Augustin; l'asservissement à la passion fait l'habitude, et le défaut de résistance à l'habitude fait la nécessité. »(*Confessions*, VIII, 5). Comme le fumeur passionné ne pouvant plus penser ni agir sans la pipe ou le cigare, ils sont sans cesse préoccupés du but à atteindre et des moyens d'y parvenir. Ils en rêvent ou n'en dorment pas et échappent ainsi dans le jour à la conversation ou lui font faillite. Toutes les occupations continues et absorbantes produisent le même effet. L'esprit en est tour à tour surexcité ou déprimé, comme par le tabac et l'alcool, et il n'est pas douteux que des altérations n'en résultent aussi

sur le cerveau. Le priapisme, le satyriasis dont le
libertin, le débauché est frappé, sont évidemment
produits par l'état spécial de l'esprit, réagissant sur
les organes, de même que l'anaphrodisie amène le
contraire. Les aberrations ou les dépravations génitales, dont les victimes sont retenues dans le célibat,
sont certainement causées par des altérations cérébrales et des troubles moraux en résultant sur ce
sujet spécial. L'esprit est donc toujours la cause principale du célibat quand le corps est à l'état normal,
comme par opposition, une difformité latente, cachée, est à prévoir chez les gens raisonnables et bons
qui l'observent en pouvant s'y soustraire.

Il n'en saurait être autrement de ceux qui adoptent
de propos délibéré un genre de vie aussi contraire à
la nature humaine et la morale publique, de préférence au mariage. L'exemple des animaux les condamne : jamais ils ne s'y soumettent spontanément,
l'homme seul les y enchaîne par caprice ou intérêt
et ce n'est jamais impunément. Le chien en devient
spontanément enragé, la femelle comme le mâle, et
des maladies aussi redoutables atteindraient inévitablement le bœuf et le cheval en tentant de s'opposer
à leur accouplement sans les désexuer. Contrevenir
aussi ouvertement, en vertu de la liberté individuelle,
à des lois si impérieuses de l'hygiène, de la santé
physique et morale, la société, c'est se constituer en
révolte permanente contre elles, au mépris du respect
humain et de l'opinion publique. Sans motifs patents
ou plausibles, comme la claustration monastique, le
célibat ne se comprend que par un trouble de l'esprit,

de la raison, sous l'empire de passions cachées, inavouables, ou une déviation, une aberration, sinon une neutralité sexuelle. Impossible de jouir de toutes ses facultés et sa liberté pour vivre seul; les vices de conformation qui y obligent retentissent même sur le moral.

Ce fait est surtout manifeste dans les campagnes, où les célibataires, sans infirmités physiques, sont tous fous ou écervelés, originaux ou toqués. Trop se marient encore pour l'argent. Aussi les raisonnables sont taxés d'être onanistes ou neutres, et l'on ne se gêne pas de leur en faire honte publiquement. Dans les villes, au contraire, le célibat se rencontre chez les personnes les plus opposées par l'état de leur esprit et placées aux deux pôles extrêmes de l'intelligence. Sa prolongation indéfinie, comme sa cessation subite, inopinée, sans raison apparente ni motif plausible, à tout âge, ne se justifient que par l'état vacillant et indécis de leur raison. Ils veulent et ne veulent pas, résistant parfois à leurs passions, leurs perversions lubriques, avec la même énergie qu'ils s'y laissent aller ensuite. La désharmonie ou plutôt l'anarchie de leurs facultés intellectuelles et affectives les fait tomber d'un excès dans l'autre; n'étant plus libres ni maîtres d'eux-mêmes, ils succombent au courant du moment, suivant l'action ou la réaction provoquée par leurs aberrations, comme des exemples en sont relatés dans l'*Impuissance par anaphrodisie morbide*, p. 340.

Restées dans le célibat sans le vouloir ou malgré

elles, certaines personnes semblent échapper à cette
règle. Le hasard seul les a rendues célibataires, disent-
elles ; mais il est bien plus justement l'effet de leur
indifférence, leur indécision. Elles ne sont jamais
fixées pour se prononcer et remettent sans cesse à
une meilleure occasion. Un *mais* les arrête toujours
au moment propice ; leurs sens obtus ne les obligeant
pas d'obéir. Elles recherchent le mariage froidement,
plutôt d'après l'exemple des autres et pour s'y conformer qu'en y étant spontanément poussées, excitées.
L'âge le plus favorable, de 25 à 28 ans pour les
garçons et de 20 à 22 pour les filles, se passe ainsi en
alternatives de résolution et d'irrésolution. Ne trouvant plus ensuite comparativement les partis avantageux et à leur goût qu'elles avaient rencontrés et
abandonnés, elles vieillissent sans se décider et restent indéfiniment célibataires. On peut juger, d'après
cette histoire littérale de beaucoup de vieux garçons
et filles, s'ils échappent, par leur indécision, à la loi
générale d'un esprit de travers.

Au sens le plus vrai du mot, le célibat volontaire,
choisi, réfléchi, prémédité, semble donc l'expression
d'un état anormal ou morbide de l'esprit sur ce sujet
spécial. Il n'en saurait être autrement pour avoir en
dégoût, mépris ou horreur, le mariage et la famille
qui sont la loi physiologique et morale de l'humanité
entière. Pour se laisser absorber par d'autres sentiments, il faut évidemment ne pas avoir le sens commun, le bon sens ordinaire. Les plus sensés se défendent ainsi de ne pas avoir voulu se marier. N'avoir
pas rencontré un parti convenable est leur excuse la

plus habituelle, sans s'apercevoir qu'ils accusent par
là un fol amour-propre ou un orgueil démesuré,
sinon un cœur sec.

* * *

Les partisans du célibat ne manquent pas d'invoquer, à l'appui de leur choix, les nombreuses demandes
en séparation et divorce dans les divers pays où ils
existent. L'objection serait plus sérieuse en reposant
sur les causes mêmes de ces demandes de dissolution.
Il n'y en a pas en effet de plus légitime que l'infécondité même de l'union conjugale. La famille étant le
but et la base du mariage, son absence devrait en
emporter logiquement, de plein droit, la dissolution,
dès que les intéressés la demandent. Tous les États
devraient alors l'admettre, car elle est dans l'intérêt
de la population et de la société.

Sur 27,827 demandes de séparation formées en
France de 1840 à 1860, 10,727 émanaient de ménages
sans enfants, soit plus du tiers. Sur 858 formés à
Madrid de 1854 à 1864, 603 étaient dans le même cas.
Or, comme la majorité de ces demandes étaient faites
par les femmes, il est bien permis d'en inférer que le
besoin, le sentiment de la maternité en est souvent
la cause. L'empressement que les divorcés mettent
partout à se remarier, dans une proportion supérieure à celle des veufs et des célibataires de leur âge,
témoigne hautement que ce n'est pas le joug du mariage que les séparés fuient, mais celui qui leur est
devenu insupportable. On peut juger par là de l'injustice de la défense légale, faite aux veuves de

l'Inde, de se remarier. Aussi règne-t-il une grande
agitation locale en ce moment contre cette loi inique par les préjugés qu'elle consacre et entretient
contre ces mariages et toutes les horreurs qui, de
près ou de loin, en sont la conséquence.

Des célibataires avouent même candidement n'avoir
pas trouvé le temps de penser à se marier. Ce sont les
passionnés du travail ou plutôt ses esclaves, car il est
leur unique maîtresse. Au besoin de celle-ci, ils vont
au gros numéro ou à l'adresse indiquée, à prix fixe
ou débattu d'avance. A ce degré extra normal, le travail cache toujours l'amour de l'argent dans le commerce, c'est-à-dire l'intérêt ou l'avarice ; la passion
de l'étude, du savoir ou de l'ambition chez les savants. Au contraire, le goût normal du travail prédispose au mariage et à la famille en donnant
confiance dans l'avenir.

Avouer cyniquement ainsi n'avoir jamais pensé au
mariage, c'est accuser son anaphrodisie ou son immoralité. Celle-ci est si familière à tant de vieux célibataires par le libertinage, la débauche, le concubinage et la prostitution dont ils donnent l'exemple,
que c'en est la confirmation. Un égoïsme stupide,
l'avarice, l'ambition ou tout vice dégradant comme
l'ivrognerie, accusent aussi souvent cette déviation.
D'autres affectent un esprit fort et frondeur, en invoquant hautement leur indépendance et leur liberté
pour vivre à leur guise ou leur aise. Une œuvre spéciale quelconque : commerce, art, science, musique,
enseignement, la charité même, les voyages, suffisent
à absorber leur activité, leur vie. Il en est qui consa-

crent leur amour aux livres, aux tableaux, aux au-
tographes, aux monnaies ou des curiosités analogues.
J'en connais un dont la jeunesse s'est passée, dans
un village, à établir un véritable musée d'assiettes,
de plats anciens et d'autres antiquités. Il a 56 ans et
ne pense plus à se marier. D'autres mettent tout leur
bonheur dans les animaux ; un chien ou un chat,
un oiseau même remplissent leur cœur, comme les
religieux le donnent à Dieu. Le théâtre, la musique,
est pour certains mélomanes l'unique cause de leur
célibat, afin de satisfaire librement leur innocente
passion.

Sous ces apparences excentriques, cet esprit absolu,
une observation attentive révèle souvent des passions
cachées ; il s'y mêle toujours de vilains défauts. Tous
ces types sont généralement bizarres, fantasques, capricieux, querelleurs, maniaques, insociables, mal-
propres, avares, prodigues ou dissipateurs. Ceux qui
ont l'esprit le plus sain ont souvent l'âme noire,
et, sous un extérieur séduisant, ils ou elles cachent
parfois des vices monstrueux. A ces traits communs
des célibataires des deux sexes, qui ne reconnaîtra
l'aberration ou la perversion de l'esprit?

Il résulte souvent aussi de la folie sous ses différentes formes : l'idiotie, l'imbécilité, des vésanies et
autres affections nerveuses, l'hystérie, l'épilepsie et
l'hypocondrie notamment. De là son analogie avec
l'onanisme produit par un délire génital et qui se
rencontre particulièrement aussi chez les intelligen-
ces anormales, les caractères bizarres, excentriques,
à idées fausses, délirantes. L'unique différence est

que le délire roule ici spécialement sur le mariage. La connexité de ces deux états est si grande, qu'ils se confondent souvent en coïncidant chez le même individu. L'un engendre l'autre : l'onanisme et le célibat sont presque inséparables C'est. toujours l'éloignement, sinon la répulsion de l'autre sexe.

Tous les crimes dont les célibataires se rendent coupables, beaucoup plus fréquemment que les mariés, en sont une autre preuve encore plus convaincante. Tandis que les jeunes de 16 à 21 ans se livrent particulièrement au meurtre et à l'assassinat, les vieux donnent la préférence au viol et aux attentats à la pudeur sur des enfants au-dessous de quinze ans ; à l'avortement et à l'infanticide sur les adultes. Une statistique officielle à ce sujet, de 1826 à 1880, montre que ces derniers crimes n'ont cessé de s'élever, au point de doubler et de quintupler, en raison de l'indulgence excessive des jurés à cet égard, sans que la suppression des tours paraisse y jouer un rôle marqué ; au contraire, les premiers ont diminué sous l'influence d'une juste sévérité (1). C'est une grave leçon pour ceux qui fuient le mariage, dont le détails officiels confirmatifs sont relatés à CÉLIBATAIRES.

Ces défauts, ces passions, ces crimes, dira-t-on, s'observent aussi chez les mariés. D'accord, mais il y a entre eux toute la différence de l'exception à la règle. Ceux-ci se sont mariés avant l'âge et eussent mieux agi de rester dans le célibat, car ils font de mauvais

(1) *De la Criminalité en France*, Paris 1884.

ménages. Les célibataires à l'esprit droit et sain finissent tôt ou tard par se marier, s'ils ne remplissent
pas des devoirs de famille comme s'ils l'étaient. Il
faut avoir l'esprit de travers ou de mauvais penchants
pour résister à cet entraînement si naturel et impérieux. Rien n'y supplée que le libertinage ou la
dépravation. Des relations ou des engagements, sinon
des passions, sont les seuls aliments du célibat qui
puissent forcer d'y rester. A leur défaut, on en trouve
encore la raison parfois dans une timidité d'anaphrodite ou une excessive incertitude de l'esprit. Ils
n'ont ainsi rien à répondre lorsqu'on les interroge
sur leur état.

> Que veux-tu ?... j'ai toujours aimé le célibat,

dit nonchalamment Dubriage, le Vieux Célibataire, à
son domestique, le plaignant d'être si malheureux.

A ces accusations, quelques célibataires ont pourtant essayé de justifier leur état en le comparant à
celui des veufs, des séparés ou divorcés, pour montrer qu'il n'avait rien d'anormal ni de singulier. La
famille, pour le plus grand nombre de ceux-ci, suffit
à réfuter cette prétention, réduite à néant par les
statistiques suivantes du docteur Bertillon sur leur
propension constante au mariage, contrairement aux
garçons et filles qui n'en ont pas.

Dans les Pays-Bas, par exemple, la proportion des
veufs de 22 à 24 ans, remariés pendant la période
décennale de 1855 à 1864, a été de 213 sur 1,000 par
année, alors qu'elle était de 4,6 seulement chez les
garçons.

De 25 à 35 ans, où le mariage est le plus fréquent chez tous les hommes, la proportion, de 110 à 112 chez ceux-ci par année, s'élevait de 327 à 356 veufs de cet âge.

Tout en diminuant plus tard chez les uns et les autres, cette ardeur au mariage est toujours, à tous les âges et sans aucune exception, trois ou quatre fois plus grande chez les veufs que chez les célibataires du même âge.

La même tendance se retrouve chez les femmes, quoique dans une moindre proportion. La nuptialité des filles de 18 à 21 ans étant en Hollande de 22 sur 1,000, celle des veuves du même âge est de 44. De 25 à 29 ans, où la nuptialité est le plus fort, elle s'élève à 115 filles et 157 veuves par 1,000; différence qui se maintient jusqu'aux limites de l'âge.

Loin d'être isolés, ces résultats sont presque identiques en Suisse, où la nuptialité des garçons est plus faible qu'en Hollande, mais où celle des veufs est encore bien plus grande. Ils s'y marient à chaque âge quatre fois plus que les garçons.

Le mariage des divorcés donne une démonstration encore plus péremptoire de cette propension naturelle, d'après la statistique comparative faite en Belgique et en Suisse comme en Hollande. Malgré tous les raisonnements plausibles qui semblent devoir l'exclure en pareil cas, leur nuptialité l'emporte sur celle des garçons, excepté jusqu'à 25 ans, à cause de leur nombre restreint. Au-delà de cet âge, ils prennent si amplement leur revanche, que, de 30 à

35 ans, leur nuptialité de 136 sur 1,000 l'emporte
du double sur celle des célibataires, qui est de 112.
Elle augmente si rapidement jusqu'à 45 ans, en raison de leur nombre croissant, qu'elle est alors six
fois plus considérable que chez les vieux célibataires
et dépasse même celle des veufs. Tout en s'affaiblissant ensuite, elle conserve toujours cet avantage jusqu'à la mort.

En Suisse, dès l'âge de 25 à 30 ans, les divorcés ont
une nuptialité double des garçons et cette différence
augmente, comme en Hollande, à mesure qu'ils avan-
cent en âge. Elle est du triple au simple de 35 à
40 ans et l'emporte sur celle des veufs de 45 à 50.

Les divorcées se marient moins que les filles en
Hollande et en Belgique jusqu'à 30 et 35 ans; mais,
plus tard, leur nuptialité dépasse même celle des
veuves et reste deux fois et deux fois et demie plus
forte que celle des filles. Des résultats presque identiques, constatés en Suisse, leur donnent une grande
valeur, quoique reposant sur des nombres moindres
que pour les hommes.

Sauf de légères différences, la statistique a constaté
les mêmes faits en France et en Angleterre, à Paris
comme à Berlin, et surtout en Belgique, où la différence entre la nuptialité des veufs et des célibataires
est plus marquée que partout ailleurs. L'amour de
la vie conjugale est si profond chez les hommes qui
en ont une fois goûté les charmes, qu'il reprend le
dessus à partir de 30 ans. Que la mort ou les malheurs domestiques rompent cette association et
l'homme semble la regretter aussitôt qu'il l'a perdue;

la majorité se hâte à tout âge de réparer cette perte. Il sent le prix de la vie de famille plus que celui qui ne l'a jamais connue. De là le concubinage fréquent des séparés; loin de se réjouir d'être soustrait au joug de la famille, l'homme s'empresse de s'y replacer, en montrant par là qu'il n'est pas aussi pénible que les célibataires le prétendent.

Tout en étant moins prononcée chez la femme, la tendance à une seconde union existe aussi dès que la mort ou le divorce ont rompu la première. Il suffit d'un certain âge pour que tous les inconvénients du premier mariage soient oubliés. Si elle se remarie moins souvent que l'homme dans ces deux cas, l'explication en est dans cette règle : les femmes ont moins besoin de nous que nous n'avons besoin d'elles.

Cette différence, constatée tout récemment en calculant et en comparant suivant les âges, et non en masse comme on le faisait, tout extraordinaire qu'elle paraît, s'explique naturellement. Le garçon et la fille n'ayant pas eu de goût prononcé au mariage avant 30 à 35 ans ne se marient guère plus tard, par le défaut d'occasions ou de partis et l'affaiblissement progressif de leurs désirs. Au contraire, les veufs et les veuves de tout âge, comme les divorcés, conservent en général la même inclination qui les a fait se marier une première fois.

Le veuvage ni le divorce ne peuvent donc être invoqués en faveur du célibat pour en atténuer l'anomalie. Ils la démontrent au contraire par l'unanimité des résultats obtenus. Si le sens commun.

l'esprit sain, physiologique et moral, préside à cette adhésion générale et persistante au mariage, c'est démontrer implicitement que son aberration seule peut entraîner au célibat indéfini quelques personnes. Qu'elles vivent comme mariés, c'est possible ; mais le fait seul de ne pas souscrire à la loi générale est une singularité, une protestation, une révolte contre la loi établie et acceptée par la majorité. C'est une preuve que le célibat se produit sous l'influence de sentiments physiques et moraux diamétralement opposés à ceux du mariage dont il est la négation. C'est bien moins dans le défaut d'occasion, de rencontre, de choix ou de position pour se marier, comme on l'invoque, que par le peu d'empressement ou le dégoût, l'aversion que l'on éprouve à le faire. Une préméditation latente ou inconsciente existe évidemment chez la plupart des célibataires.

Une cause apparente, avouable, permet seule de s'en défendre. Autrement, on encourt toujours le soupçon ou l'accusation d'un esprit bizarre ou excentrique, de vices cachés, de relations secrètes, d'habitudes ou de passions inavouables.

L'anomalie de l'instinct, qui rapproche les individus du même sexe entre eux, à l'exclusion de l'autre, sans trouble moral, ni difformité physique apparente, rend cette cause évidente. Des observateurs émérites, comme le professeur Charcot, en ont constaté scientifiquement des exemples dans ces derniers temps, chez des hommes âgés et des filles jouissant de toute leur raison, nés avec des senti-

ments et des affections opposés à leur vrai sexe.
Par une inversion originelle du sens génital, des
garçons normalement conformés sont portés, candidement pour ainsi dire, dès l'éveil de l'instinct
génésique et pendant toute la durée de leur existence, vers les individus de leur sexe, à l'exclusion
absolue, la répulsion même invincible de l'autre.

Il ne s'agit ici ni d'une simple déviation momen-
tanée des facultés affectives, observée chez les adolescents des deux sexes et résultant de la promiscuité absurde entretenue dans les internats, ni de
ces fous raisonnants, dégénérés ou détraqués, appelés cérébraux ou toqués, fantasques ou débauchés,
dont tant courent le monde sans rien offrir de semblable. Cette anomalie de l'instinct résulte évidemment d'un défaut ou d'un vice d'organisation congénitale du cerveau, comme d'autres naissent avec un
pied bot ou une difformité quelconque. Aucun enseignement préalable n'avait provoqué cette inversion génésique, chez les individus des deux sexes qui
en ont fait l'aveu simple et naïf à la sollicitation
active et scientifique du médecin, comme les exemples en sont relatés à l'*Onanisme*, page 59.

C'est évidemment l'une des plus infaillibles causes
de célibat et si nouvelle que soit sa découverte et
son interprétation, elle a dû régner à toutes les
périodes. La répulsion de ses victimes pour l'autre
sexe, comme dans l'anaphrodisie sexuelle, doit la
rendre aussi ancienne que le monde, de même que
les déviations, les anomalies et les monstruosités de
l'organisation physique. C'est l'indication positive que

le célibat se produit par une disposition de l'esprit contraire et opposée à celle du mariage.

Une réserve doit être faite ici sur cette inversion originelle du sens génital, admise sans restriction dans l'*Onanisme*, sur l'autorité des auteurs de cette nouvelle interprétation. Cette anomalie congénitale de l'instinct sexuel, imaginée sans démonstration possible, d'après deux observations, pour expliquer l'onanisme et le célibat, est contredite par l'observation même d'un plus grand nombre de faits. Un garçon suisse de plus de 40 ans, s'étant livré normalement au coït jusqu'à 25 ans, même avec excès étant militaire en Algérie dans la légion étrangère, conçut une si profonde déception de l'abandon d'une maîtresse vivement aimée, qu'il se livra ensuite de préférence à l'onanisme solitaire, puis à deux et graduellement à toutes les autres variétés jusqu'à la sodomie active avec ses pareils ; une fistule anale opérée ne lui permettant pas de s'y soumettre passivement. Des hommes mariés, avec enfants, se laissent aller aux mêmes aberrations par suite d'abandon, de séparation ou de veuvage, aussi bien jeunes que vieux. Tardieu a relaté plusieurs exemples semblables d'hommes mariés, convaincus de se livrer de préférence à ces perversions; de Germ... en est un des plus mémorables par sa condamnation.

Comment accepter dès lors l'origine congénitale de cette inversion? En rapprochant invinciblement ces hommes de leurs semblables, ils seraient restés de même dans le célibat. Leur mariage avec enfants, et le développement des perversions génitales ensuite,

contredisent donc cette interprétation. Qu'il survienne
consécutivement des troubles du cerveau, de l'imagination ou de l'esprit pour amener un tel changement de goûts, de désirs, il faut bien l'admettre, si
tant est que des actes aussi pervers ne puissent avoir
lieu sans lésions ou difformités organiques. Elles
peuvent résulter sans doute des chagrins ou malheurs conjugaux ; mais l'action de l'habitude, dans
cette voie comme en toute autre, peut bien agir insensiblement, progressivement et amener toutes ces
aberrations. C'est là notre opinion.

*
* *

L'emblème le plus vrai et exact du célibat est un
esprit faible, troublé, dérangé, malade, par aberration du sens moral ou obstruction du sens commun
par une passion antisociale. Cette interprétation,
conforme à la loi qui l'impose aux fous et aliénés,
simples, imbéciles et idiots privés de raison, est
démontrée par tous les faits de notre observation,
relatés dans ce livre. On s'en convaincra aussi par les
types créés au théâtre, dans le roman et la chanson,
signalés à *Célibataires*. En révélant une impulsion
morbide de l'esprit à ne pas agir comme tout le
monde, on peut en faire une simple névrose suivant
l'usage en vogue. Toutes les grandes passions animales, la débauche et le libertinage y entraînent en
réagissant sur le moral et en l'affaiblissant. L'esprit obsédé, enchaîné par une vive préoccupation de
soi-même, l'égoïsme ou l'amour-propre, l'ambition,
l'avarice, la paresse, le jeu, la crainte, le désespoir,

y portent également en remplaçant le conjoint.

Volontaire et prémédité avec l'esprit intact, il est ordinairement causé et entretenu par une perversion ou une aberration génésique, sinon il faut y chercher seulement des difformités physiques, des lésions apparentes ou cachées, l'ayant imposé, forcé. De là ses analogies par l'immoralité avec l'onanisme. Aussi sont-ils le plus souvent associés; l'un ne va guère sans l'autre, d'une manière quelconque, dans la prostitution et le concubinage. Par sa négation même de la génération et de la famille, il est aussi assimilable à l'impuissance et la stérilité. Il ne s'accorde bien qu'avec ces défauts ou ces vices, physiques et moraux, et forme l'attribut particulier de la prostitution et du vice. Tel est le célibat.

D'où l'horreur, le mépris et la profonde répulsion qu'il inspire, quand il n'est pas justifié par la pitié. Il faut être sans cœur pour le choisir ou n'aimer que soi-même. L'égoïsme, source de tous les plus mauvais instincts, pervers et contre nature, en est ainsi la personnification générale.

INDICATIONS ET CONTRE-INDICATIONS

Loin d'être toujours volontaire, le célibat est souvent indiqué, commandé, forcé, imposé par certaines conditions physiques et morales, sociales même, qui en font une obligation pour le bonheur de la vie. Telle passion, qui y retient tant d'individus, en est souvent une indication pressante, absolue. Le mariage n'est heureux qu'à la condition de pouvoir en remplir réciproquement les fonctions et d'y apporter de part et d'autre des qualités d'esprit et de cœur, de caractère et de volonté, de conduite et de moralité permettant de vivre ensemble par des concessions mutuelles. L'amour initial prépare sans doute à ces heureuses dispositions ; mais dès qu'un défaut capital, une passion insociable existe chez l'un ou l'autre des conjoints, c'en est assez pour rompre l'harmonie et changer aussitôt ce paradis en enfer.

Quiconque est atteint de l'un de ces vices rédhibitoires du corps ou de l'esprit ne doit pas hésiter à rester seul, sans river indissolublement à son côté une existence souvent innocente et vertueuse. Il suffit même d'être prédisposé de bonne heure à la paresse, l'ivrognerie, le libertinage, la dépravation, la colère pour attendre dans le célibat et s'éprouver à résister à ces tendances contraires au mariage. Les douceurs de l'union matrimoniale, les joies de la famille, l'amour et le besoin du travail peuvent les corriger sans doute ou même les empêcher d'éclore, sinon en diminuer l'intensité ou la violence ; mais il est rare qu'elles cessent complètement, dès qu'elles se sont manifestées. Comme le cancer, la phtisie et la syphilis, elles repullulent jusqu'à la ruine et la mort du corps qui leur a donné naissance pour le plus grand malheur de la progéniture.

.*.*

Au point de vue médical, le célibat obligatoire a beaucoup plus d'indications qu'au point de vue social. M. Le Play ne l'acceptait, dans sa *Réforme sociale*, « que pour les individus des deux sexes moralement et physiquement incapables de se conduire et de régler leur vie. Au milieu des populations les plus heureusement douées, dit-il, il existe toujours une proportion considérable d'individus qui, à raison des vices de leur constitution physique, des lacunes de leur intelligence, et, en général, de l'infériorité de leurs aptitudes sociales, ne peuvent être utilement admis au mariage. » Cette formule vague comprend sans doute, en premier lieu, ceux que la loi frappe d'interdiction à cet égard ; mais combien y échappent encore, beaucoup plus dangereux à marier que les fous, par les difformités cérébrales et sexuelles, apparentes ou cachées, dont ils sont affectés! D'où la nécessité de les signaler et de les décrire en détail.

Il ne s'agit donc pas d'abolir le célibat, malgré ses mauvais effets; il est nécessaire et utile, indispensable même dans certains cas, et devrait être alors imposé, forcé. Beaucoup de personnes sont inaptes au mariage au point de vue de la génération qui en est le but essentiel. Et comme l'a dit Bernardin de Saint-Pierre : tout homme qui se voue au célibat y vouant nécessairement une fille, un certain nombre de celles-ci y sont condamnées malgré elles, du fait seul de l'homme. De là sa raison d'être.

Mais il ne faut pas davantage l'encourager ou le prescrire en le rendant obligatoire pour le service militaire et sacerdotal, fatal même par la prostitution inscrite. Agir ainsi, c'est renouveler ce qui avait lieu autrefois dans les familles sous l'empire du droit

d'aînesse, existant encore dans certaines contrées de
l'Allemagne et en Angleterre notamment, en vertu
de l'institution monarchique et de l'aristocratie dominante. Au contraire, il doit être limité à des causes
positives, en dehors desquelles il devrait être pas-
sible, à un certain âge, de la privation des droits
civils, compensateurs des devoirs sociaux dont il
dispense.

Comme les publicistes du xviiie siècle et les grands
orateurs révolutionnaires s'étaient élevés contre les
scandales donnés par les familles nobles — dont les
aînés vivaient dans le luxe et la débauche, tandis
que les filles et les cadets étaient condamnés au célibat par leur naissance même — M. Le Play, trop indul-
gent pour les institutions de l'ancien régime, s'est
justement prononcé contre les lois et les mœurs
actuelles qui poussent au célibat. Il engendre en effet
autant de maux dans la société moderne par les
institutions qui l'entretiennent, sans que l'on y
apporte aucune restriction en vertu de la liberté individuelle. Le rétablissement du divorce, mettant un
terme au célibat forcé des époux séparés, est pourtant un premier pas dans cette voie légale qui pourra
utilement servir à en faire d'autres, à l'avenir, contre
le célibat national.

Considéré à ce double point de vue scientifique et
social, il pourrait être efficacement combattu dans sa
fréquence extrême, ses causes et ses résultats déplorables. Il engendre l'immoralité par la prostitution
et la débauche qu'il entretient; et ses conséquences
directes : la syphilis, l'adultère, l'illégitimité, l'avor-

4

tement et l'infanticide, seraient atténuées dans leur
effet principal, la dépopulation, qui menace actuellement la France. Préciser les conditions qui le com-
mandent et celles qui permettent de le supporter
sera, par exclusion, en formuler les contre-indications
positives.

D'après M. J. Simon, au contraire, la conservation
de l'espèce est assurée, de telle sorte que le célibat
ne peut être ni un danger, ni un inconvénient.
Maxime fausse, cadrant bien avec l'imprévoyance et
l'indécision qui ont caractérisé les actes de l'illustre
écrivain comme homme d'État. D'où sa lourde chute
ou plutôt son *exeat* du pouvoir. Allez-vous-en, sor-
tez d'ici, ont pu lui signifier hautement les coalisés
du 16 mai, sans qu'il ait su prévoir ni découvrir
leurs menées et leurs machinations pour atténuer le
coup fatal qu'ils voulaient porter à la République.
C'est en négligeant les nombreuses causes d'immoralité qui provoquent et entretiennent le célibat — au
point d'en faire une redoutable plaie sociale contre la
force et la puissance de la nation — qu'il a pu émettre
cette doctrine erronée. La dépopulation actuelle en
est un avertissement.

En ne s'appuyant sur aucun principe de droit
public ni privé, on absout par de telles maximes
tous les vices et les immoralités, portant la plus
grave atteinte à la virilité et la puissance de son pays.
C'est abuser du crédit et de l'autorité de sa parole
que de la lancer aussi légèrement. Clérical, malgré
son libéralisme partial, son auteur a voulu sans
doute ménager ainsi le célibat religieux, le plus mal-

faisant de tous, pour se donner libre carrière à cet égard.

Un triage est donc nécessaire pour désigner les incapables et les indignes du mariage, soit à temps, soit indéfiniment. Voyons d'abord ceux-ci, les autres viendront au célibat transitoire ou prolongé.

***

La société n'aurait d'abord rien à perdre, ni la vigueur de la population non plus, à ce que les individus disgraciés, moroses, insociables, aimant vivre à l'écart, loin des regards de leurs semblables, restassent absolument dans le célibat. L'hygiène ne s'oppose pas davantage à celui de ces hypocondriaques qui ne pensent qu'à leur santé et pour lesquels la moindre impression organique est un événement. Ils ne peuvent apporter dans le mariage qu'une inquiétude puérile, une agitation désordonnée, au détriment du repos de leur conjoint.

La plupart des onanistes, surtout à deux, après 25 ans, sont inaptes au mariage par leur impuissance sexuelle ordinaire. Ils ne trouveraient ni ardeur ni volupté dans les rapports normaux par l'éreintement et l'obtusion de leurs organes. Un professeur de 27 ans voulut ainsi forcer sa jeune épouse à le masturber, la première nuit de ses noces, sous prétexte de l'impossibilité de l'intromission. Ce sont autant d'anaphrodites près des femmes, sans ce stimulant, par leur indifférence, sinon leur aversion pour elles. Toutes les aberrations génitales entre les deux sexes les enchaînent ainsi réciproquement au célibat, par

leurs goûts dépravés et leurs habitudes perverses.
Le saphisme y condamne aussi les filles.

L'onanisme, seul et à deux, quelle qu'en soit
la forme, commande donc le célibat aux personnes
des deux sexes qui y sont adonnées par habitude.
Dès qu'il se prolonge exclusivement après la nubilité,
soit de 25 à 30 ans, sans rapports normaux ni
raison forcée, comme l'isolement, l'emprisonnement
ou la déportation entre sexes séparés, l'union normale est rendue impossible. La surexcitabilité hyper-
esthésique, l'éréthisme développé par ces pratiques
immondes et artificielles avec la bouche ou la main,
sinon des moyens mécaniques, sur les organes ou les
voies anormales qui y sont soumis, neutralise toute
autre sensation naturelle. D'où la persistance à
recourir de préférence aux rapports anormaux.

Aussitôt mariés, masturbateurs, gamahucheurs et
sodomistes tentent de soumettre leurs jeunes femmes
à ces ignobles procédés. Des exemples authentiques
en sont relatés dans l'*O. nisme* par le retentissement
qu'ils ont eu devant les tribunaux. Sous prétexte
qu'elle ne pouvait le recevoir, l'un de ces misérables
nous demandait même la formule d'un aphrodisiaque
pour l'y contraindre plus facilement.

Ne pouvant amener son mari au clitoridisme buccal, une modiste payait de vils pédérastes pour satisfaire sa passion ou permettait, en échange, à des
sodomistes d'assouvir la leur. Voilà pourquoi les
onanistes, hommes comme femmes, sont indignes du
mariage.

L'anaphrodisie sexuelle, c'est-à-dire l'amour faux, dévié, perverti, pour ses semblables, est aussi une contre-indication analogue. Originelle ou acquise, elle se décèle souvent par l'onanisme seul ou à deux. Il peut en être ainsi la source et l'indice initial. Les jeunes enfants des deux sexes se rapprochant intimement de leurs semblables par une affection tendre, quoique étrangers, aimant à être seuls ensemble et se faisant de douces confidences, en sont particulièrement menacés.

Tout en s'observant chez les deux sexes lors de la nubilité, elle est rendue plus manifeste, apparente, chez les garçons que chez les filles, par l'intensité de leurs désirs, leur défaut de pudeur et de retenue à se découvrir devant leurs semblables. Enclins à l'onanisme à deux, ils se cherchent, se rapprochent et les plus hardis ou passionnés, sinon les plus vicieux, s'adonnent ainsi de bonne heure à la prostitution masculine en se livrant à des hommes plus âgés qu'eux.

Plus timides, timorés ou retenus par leur éducation morale, leur instruction, d'autres restent seuls, isolés, persistant dans leur vice secret. N'éprouvant aucun attrait pour les plaisirs de leur âge entre les deux sexes, ils les fuient en se sentant plus attirés vers les garçons que vers les filles dans ces réunions. Leur anaphrodisie peut être ainsi occulte, latente, cachée, de longues années, depuis 20 à 30 ans. Hésitants sur leur propre sexe, malgré leurs érections spontanées, les plus décidés cherchent à se fixer. Ils vont voir les filles, souvent dans les plus mauvaises conditions, et n'éprouvant rien à leur contact, ils demeurent impuissants. La vue, la conversation de ces femmes ne les touche ni ne les émeut ; ils sont embarrassés en leur présence et aucun sentiment de convoitise ne s'élève ni dans leur cœur ni dans leurs sens. Ils sont froids et impassibles et ne ressentent même aucune excitation de leurs agaceries, leurs provocations, leurs attouchements. L'épreuve est alors décisive et la plupart retournent ainsi à l'onanisme seul ou à deux et y restent définitivement.

Les garçons efféminés, lymphatico-nerveux, timides, émotifs, strumeux, à la peau blanche, glabre, imberbes, tissus mous, pâles, aux formes arrondies, sont les plus exposés à cette infirmité avec les filles nerveuses, hystériques. Les faits relatés à l'anaphrodisie, dans l'*Impuissance physique et morale*, page 332, en témoignent. Mais ces caractères n'ont rien d'absolu, comme le démontrent les nouvelles observations suivantes.

Un garçon pâtissier de 20 ans, élancé et très efféminé, est adonné depuis quatre ou cinq ans à l'onanisme mutuel et réciproque avec ses compagnons, contracté dans la promiscuité du travail et du coucher. Il ne s'est jamais senti entraîné aux autres plaisirs de son âge. Il vient me consulter dans la désolation et enclin au suicide, parce qu'il est en butte, dans ses promenades publiques solitaires, à des propositions, des attaques impudiques de la part des hommes, tandis qu'il n'éprouve rien pour l'autre sexe. Un ecclésiastique l'avait même provoqué récemment en wagon. Je le renvoyai dans sa famille, dont il était l'unique rejeton, pour le mettre en garde contre ces tentations masculines, auxquelles il était près de succomber, m'avoua-t-il. Je lui prescrivis un traitement moral hygiénique, que le service militaire obligatoire a dû seconder efficacement.

Un ouvrier tailleur de 29 ans, gros et court, extrêmement timide et embarrassé, l'esprit obtus, tout en raisonnant juste, vient me demander quel est son sexe, parce qu'il n'a jamais rien éprouvé pour les femmes et se sent excité à la vue des beaux garçons et attiré vers eux. Il s'est ainsi plus masturbé que jamais pendant son service militaire, en voyant ses camarades s'habiller et se déshabiller sans réserve. Il en rêvait la nuit, sans avoir jamais eu aucun contact avec eux. Il résistait, en rougissant, à ses inclinations dont il avait honte,

Depuis, il travaille seul dans sa mansarde et n'a pas d'amis. Il se distrait par la lecture. Une jeune fille de sa maison, aux mœurs faciles, croyant se faire épouser, a voulu le séduire en partageant son lit. Tout en saisissant avec plaisir cette occasion de s'essayer, il est resté complètement impuissant, bien que normalement conformé avec érections spontanées et pollutions voluptueuses. Sa timidité et son anaphrodisie sexuelle paraissent les seules causes de son impuissance.

Adonné à la masturbation solitaire depuis l'âge de 13 à 14 ans, un Anglais de 33 ans, d'un esprit cultivé et distingué, m'avoue candidement n'avoir pu s'en détacher. Il a fréquenté les filles après vingt ans, plutôt par imitation que par incitation, sans en éprouver jamais ni attrait ni volupté. Ses rapports sexuels se ralentirent ainsi graduellement jusqu'à trois mois d'intervalle, sans que l'habitude et le besoin de l'onanisme en fussent diminués. Son goût de l'étude des langues est si prononcé, qu'il écrit correctement et élégamment en français, en italien, en allemand, en espagnol et fait de la musique à livre ouvert. Cette facilité remarquable de l'étude des langues m'a été démontrée par un autre jeune onaniste effréné qui, en trois ans, de 17 à 20, avait appris, sans maître, l'anglais et l'italien, au point de traduire en français, à livre ouvert, le *Paradis perdu* et la *Jérusalem délivrée*. Il est aujourd'hui parfaitement guéri... de l'onanisme, mais peut-être malade autrement par des excès sexuels.

En persistant avec intensité chez l'Anglais, l'onanisme manuel a retenti sur la vue et l'ouïe. Des spécialistes consultés ont attribué ces accidents à des excès vénériens et les ont défendus, sans se douter du contraire et sans faire aucune question dans ce sens. C'est une plaie que l'on ne soupçonne pas assez. Les femmes, même les plus belles, sont complètement indifférentes à ce garçon, quoique vivant dans leur société et prenant de l'agrément dans leur conversation ; mais un bel homme éveille ses désirs, *il s'y sent attiré*, écrit-il, tout en ayant résisté jusqu'ici par *respectability*. Un artiste parisien distingué, âgé de 27 ans, est absolument dans le même cas.

Malgré leurs différences, ces faits ont une commune origine : c'est toujours l'homme attiré et excité par la vue de l'homme qu'il connaît par lui-même, à l'exclusion de la femme dont il a parfois l'expérience. Avec leur raison et leur raisonnement d'indignité, ces pseudo-célibataires ne peuvent se défendre de ce sentiment anormal ; vainement ils luttent, se font violence pour résister et se soustraire à ce tyran, ils restent impuissants ou bien l'acte est sans charme ni volupté et ils se retirent dégoûtés, tout en ayant même combattu parfois pour vaincre. C'est donc bien là une anaphrodisie sexuelle.

Faut-il l'attribuer à l'habitude de la masturbation? Non. Le masturbateur qui se livre au coït par genre ou libertinage, sinon pour dépister les soupçons, en est toujours imparfaitement impressionné par l'hyperesthésie habituelle de ses organes et éprouve aussitôt le besoin de le compléter par sa manœuvre ordinaire. Un gentilhomme espagnol de 22 ans, mis au courant de l'onanisme à deux par son professeur, m'a confirmé ce fait : il était seulement surexcité par le coït et, rentré chez lui, le faisait suivre de la masturbation solitaire comme plus voluptueuse. Roubaud a cité des cas semblables et un masturbateur effréné, incorrigible, m'écrit la même chose, en sollicitant la résection du cordon spermatique pour le guérir sans trace de castration. Des médecins lui ayant prescrit ce remède des femmes, comme un spécifique infaillible, il y recourut à plusieurs reprises, sans pouvoir s'empêcher de se masturber ensuite, séance tenante, pour éteindre son priapisme. Tel est l'effet morbide de cette déplorable habitude : le coït ne la guérit pas, si ces garçons n'y sont pas portés spontanément ; au contraire, il la redouble chez certains masturbateurs pervertis.

Qu'elle procède de l'onanisme ou lui soit étrangère, cette anaphrodisie complète ou incomplète exclut donc le mariage de ceux qui en sont atteints. Leurs unions sont fatalement malheureuses. Garçons et filles préfèrent ainsi vivre à deux comme amis avec leurs pareils, au lieu de se marier. Caché, mystérieux et incompréhensible, le mobile de ces ménages d'hommes ou de femmes, non soupçonné en général, est dévoilé au *Célibat faux ou à deux*. Ils sont heureusement rares par l'impureté même de ces amours; ce qui les rend instables et fragiles. Ils se brisent comme ils se forment, car il est très exceptionnel qu'ils soient partagés au même degré pour être durables et se consolider, surtout entre hommes. Le saphisme y retient plus les femmes; ses caractères distinctifs ont pu en être ainsi observés à l'hôpital de Lourcine. Lorsque des intérêts de parenté ou d'autres causes aussi naturelles n'expliquent pas ces unions monstrueuses dans le célibat entre deux personnes du même sexe, il y a lieu de soupçonner des rapports contre nature entre elles.

Moins exceptionnels que l'on ne pense, ces cas sont inconnus par le secret qui s'y attache. Les pédérastes, vieillis dans ce vice infâme sans rapports normaux, partagent cette anaphrodisie sexuelle. L'absence de désirs et le défaut de volupté dans les rapports physiologiques font tomber rapidement l'érection. Leur imagination est à d'autres idées, leurs organes habitués à d'autres manœuvres, d'autres sensations; l'effet de l'habitude les rend incapa-

bles d'achever l'acte normal, sans volupté pour eux.
Toute leur impuissance est dans la perversion de
leurs désirs et leurs abus vénériens.

Marié à une jeune et jolie femme, dit Tardieu
dans sa 69° observation, un garçon de 27 ans, char-
cutier et débitant de boissons près Paris, ne tarda
pas à la quitter. Ancien cuisinier dans une pension
de garçons, il en avait corrompu plusieurs. Reprenant ses habitudes de prostitution, il fut bientôt
arrêté. Sa femme dénonça son impuissance et ses
goûts honteux furent confirmés par tous les signes
de la pédérastie constatés chez lui et ses complices.

*
* *

L'influence du moral est si puissante sur le physique, chez certains individus impressionnables, qu'elle
le domine. En dehors des besoins indispensables à
l'entretien de la vie, comme de manger et boire,
toutes les autres fonctions, celle de la reproduction
en particulier, peuvent rester engourdies, suspendues
et comme paralysées. L'âme fortement préoccupée
d'un objet, éprise d'une idée sublime et persistante,
rend le célibat utile et même nécessaire, comme
l'amour trompé, déçu, la perte d'un être aimé peut
le faire supporter longtemps. « La peinture est une
jalouse qui ne souffre point de rivale, » répondait
Michel-Ange quand on lui proposait de se marier.
Le célibat pouvant cesser avec la cause qui l'entretient, il faut respecter ces rares exceptions.

« Les grands hommes sont les plus difficiles à re-
pétrir, dit A. Barine en parlant de Carlyle, justement

parce qu'ils sont faits d'une autre pâte, plus fine et
plus résistante, que le commun de l'humanité. C'est
pourquoi, sans vouloir décourager de les épouser, il
n'est peut-être pas sans utilité de faire voir que ce
qu'ils ont à offrir, en échange de ce qu'ils ont le
droit d'exiger, n'a aucun rapport avec ce que l'on
entend vulgairement par le mot bonheur. La satisfaction que peut espérer une madame Carlyle ou
une lady Byron est d'une nature différente, plus
élevée peut-être aux yeux de quelques-unes, moins
délectable assurément au goût de la plupart; il est
sage de ne la choisir qu'en connaissance de cause et
si l'on a tout à fait la vocation d'être la femme d'un
grand homme, comme Mme Carlyle, d'après le
tableau de sa vie. » (*Revue des Deux Mondes*, 15 octobre 1884.)

Beaucoup de savants, d'artistes, d'auteurs sont
par là aussi impropres au mariage que les misanthropes, les hypocondriaques, les aliénés même,
par l'anaphrodisie morbide qui les frappe. Le génie
est célibataire. La contention, la fixité de leur esprit
à leurs idées favorites, sinon leurs rêves, leurs
images poétiques, les paralyse; comme l'inquiétude,
la crainte, le chagrin, la frayeur suffisent à dépri-
mer, affaiblir les autres en les bouleversant au moral et au physique. Un certain nombre restent justement dans le célibat par cette cause secrète, révélée
par la stérilité même des unions de ceux qui se
marient.

Filles et garçons adonnés *passionnément* aux arts,
sciences et lettres, tout en pouvant remplir leurs

devoirs conjugaux, sont ainsi peu aptes à faire le bonheur de leur conjoint. Ils ne sont pas assez libres d'eux-mêmes pour s'y consacrer comme il convient. Leur passion de la musique, des livres, des tableaux, de l'atelier, si ce n'est de l'amphithéâtre ou du laboratoire, les enchaîne trop pour s'y dévouer et leur donner le temps et les soins nécessaires. S'ils ont des enfants, c'est en petit nombre; souvent leur mariage reste stérile par leur âge ou leurs préoccupations. On ne peut servir deux maîtres, sans que l'un soit négligé, sacrifié; le plus fort l'emporte toujours. Si tant de savants ont de mauvais ménages et des femmes infidèles, la faute en est à eux, eux aussi ont leur maîtresse. A moins de choisir un homme spécial à leur service, les femmes savantes, doctoresses surtout, n'ont pas à se plaindre d'un pareil sort.

La preuve en a été récemment faite parmi le corps enseignant de la Faculté de médecine de Paris. Sur 34 professeurs, 5 sont célibataires et sur les 29 mariés, 9 sont sans enfants. Les 20 autres professeurs ont de un à trois enfants au plus; un seul, d'origine anglo-saxonne, fait exception: il en a six ou sept!

Ce fait n'est pas exceptionnel, car la Faculté de médecine de Lyon qui, par ordre d'importance, vient immédiatement ensuite, est à peu près dans le même cas. Sur 28 professeurs, 5 sont célibataires et des 23 mariés, 2 sont restés stériles. C'est le quart de non-valeurs. Les 21 ménages féconds comptent 77 enfants jusqu'ici, soit une moyenne de 3,58; c'est donc plus qu'à Paris.

A Bordeaux, la corporation baisse pavillon devant son aînée. Des 22 membres de la Faculté, 5 sont célibataires et les 17 mariés comptent seulement 45 enfants, soit 2,6 par ménage, sans aucun de stérile. L'avenir d'ailleurs n'est pas entièrement fermé à tous et plus d'un pourrait encore prendre une bonne revanche.

Il serait curieux de poursuivre cette statistique dans les autres Facultés de médecine en province, pour décider si le même fait anormal se produit. 15 célibataires sur 84 hommes, c'est presque 18 pour 100 et 11 ménages stériles sur 69 donnent aussi une forte proportion. En tout, presque 31 pour 100 de non-valeurs génératrices, soit le tiers environ. Démonstration évidente, mathématique, que l'étude et la concentration de l'esprit sur des abstractions, surtout chez les plus savants, nuisent essentiellement à la faculté génératrice et à la procréation.

Toute personne parvenue par son génie au sommet des connaissances humaines, dans une faculté quelconque, est ainsi infailliblement prédisposée au célibat, dès qu'elle ne s'est pas mariée jeune, faute d'y penser ou en en étant empêchée par sa situation précaire. La tension, l'élévation de l'esprit sur un sujet d'études spéciales en fait d'aussi mauvais générateurs que les idiots. Il y a opposition, antagonisme entre la génération matérielle et la génération intellectuelle, d'après la disposition même du système nerveux cérébro-spinal. «Dans la station perpendiculaire surtout, dit Virey, la colonne vertébrale est comme une pile électrique d'os superposés et séparés par des cartilages renfermant au centre la moelle épinière. Deux pôles antagonistes sont placés à ses extrémités : le cerveau en haut et les extrémités nerveuses coccygiennes en queue de cheval en bas, animant les organes génitaux. Plus le pôle supérieur domine par son activité, plus le pôle inférieur ou génital perd de son énergie. Le contraire existe chez les individus incultes et abrutis. De là l'extrême salacité des idiots. Le pôle inférieur est généralement celui des pertes ou des dégradations, parce qu'une partie de l'influx vital ou l'électricité animale des nerfs se décharge par la queue : *in cauda venenum*; le pôle supérieur est, au contraire, le foyer de la perfection chez tous les animaux vertébrés. »

Ce même auteur a prétendu que les hommes d'État et de lettres étaient aussi impropres au mariage ; mais Fodéré l'a contredit, en soutenant que les professions intellectuelles le réclament. « L'amour d'une épouse et les soins d'une famille allègent ces travaux ardus et les encouragent, dit-il; ils en adoucissent les loisirs. » Tout dépend évidemment à cet égard du tempérament et du caractère des individus; mais la règle est de recommander la continence conjugale aux hommes voués au travail de l'esprit. Une maîtresse pourrait donc leur suffire et c'est ainsi que Sainte-Beuve en usait, dit-on, d'une manière intermittente tous les vendredis; c'était son jour habituel de débauche.

La résolution préméditée de rendre son mariage stérile, de ne pas avoir d'enfants, aussi bien que les

difformités physiques s'y opposant, en est une contre-
indication formelle. Cette préméditation, insen-
sée et coupable, en rend non seulement indigne,
elle expose ceux qui la forment à toutes les aberrations, les attentats et les maladies pour réussir,
et à tous les crimes en cas d'insuccès. Un libertin
débauché, ayant du médecin... le titre, après un
carabinage licencieux et dépravé, captive la confiance d'une veuve qui lui accorde sa jeune fille en
mariage. Elle n'avait pu s'enquérir de sa vie antérieure, ni découvrir ses goûts et ses habitudes déréglées dans sa nouvelle situation. Il les montre bientôt, en déclarant à sa jeune femme qu'il ne veut pas
d'enfant et il la rudoie, la maltraite chaque fois qu'en
s'abandonnant à ses caresses, elle le retient dans
ses bras. Sa nature brutale et grossière éclate chaque
jour davantage et à la tristesse, les larmes de sa fille,
la mère découvre bientôt son secret. Son gendre
était un monstre moral. Elle reprit son enfant pour
ne pas la laisser corrompre et demanda une séparation judiciaire, fondée sur de mauvais traitements,
qui lui fut accordée.

Un fait plus monstrueux encore, publié par le
docteur Gaffé, de Nantes, servira à donner au précédent l'authenticité qui lui manque. Une fille de
24 ans, élevée avec son cousin du même âge, resté
orphelin à 7 ans, déclare à sa mère, bon gré, mal gré,
qu'elle veut l'épouser, ni par intérêt ni par inclination,
mais parce qu'elle a entendu dire qu'elle n'aurait
jamais d'enfants avec lui et qu'elle n'en veut pas avoir.
Si donc la femme, dont la maternité est l'essence,

peut concevoir et avouer hautement un tel dessein, il est bien admissible chez son conjoint.

L'examen de ce garçon imberbe de 24 ans, réclamé par sa tante, montra en effet tout l'extérieur féminin : voix, traits fins, peau délicate, blanche et glabre, formes arrondies, pieds et mains comme à quinze ans, avec deux seins parfaitement dessinés, mamelon rose, gros et érectile, cartilage thyroïde sans saillie coïncidant avec tout l'extérieur du bassin et des parties génitales de la femme. Mais l'infundibulum vaginal n'avait qu'un centimètre et demi de profondeur sans aucune ouverture, tapissé d'une membrane blanchâtre, dure et coriace, à peine sensible; tandis qu'au-dessus, l'organe correspondant au clitoris avait le volume du petit doigt et mesurait trois centimètres et demi de longueur en érection, avec un canal de l'urèthre perméable se terminant par un méat urinaire sous le gland, rendant ainsi le prépuce incomplet. *(Journ. de méd. et chir. prat.,* février 1885.)

Contrairement à la conclusion de cet examen, c'était bien un homme atteint d'hypospadias avec rétention des testicules et toutes les apparences extérieures de la femme, c'est-à-dire un cas de pseudo-hermaphrodisme analogue à ceux dont il sera question plus loin. L'homme et la femme ici étaient donc deux monstres, l'un au physique, l'autre au moral; ils ne pouvaient mieux faire que de s'associer.

Le célibat est l'état d'élection de ces monstres indignes et incapables du mariage. Leur seule union possible est dans la prostitution et le concubinage, où ils peuvent rencontrer des partenaires aussi vicieux et corrompus qu'eux.

Toutes les grandes passions humaines sont aussi des motifs puissants du célibat, en troublant et en altérant l'esprit et la santé de leurs victimes. Elles sont ainsi inaptes au mariage. Arrivées à leur summum d'intensité, ces passions confinent à la folie, et la loi s'oppose au mariage des fous. Malheureusement, elles n'existent souvent qu'en germe, à l'âge normal du mariage, et font ainsi le malheur de nombreuses familles qu'elles frappent dans leur honneur et leur avenir. Il suffit que des indices s'en révèlent, comme le libertinage, la débauche, l'ivrognerie, la paresse, le jeu, l'avarice, la jalousie, pour que le célibat soit une nécessité absolue. On admet à tort que le mariage corrige tous les défauts et les vices. Dès qu'une passion existe, surtout à l'état héréditaire, elle ne disparaît guère, comme la maladie, qu'avec la vie, en confirmant le dicton : qui a bu boira, et qui a joué jouera.

Placées autrefois à tort dans le foie ou le cœur, ces affreuses passions résultent souvent d'affections ou de diathèses latentes, c'est-à-dire la prédisposition ou le germe de graves altérations organiques. Mais elles les produisent aussi spontanément à la longue. Les affections tristes : l'envie, la haine, le chagrin comme la jalousie, en réagissant sur le cerveau et le cœur, déterminent à la longue des maladies graves et précoces. Un cancer du sein se montra à 40 ans chez une vieille fille qui avait fait jusque-là le malheur

des siens, par son caractère acariâtre et surtout sa
jalousie et sa méchanceté. Née avec un physique dis-
gracieux et qui provoquait la répulsion, elle fut le
bourreau de sa jeune sœur Elise, très avenante,
agréable et d'un si bon naturel, qu'elle formait un
contraste frappant avec elle. Elle n'avait pu la voir
devenir l'objet des soins maternels sans en éprouver
une profonde jalousie. Malgré la préférence de la
mère, qui tolérait ses mauvais traitements envers sa
jeune sœur, elle lui meurtrit le visage et l'accabla de
coups, un jour qu'un passant s'extasiait sur sa gen-
tillesse.

La *jalousie innée*, dont l'amour est l'excitant le
plus redoutable, contre-indique dès lors le mariage,
car ce sentiment exclusif empoisonne ordinairement
l'affection à laquelle il devrait servir d'aliment. Elle
est plus fréquente et grossière chez l'homme que
chez la femme, mais beaucoup plus profonde chez
celle-ci, étant surtout jalouse du cœur de celui qu'elle
aime et pouvant supporter le partage de ses caresses
tant qu'elle croit posséder son affection ; elle n'a plus
ni retenue, ni limite quand elle en est privée, délaissée. «La femme jalouse est la douleur et l'affliction du
cœur; mon visage en a pâli de peur, dit l'Ecclésiastique. Sa langue fait entendre le sifflement du fouet
et elle se plaint à tous ceux qu'elle rencontre. (*XXVI*,
5 à 9.)

« Lorsque la jalousie, dit Montaigne, saisit ces
pauvres âmes foibles et sans résistance, c'est pitié
comme elle les tirasse et tyrannise cruellement. La

vertu, la santé, le mérite, la réputation du mary, sont les boutefeux de leur rage ; cette fiebvre laidit et corrompt tout ce qu'elles ont de bel et de bon d'ailleurs et d'une femme jalouse, quelque chaste qu'elle soit et mesnagière, il n'est action qui ne sente à l'aigre et à l'importun. »

L'homme, au contraire, soupçonne très facilement la femme d'une infidélité matérielle, surtout à cause de l'affront qui le rend un objet de risée. Presque toujours la femme expie ainsi les atteintes portées à la foi conjugale par elle et son complice, tandis qu'elle-même pardonne facilement à l'homme les infidélités qu'elle découvre et fait retomber son ressentiment sur ses rivales. Les irrigations de vitriol sur la face, employées si facilement aujourd'hui, en sont devenues une preuve à la mode. L'homme pardonne plus volontiers à son rival et reporte toute sa vengeance sur celle dont l'inconduite le déshonore et peut introduire des bâtards dans sa famille.

La fréquence des accès de cette passion chez l'homme et les tempêtes qu'elle soulève dans le cœur des femmes, suffisent à empoisonner tout le bonheur domestique. Les annales des fureurs de la jalousie en attestent tous les orages et les drames. Les ménages irréguliers du concubinage, par l'immoralité, la débauche, le libertinage qui ont présidé à leur formation, en offrent surtout l'exemple.

Sur 1,000 crimes, d'après la statistique, 16 sont dus à la jalousie et sur 103 affaires criminelles jugées en 1840, 13 étaient attribuées à cette passion. En 1853, elles s'élevaient à 23 sur 138 affaires.

En 1857, on a constaté 3 meurtres de rivaux préférés et 25 suicides causés par la jalousie entre amants et époux : 14 hommes et 11 femmes. Tous les jours, les tribunaux retentissent de ces drames dont le célibat n'est pas exempt. (DESCURET, *Médecine des passions*, t. II, p. 272.)

La *paresse* impose peut-être le plus impérieusement le célibat, alors que les garçons et les filles, atteints de ce vice, recherchent avidement le mariage comme pouvant entretenir leur fainéantise, leur oisiveté. Riches ou pauvres, ils n'aspirent qu'au mariage pour se décharger du soin de la vie sur leur conjoint, en comptant sur son argent ou sur le fruit de son travail pour vivre plus paresseusement et n'avoir plus qu'à manger et dormir surtout. Que peut être un ménage de paresseux, sinon le désordre, la gêne, la misère et ses suites? En engendrant tous les vices, l'oisiveté conduit à l'ivrognerie, au jeu, au vol le plus souvent, et même au crime, pour se créer des ressources. Même avec la fortune, un homme ou une femme paresseux arrivent promptement à la ruine. Et comment, n'aimant ni l'ordre ni le travail, pourraient-ils enseigner par l'exemple ces saints devoirs à leurs enfants? L'Écriture frappe ainsi la paresse de réprobation, comme l'ennemie de la société, la rouille de l'intelligence et la source de tous les vices, dans les livres des *Proverbes* et de l'*Ecclésiaste*.

Si elle se rencontre partout, chez les deux sexes, elle semble plus fréquente parmi les garçons que chez les filles de la classe pauvre, tandis que le contraire existe parmi les riches. L'oisiveté dans laquelle les filles sont élevées jusqu'à leur mariage, dès que les parents possèdent de la fortune ou de l'aisance, sinon une position équivalente, en est la cause. On rougirait de leur donner une profession. Les arts d'agrément suffisent à les occuper, et comme elles ont des domestiques pour les servir, elles ne savent souvent rien faire dans l'intérieur du ménage.

Mariées, elles sont à la merci de leurs domestiques, et, si elles n'en peuvent avoir, la maison est dans le désordre; madame lit des romans ou joue du piano et, quand le mari rentre, il faut aller dîner au restaurant. C'est souvent plus économique, car ne sachant pas cuisiner, on dépense le double et on ne fait rien de bon. La bourse s'épuise vite et la discorde suit. Qu'est la vertu d'une femme dont le travail n'est pas la sauvegarde? De là la dissolution de tant d'unions, quand l'ordre et le travail n'en fortifient et n'en resserrent les liens.

Les habitants des villes sont particulièrement enclins à la paresse, surtout dans les climats chauds; mais on la rencontre aussi à la campagne et jusque dans le Nord. C'est un vice presque fatalement incurable, lorsqu'il est constitutionnel et héréditaire.

Le *jeu*, compagnon ordinaire de l'oisiveté et de la paresse, de l'amour du bien-être, sinon du libertinage, est la passion la plus funeste au mariage. Ceux qui s'en sentent atteints devraient rester fermement dans le célibat pour être malheureux seuls, sans danger d'en faire d'autres. Ils ne recherchent guère le mariage d'ailleurs que pour mieux satisfaire leur passion, ne se reconnaissant pas un gain assuré pour établir une famille. La plupart restent heureusement célibataires, en vivant isolés du monde et de la société, sinon pour cacher le vice qui les ronge. Il n'est guère de joueur passionné qui ne se soit vu à bout de ressources et cette alternative doit toujours lui faire fuir le mariage pour ne pas réduire sa femme et sa famille à la misère.

Jeunes encore, il est pourtant des joueurs qui se marient pour se livrer avec plus de facilité à leur passion favorite. Ils délaissent leur femme en allant passer les nuits dans des tripots, sans lui rendre compte de l'emploi de leur temps. Comment travailler ensuite fructueusement dans le jour avec l'esprit troublé par les émotions du gain ou de la perte de la nuit ? Les disputes, les duels, les procès en sont la conséquence fréquente. La vie du joueur est ainsi surmenée et tourmentée sans cesse par la crainte et le remords. Aussi se termine-t-elle prématurément par des lésions organiques du cœur ou du cerveau. La paralysie, la folie, le suicide y mettent ordinairement fin. 193 joueurs se sont suicidés en France, de 1836 à 1857, d'après les comptes généraux de la justice criminelle.

L'*avarice* est sans contredit la passion la plus basse et dégradante du cœur humain, la plus misérable et odieuse. Triste, froide, dure et même cruelle, en réduisant à toutes les misères de la pauvreté, sans ses douceurs, elle atteint à la fois le

corps, l'esprit et le cœur. Incompatible avec les vertus et les qualités, elle les neutralise, les efface et annihile tout sentiment humain. C'est l'égoïsme jusqu'à la folie, au point de cacher son or, comme le
fait l'avare, de manière à ce que personne n'en puisse
jouir après lui. Incapable d'aimer autre chose que
son trésor, l'avare est donc indigne du mariage.

L'inhumanité, l'ingratitude, le parjure, l'usure, le
vol, le meurtre, sont souvent les conséquences de
ce vice monstrueux. Au lieu de payer son tribut à
Vénus, pour s'exonérer du prurit génital qui le tourmentait, un célibataire avaricieux avait choisi de préférence la masturbation. Plaçant une pièce de cent
sous sur la table, il se polluait devant son idole. Autant de gagné, disait-il avec joie, en la remettant
dans sa poche. Le mariage de l'avare n'est jamais
qu'un calcul.

En se développant à l'âge mur, l'avarice se montre surtout dans toute son horreur durant la vieillesse. A père avare, enfant prodigue, dit le proverbe.
Cette hérédité est redoutable, surtout quand elle se
manifeste par quelque signe dès la jeunesse. La mélancolie, l'hypocondrie, la folie, qui en sont fréquemment la terminaison, indiquent l'origine de cette passion dans un trouble du cerveau. D'où le danger de
s'unir à un avare.

La *colère*, surtout lorsqu'elle est héréditaire, contre-indique aussi le mariage; la patience, la tolérance en étant les vertus nécessaires pour être heureux. Les gens bilioso-nerveux sont particulièrement

enclins à la colère rouge. Héritier comme ses trois frères de cette fâcheuse disposition, Alphonse B... ne savait mettre aucun frein à ses emportements. Il était d'une extrême irascibilité et sa violence, jointe à sa force athlétique, le rendait tout jeune la terreur de son voisinage. Après une jeunesse des plus fougueuses, par les rixes que son caractère violent provoquait, il fut condamné à la prison et dut s'engager ensuite. Il renouvela là ses violences et était sur le point de passer en conseil de guerre, lorsqu'un coup de pied de cheval nécessita l'amputation de sa jambe droite. Retiré du service, il établit un commerce et se maria avec une femme jeune et très aimable, qu'il aimait beaucoup. Néanmoins, ses emportements réitérés la rendaient si malheureuse, que sa santé s'altéra après la naissance d'un garçon. Un soir, rentrant chez lui après avoir bu quelques verres d'eau-de-vie, il s'essayait à rallumer le feu lorsque, le vent lui renvoyant des bouffées de fumée, il entre dans une vraie fureur : déchire le soufflet, le jette au feu en criant et sa rage devient telle en le voyant brûler, qu'il renverse le couvert placé à côté, s'empare ensuite d'un large couteau et se le plonge dans le ventre. Il succomba ainsi à 33 ans, en laissant deux êtres malheureux.

Les filles nerveuses, hystériques, craintives, peureuses, sont aussi inaptes au mariage que les hommes emportés. Celles qui sont nées de mères hystériques, épileptiques, maniaques, folles, devraient rester dans le célibat, par le danger d'être comme

elles et de transmettre ces affections à leurs enfants.
Elles ne se marient pas souvent, par crainte d'être
malheureuses,en ménage ou de perdre leur mari s'il
les rendait heureuses. Ce fut la réponse de mademoiselle de Ménerdo au docteur Descuret. Chan-
geante et fantasque, toujours souffrante et malheureuse, elle ne cessa de se montrer égoïste et ingrate
en rapportant tout à elle jusqu'à sa mort, arrivée à
73 ans ! De telles femmes sont un tourment, un enfer pour leur entourage, par toutes les pensées, les
soupçons qui leur traversent l'esprit. Tant qu'il n'y
a pas indication pressante de les marier, par l'intensité de l'aura utérin qui les tourmente, mieux vaut
encore qu'elles restent dans le célibat où elles n'ont
ni mari, ni enfants pour les tourmenter et leur rendre la vie insupportable.

Par sa fatale hérédité, l'*hystérie* bien constatée est
une contre-indication formelle au mariage. Outre la
stérilité fréquente de ces femmes mal réglées, un
tiers donnent naissance à des filles hystériques
comme elles et engendrent souvent des enfants scrofuleux, rachitiques. Sauf de rares exceptions, elles
sont aussi exposées aux avortements et à des
accouchements laborieux. Arrivés à terme, leurs
enfants meurent dans une proportion épouvantable.
Au lieu de 25 pour 100, chiffre moyen, leur mortalité s'élève jusqu'à 60 et sur 220 filles survivantes
nées de 100 mères hystériques, 124 le sont devenues
comme elles et 5 ont eu des convulsions.

Le célibat est donc le plus sage parti à prendre
dans ces cas et c'est toujours une grave responsabi-

lité que de conseiller le mariage. D'une victime, on
en fait deux et souvent plusieurs pour toute la vie.

La *prostitution officielle* entraine fatalement le célibat de la femme inscrite, en carte ou en maison de
tolérance, dès qu'elle n'a pas été mariée auparavant,
comme il en existe quelques exemples. Elle l'exige
autant par son stigmate et la flétrissure qu'il imprime que par la stérilité incurable dont elle frappe
ordinairement ses victimes. L'administration, en
mettant la main sur une fille libre, qui commet publiquement des actes de prostitution, et en la forçant à se mettre en carte, la condamne donc à un
célibat perpétuel. Rien n'est plus difficile pour elle,
en effet, que d'obtenir sa radiation du registre de la
police des mœurs, dès qu'elle y est inscrite, selon
l'aveu de M. Lecour, l'un de ses chefs.

Publique ou privée, clandestine, la prostitution
des femmes n'est jamais qu'un moyen d'entretenir
et de prolonger le célibat des garçons ou de remplacer la concubine chinoise pour certains maris ayant
ménage en ville. Le mariage devrait donc être
aussi formellement interdit à toute prostituée qu'il
l'était à Rome aux concubines. Leur infériorité de
naissance, de condition et de vie, correspondait
assez exactement à celle de la plupart des prostituées actuelles pour les assimiler sous ce rapport.
Dès qu'une fille s'est enrôlée dans ce vice dégradant
et infâme, elle devrait être privée du droit de se ma-·
rier légalement, autant pour la punir de ses désordres,
que comme mesure prophylactique contre la syphilis

et le respect des bonnes mœurs. Si elle peut être digne de pardon, elle doit le chercher et le mériter dans un célibat exemplaire.

Le célibat des prostituées forme un *quantum* aussi considérable, sinon plus, que celui des religieuses. Malgré son contraste et son opposition même, la religion contribue, comme la débauche, à former la majorité du célibat féminin. Les extrêmes se touchent. Si les mesures les plus arbitraires sont, il est vrai, employées contre les unes pour les enrégimenter dans le vice, même lorsqu'elles sont encore mineures, contrairement à la loi, ne pèse-t-on pas également sur la conscience des autres pour les conduire forcément à la vertu, la chasteté?

Quel homme, le sachant, consentirait à donner publiquement son nom à la femme frappée d'une telle abjection? D'où le nom flétrissant de souteneur infligé à qui consent à vivre avec elle. Le danger d'une erreur possible n'en existe pas moins après la radiation, comme elle s'opère parfois. Jetées dans la prostitution, la plupart des filles ont le désir d'en sortir; beaucoup ne font qu'y passer trois ou quatre ans, pour avoir ensuite un homme, un mari, un commerce. Un très petit nombre obtiennent leur affranchissement, du moins en France, et parviennent à se réhabiliter par le travail. De malheureuses domestiques sont parfois dans ce cas, sans pouvoir échapper d'aller en cachette à la visite, tous les quinze jours. Trois exemples en sont rapportés par M. Yves Guyot.

Rien d'impossible, en pareil cas, que ces filles, une fois affranchies de l'inscription qui les asservit, ne cherchent à se marier. Transportées souvent loin du lieu où elles ont exercé leur métier, elles y réussissent facilement, soit en travaillant comme modistes ou couturières, soit en rentrant dans leur rôle de femmes galantes, libres ou entretenues. Quiconque se marie à la légère ou au hasard, surtout dans les grandes villes, s'expose ainsi à épouser une ancienne prostituée en la croyant vierge. Tous les efforts de la police ne peuvent rien pour empêcher ces erreurs ; son devoir même est de ne pas révéler le secret fatal. Avec la liberté de la prostitution clandestine, cette fille reprend toutes les chances de mariage des femmes galantes, dont quelques-unes se marient même richement. Des filles tarées ont été rencontrées et reconnues par d'anciens *clients* au bras de leurs amis ou connaissances dont elles étaient devenues les femmes légitimes. L'inscription seule prévient ces dangereuses méprises en condamnant la prostituée à rester fille et à vivre dans le célibat... légal à perpétuité.

Le danger est encore plus grand pour les femmes, en présence de la prostitution occulte, cachée, des hommes entre eux, qui s'exerce en réalité dans les grandes villes, comme les tribunaux en offrent des preuves partout. S'il est exceptionnel qu'ils recherchent le mariage, le fait de rencontrer des gens mariés dans cette ignoble phalange montre qu'il est possible. D'autant mieux que ces garçons-là offrent souvent des charmes particuliers de beauté, de formes plastiques et ont des manières engageantes et séduisantes, comme il convient à leur rôle. Tels étaient les deux individus qui nous ont consulté à cet égard. Malgré leur anaphrodisie sexuelle, ils avaient inspiré l'amour.

Les *vices de conformation*, apparents ou cachés, des organes génitaux, en coïncidant souvent avec des perversions morales chez les deux sexes, exigent aussi le célibat. Une conformation anormale du pénis, surtout par le siège du méat urinaire, l'emprisonnement du gland, son atrophie sous le prépuce rétréci ou son étranglement au-dessus de la couronne, sont autant d'obstacles au mariage par la difficulté ou l'empêchement qu'ils forment à la copulation. L'absence ou la rétention des testicules, une spermatose incomplète, insuffisante, suite de leur compression ou leur atrophie, sinon une maladie générale comme le diabète sucré, sont aussi une indication du célibat chez l'homme, par l'impuissance relative et la stérilité pouvant en résulter.

Il en est de même de la jeune fille dont la menstruation ne s'exécute pas normalement et régulièrement en quantité et en qualité du sang. C'est le signe presque absolu de sa fécondité. Celui-ci manquant, l'absence ou l'altération d'organes importants, analogues aux testicules, est toujours probable, malgré une bonne conformation apparente. C'est donc la négation même du mariage, comme l'occlusion, la fermeture du vagin ou tout autre obstacle aussi absolu à l'union des sexes.

Le *pseudo-hermaphrodisme*, dont un exemple est précité page 77, en est une autre cause absolue chez les deux sexes, par l'altération des organes génitaux externes, leur malformation faisant prendre et déclarer par erreur à la naissance un garçon pour une fille et réciproquement. Ces erreurs se montrent de plus en plus fréquentes, à mesure que les caractères en sont mieux connus. De nombreux et curieux exemples, anciens et récents, en sont relatés dans la *Stérilité humaine*, dont l'hermaphrodisme est le type. Jamais ces individus mal sexués ne peuvent accomplir normalement le coït; ils sont toujours partiellement impuissants et fatalement stériles par l'état rudimentaire des organes de leur vrai sexe, comme dans l'exemple ci-dessus. Ils devraient donc être absolument voués au célibat, malgré leurs incitations sexuelles, car ils remplissent parfois alternativement le rôle d'homme et de femme, par l'imperfection de leurs organes et de leurs désirs.

Au législateur incombe le devoir de prévenir toutes ces abominations, résultant de l'erreur du sexe déclaré lors de la naissance suivant ses prescriptions. Dans l'impossibilité, parfois absolue, de pouvoir le fixer positivement jusqu'à six mois, un an et même davantage, j'ai proposé, dans un mémoire lu à la *Société de médecine légale* le 8 juin 1885, comme je l'avais déjà indiqué dans la *Stérilité humaine*, une addition restrictive ou suspensive à l'article 57 du Code civil, prescrivant la déclaration du sexe dans les trois jours. Voici dans quelles circonstances :

Une femme de 37 ans, enregistrée et élevée comme fille, mais ayant toute l'allure et la désinvolture d'un homme, se présenta à mon examen pour savoir à quel sexe elle appartenait. N'étant pas réglée et n'ayant jamais rien éprouvé pour les hommes qui l'avaient courtisée et demandée en mariage à son père, elle les avait refusés; tandis qu'en se trouvant en rapport avec une fille plus jeune qu'elle, une passion très vive s'était établie réciproquement. C'était bien un homme avec un pénis imperforé, nécessitant l'accroupissement pour uriner, mais susceptible d'érection et de pollutions voluptueuses, quoique sans testicules dans le scrotum. Elle me demanda d'établir son état d'hypospade cryptorchide par un certificat, afin de faire constater légalement son vrai sexe, également attesté par deux autres médecins, en vue du mariage. En insistant, malgré mes observations, elle parvint, six mois après, à se faire déclarer légalement homme et à en porter les habits. Tel est le fait brut; le surplus reste une énigme indéchiffrable.

En exigeant, sans restriction ni réserve, la déclaration du sexe à la naissance, la loi se met donc en contradiction avec la nature; celle-ci, dans certains cas exceptionnels de malformation native, le laissant absolument indéterminé et impossible à fixer. Elle rend dès lors possible ainsi, favorise et détermine le mariage civil et religieux, qu'elle consacre légalement ensuite, entre personnes du même sexe, et les force même à vivre ensemble sans pouvoir procréer. N'est-il pas monstrueux de provoquer ce qu'elle con-

damne formellement dans d'autres conditions analogues du moral, seul interverti ?

Aujourd'hui, l'erreur dans la personne mariée est,
il est vrai, une cause de divorce qui permet toujours
la dissolution de ces unions abominables. Mais n'est-
il pas immoral que la loi les laisse se réaliser et persister jusque-là, au mépris des bonnes mœurs, au
lieu de les prévenir en se modifiant conformément à
la science ? Les membres de la Société de médecine
légale en ont pourtant jugé autrement, en n'adoptant pas la modification demandée de l'article 57
du Code civil ; ils ont vu là une cause de nullité du
mariage par erreur de la personne, suivant l'article
180, et en ont réclamé l'application dans les addi-
tions à faire à la loi du divorce. Le mariage ne sera
donc pas moins contracté, contrairement à la science
et à la morale, ce qu'il s'agissait surtout d'éviter. Si
peu que les faux époux ignorants prennent patience
à s'essayer pendant plus de six mois, comme il y en
a des exemples authentiques, leur union restera indissoluble, d'après l'article 181. L'erreur et le mal
que nous voulions prévenir persisteront dès lors indéfiniment.

L'*aspermatisme* — absence de sperme — est une
autre indication aussi formelle du célibat pour
l'homme que l'absence des ovaires ou leur atrophie,
décelées par le défaut des règles, chez la femme. Ces
deux infirmités, également irrémédiables, sont absolument négatives de la génération. Il en est pourtant
qui se marient par ignorance dans ces conditions et

il n'est pas douteux que la stérilité en résultant ne démontre ces infirmités latentes dans certains cas.

Deux exemples s'en sont offerts à mon observation, dont il importe de donner ici les principaux caractères en raison de leur rareté. Un garçon de 36 ans, petit et délicat, conformé normalement, n'a jamais pu compléter la copulation. Sans être ardent, il a toujours aimé les femmes et en est exclusivement impressionné ; mais si longs et prolongés que soient l'exorde et l'acte, la péroraison a constamment fait défaut ; elle a manqué dans toutes les occasions, si favorables fussent-elles. Jamais il n'a éprouvé la moindre éjaculation ni pollution consécutive. La couleur, l'odeur, la consistance et l'impression voluptueuse du sperme lui sont inconnues, n'en ayant jamais expulsé. Intelligent et désireux de se marier, il a voulu se convaincre de sa virilité par la fréquentation, depuis dix-huit mois, d'une femme gaiante, à intervalles plus ou moins rapprochés. Ils ont acquis ensemble la triste assurance qu'il était radicalement incapable d'éjaculation pendant et après le coït. Il en avait des idées, plutôt que des envies, des besoins, sans en avoir jamais connu le prurit ni la volupté.

Il venait de fort loin m'en demander la cause. L'examen décela des testicules très petits, de véritables billes, sans épididyme appréciable, et des cordons imperceptibles, filiformes. Prostate insensible, urèthre perméable, sans la moindre trace d'affection vénérienne, ni syphilitique. C'était un cas d'aspermatose essentielle dont j'avais constaté précédemment un exemple analogue.

C'était chez un étranger de 25 ans, petit et grêle, conformé à peu près comme le précédent, mais plus efféminé. Depuis ses études terminées, il vivait oisif, avec ses camarades, dans la compagnie des *cocottes*, sans avoir eu, ni cherché jusque-là, aucun rapport sexuel. A table, comme au théâtre et dans les soupers, ses baisers, ses caresses et tous ses propos galants et érotiques n'amenaient que des érections vagues, indécises, fugitives, avec écoulement de mucus uréthral ou prostatique, clair et transparent, assez rare, sans pollution consécutive. La masturbation lui était inconnue.

S'étant essayé avec la maîtresse délaissée de l'un de ses amis, qu'il trouvait la plus belle et convoitait beaucoup, il ne put arriver à la consommation de l'acte, malgré sa prolongation. Il remit au lendemain, et à trois reprises, avec pareil intervalle, il ne put obtenir ce qu'il désirait le plus, malgré tous les avantages de sa prise de possession. Ses tentatives prolongées et redoublées n'avaient eu d'autre résultat que d'amener une balano-posthite aiguë, pour laquelle il me consultait. L'accessoire étant plus intéressant que le principal, je m'y suis attaché de préférence.

Le célibat est surtout impérieusement commandé aux filles rachitiques, difformes, contrefaites, bossues, boiteuses, atteintes le plus souvent d'une déformation du bassin, avec rétrécissement. Au-dessous de trois pouces de diamètre antéro-postérieur, ce rétrécissement, en s'opposant à l'accouchement à

terme, en est une indication positive. En pareil cas,
la vie de la mère et de l'enfant est toujours compromise. Ordinairement impropres à la génération, ces
filles ne doivent jamais s'y soumettre sans un examen préalable du médecin. Mieux vaut pour elles se
consacrer au célibat religieux, enfermées dans un
cloître à l'abri des excitations sexuelles, que de vivre
dans le monde et en subir les tentations, à cause des
suites redoutables qui en résultent souvent.

Les *affections diathésiques, héréditaires* et *transmissibles*, inévitablement mortelles ou entraînant
fatalement la dégénérescence de l'espèce, méritent à
bien plus juste titre, par leur fréquence et leur gravité, de fixer l'attention à ce sujet. Le cancer, la tuberculose, la folie, sous leurs formes multiples et
variées, en sont les plus redoutables. Beaucoup de
personnes se marient sans connaître la fatale hérédité qui les menace, elles et leur progéniture, n'é-
tant averties d'avance par aucune atteinte. On ne s'inquiète pas assez de ces graves maladies de famille
dont on cache jusqu'au nom. Elles passent inaperçues, tant que la famille n'est pas décimée, et l'on
s'aperçoit trop tard que l'on a donné naissance à
une race vouée d'avance à toutes sortes de souffrances et d'affections graves, en vertu de son origine.
N'eût-il pas mieux valu rester dans le célibat, si l'on
n'avait l'ignorance pour excuse?

Une prudente réserve au mariage devrait donc
être observée par toutes les personnes prédisposées
héréditairement à ces affections. Elles sont autant

d'indications positives d'un célibat prolongé jusqu'à l'âge où elles se développent d'ordinaire. Autrement, on court le danger de les transmettre au conjoint et à la postérité. On refuse de s'allier à un bossu, boiteux, aveugle, sourd, par crainte d'avoir des enfants difformes ou infirmes, et l'on ne prête aucune attention aux maladies et affections cachées de l'esprit ou du corps, bien plus susceptibles de se transmettre à la progéniture.

Impossible pourtant de proscrire le mariage à toutes les personnes des deux sexes entachées de quelque affection diathésique ou héréditaire. Le nombre des célibataires serait alors supérieur à celui des mariés. Il est d'autant plus indiqué pour la majorité que les douceurs de l'union matrimoniale sont parfois le plus sûr moyen d'atténuer, corriger ou neutraliser la diathèse dont il s'agit. La régularité de la vie, l'ordre et l'hygiène physique et morale, imposés par le mariage, sont toujours des conditions favorables à cet égard. Mais il en est une autre absolument indispensable en pareil cas : c'est de chercher et prendre pour conjoint une personne d'une santé forte et vigoureuse, d'une bonne constitution, exempte de toute tare organique, semblable ou analogue à celle dont on est menacé. L'intervention d'un organisme sain a suffi parfois à annihiler toute trace de celle-ci sur la descendance. Autrement, l'action de l'hérédité morbide est fatale.

Une au moins, la plus grave de toutes, est une indication absolue du célibat contre laquelle on ne

peut invoquer l'ignorance, car on a toujours ressenti
ses atteintes avant de la communiquer ou la transmettre. On la connaît d'autant mieux qu'elle siège
primitivement sur les organes génitaux. C'est la *syphilis* ou *vérole*. Elle exclut absolument le mariage,
pendant un stage de quatre ans au moins après la
disparition de tout symptôme équivoque et des
épreuves suffisantes pour en confirmer la guérison
radicale. Sa communication est si fatale entre les deux
sexes, que tous ceux qui en sont atteints, hommes
comme femmes, devraient être sévèrement isolés,
relégués dans des lazarets, à l'exemple des lépreux
d'autrefois, dont il existe encore des cas dans quelques pays. Elle se transmet si fréquemment aux enfants, que ses victimes devraient être condamnées à
un célibat complet et absolu jusqu'à guérison, sinon
à perpétuité!

On ne sait, en effet, jamais sûrement si l'on est parfaitement guéri et débarrassé de cette vérole; si une
nouvelle rechute ne couve pas encore; si une récidive ne surgira pas tout à coup. Un célibataire syphilitique ne se marie donc jamais en toute sécurité. Et
tandis que ce danger n'emporte que des dommages
personnels, tant qu'il reste dans cet état, ce sont de
vrais désastres, s'il se marie, pour sa femme et ses
enfants, aussi bien dans le présent que dans l'avenir.
On a toute la vie pour rester dans le célibat; dès que
l'on se propose au contraire de se marier, après
toutes les folies et les maladies de jeunesse, il faut
toujours réfléchir sérieusement aux graves responsabilités que l'on encourt, dès que l'on a éprouvé l'un

de ces accidents suspects qui font craindre et redouter la vérole. Si la constitution n'est pas solide et
exempte de tout reproche, une épreuve aux eaux
chaudes sulfureuses des Pyrénées, Luchon ou Aulus,
avec un traitement spécifique simultané, est toujours
de rigueur, avant de se décider et s'engager définitivement.

Voici l'arrêt d'une mère de famille sur ce sujet
délicat : « N'y eût-il qu'une chance sur mille d'infecter
sa femme ou ses enfants, l'homme doit rester célibataire et le devoir du médecin est de faire tout son
possible pour que cet avis soit suivi. Aucun rapport
n'est à établir entre le chagrin que ce candidat au
mariage peut éprouver de ne pouvoir le réaliser,
comme la punition d'une faute commise volontairement, et les tortures d'une jeune femme, la mort ou
les maux toujours renaissants de pauvres petits
êtres innocents du mal dont ils vont être victimes.
Si son désespoir est certain, sa mort même est préférable à celui d'une famille entière. Une continence
absolue ou toute autre mesure analogue peut seule
conjurer la dissémination croissante du mal au point
d'en faire une calamité publique et nationale. »

L'infection de ces malades est si inévitable, que la
femme et les enfants n'y peuvent échapper. La mortalité infantile de ce fait seul est si fréquente, qu'elle
doit être comptée aujourd'hui comme l'un des facteurs principaux de la dépopulation française. Sur
1500 enfants nés de familles syphilitiques, M. Fournier a trouvé une moyenne de 68 morts pour 100 !
Sur 403 grossesses d'un père syphilitique, 115 nou-

veau-nés étaient morts, soit plus d'un sur quatre. C'est bien pire quand la mère est atteinte : 44 grossesses de femmes syphilitiques ont donné 43 mort-nés et un seul survivant. 100 femmes syphilitiques ayant eu 208 grossesses, ont donné 148 morts, soit plus de 71 pour 100. *(Acad. de méd.,* 3 mars.)

Ces chiffres effrayants démontrent l'urgence absolue, pour toute personne syphilitique non mariée, de rester dans le célibat ou d'observer une abstinence complète, une séparation volontaire chez les mariés. Autrement, chacun encourt de terribles responsabilités par les conséquences inévitables des infractions à cette continence indispensable. Réduit à cet état et maudissant la personne qui en est l'auteur, qui voudrait à son tour s'en rendre volontairement coupable? Il n'y a donc qu'un seul recours en pareil cas pour les fiancés, amants ou époux : la continence et la stérilisation volontaire jusqu'à parfaite guérison. Coûte que coûte, on doit s'y soumettre avec résolution, tant que durent le traitement et les manifestations secondaires, pour ne pas aggraver le mal et le répandre. La rougeur de la gorge ou la moindre excroissance, un bouton, une excoriation, une égratignure, un aphthe de la bouche, des lèvres ou de la langue, suffisent à transmettre le mal par un baiser, quand ce n'est pas par la salive, un verre ou tout autre objet usuel. Le contact immédiat suffit pour que l'absorption et la contagion du virus en résultent, comme par l'inoculation de la vaccine ou la piqûre d'un animal venimeux, danger déjà indiqué à la *Stérilité humaine.*

« Tenez-vous-le donc pour dit, marieurs et marieuses de tout genre et de toute robe, pères mères, tantes, sœurs, parentes au 14° degré; tenez-vous-le bien pour dit, ou plutôt comprenez à demi-mot. Lorsqu'un jeune homme, que rien ne semble autrement détourner du mariage, oppose aux ouvertures de ce genre une résistance peu en rapport avec son caractère, ses dispositions antérieures et ses sentiments habituels; s'il n'apporte aucune bonne raison à l'appui de ses refus, si surtout il lui échappe de dire, en termes plus ou moins catégoriques : « Je vous » assure que vraiment je ne le puis en ce moment, » arrêtez-vous, votre insistance pourrait faire le malheur de deux familles. »

Voilà la règle; mais, comme à toutes, celle-ci comporte des exceptions. Si rares soient-elles, il faut les signaler. Les médecins ordinaires en rencontrent trop souvent, et des spécialistes compétents permettent, autorisent le mariage dans certaines conditions spéciales, et vont même jusqu'à le préconiser comme un moyen favorable, avec certaines femmes, d'atténuation, sinon d'extinction du mal. C'est affaire à eux et leurs suppositions ingénieuses, leurs *a priori*, de réaliser ces miracles. « Pour une syphilis à tendance décroissante, dit M. Diday, un *bon* mariage compte parmi les meilleurs auxiliaires du traitement. Au contraire, nous répétons avec d'autres aussi autorisés : celui-là commet toujours une mauvaise action, étant encore sous le coup d'une dette à payer à la vérole, qui associe aux chances du désastre menaçant de sa ruine sanitaire et financière la femme et les enfants qu'il s'engage à soutenir et à protéger. Aucune considération humaine ne peut faire plier ce principe, que l'exception même soumise à votre observation directe, sans qu'il soit possible de la formuler autrement. » *(Le Péril vénérien dans les familles,* Paris, 1881.)

Malgré ces indications expresses du célibat, les difformités les plus choquantes, apparentes ou occultes, avec toutes les infirmités probables qu'elles entrainent, les passions et les vices, comme les caractères les plus insociables, les maladies incurables, n'empêchent pas une foule de ceux qui en sont atteints de se marier, contre toutes les règles de la prévoyance la plus élémentaire, sans que l'argent en soit toujours le mobile. S'ils prenaient seulement un conjoint capable, par ses qualités physiques ou morales, de corriger, atténuer ou neutraliser leurs vilains défauts, leur progéniture aurait du moins chance de s'améliorer par cette sélection. Au contraire, les plus laids, difformes, estropiés et infirmes choisissent de préférence leurs pareils, sinon pires, par crainte d'encourir un refus. Des générations de bossus et de cagneux se perpétuent ainsi jusqu'à extinction, tandis que des générateurs de choix se stérilisent volontairement dans le célibat religieux ou dans la prostitution !

CAUSES

Après les diverses indications du célibat, il paraît superflu d'en signaler les causes, sinon comme une redite, un pléonasme; celles-ci devant comprendre nécessairement celles-là. Rationnellement oui; c'est pourquoi nous n'y reviendrons pas, en considérant toutes les indications précédentes comme des causes acquises, les plus pressantes et les mieux justifiées. De là leur place et leur distinction.

Mais la raison qui préside aux premières ne dirige pas toujours les secondes. Le caprice, le hasard, la pauvreté comme la richesse, la naissance, l'éducation, l'âge, la profession, la noblesse, la religion, l'amour même le plus pur et le plus profond, en sont parfois les seuls mobiles. Au contraire, la prostitution et le libertinage, l'hystérie et la vérole, qui en sont des indications positives et absolues, ne le déterminent pas toujours, hélas! en conduisant trop souvent au mariage. D'où la différence fondamentale de ces causes avec les indications du célibat: c'est de le déterminer souvent sans nécessité ni utilité.

Elles sont évidemment de deux sortes, comme tous les mobiles humains : morales et physiques, suivant la dualité de l'homme, *homo duplex*. Si les difformités, les vices de conformation, les maladies héréditaires ou acquises, en sont les plus apparentes,

il y a aussi des raisons morales. Une passion violente comme une grande bêtise, des vices profonds
ou une simplicité niaise, l'expliquent dans beaucoup
de cas. Les extrêmes se touchent, ici comme partout, et produisent un effet identique.

Une troisième classe résulte des causes sociales
les plus nombreuses, actives et prépondérantes, en
s'associant aux doctrines en vogue. L'observation
montre la diminution des mariages et de la population, quand un État marche à sa ruine par un mauvais gouvernement ou une excessive inégalité des
fortunes. Au contraire, la population a une vigueur
enviable dans les pays bien gouvernés, où la propriété est assez divisée pour que la grande majorité
des habitants puisse se marier, s'établir et vivre avec
leur famille. La Grèce au temps d'Aristide et de
Léonidas, et la Grèce corrompue du Bas-Empire;
Rome sous la sagesse des consuls, et Rome abattue
sous le despotisme de ses féroces empereurs, en offrent les exemples. Le célibat fait des progrès épouvantables chez les peuples réduits à un état précaire,
quand les fortunes ou le pouvoir sont répartis très
disproportionnellement. L'érotisme et l'affectionnivité prennent alors une forme clandestine, le nombre des avortements et des infanticides augmente
avec celui des enfants trouvés, signes évidents de la
dépravation des mœurs.

L'augmentation actuelle du célibat et sa persistance chez les garçons, en France, dépendent plus du
positivisme matériel en vogue que de toute autre
cause. Par crainte de se créer des charges trop lour-

des, et ne plus pouvoir se donner le luxe, le bien-
être ou le confortable rêvé, filles et garçons sacrifient le mariage au célibat, pour avoir leurs aises.
De part et d'autre, on impose même un frein à l'a-
mour, lorsqu'il se manifeste, si ce n'est pas dans les
conditions voulues de stérilisation ; à l'aide de raisonnements les plus machiavéliques, on élude le mariage,
sous prétexte d'être un esprit fort et supérieur, alors
qu'il ressemble au plus faible.

La désertion des campagnes pour les villes est
aussi une cause très influente de son augmentation
croissante. Où vient le blé, il se fait un mariage, et
tous ceux qui le peuvent se marient de bonne heure.
Le célibataire libertin et volontaire se rencontre ainsi
plus fréquemment dans les villes que dans les campagnes.

Il dépend essentiellement surtout de l'idée dominante, comme de la passion, qui s'empare de l'esprit
ou du cœur de l'homme lors de la virilité. Elle y germe
et s'y implante si fortement, qu'elle le tient sous le joug
durant toute son existence. A ce moment décisif,
chacun conçoit ou rêve son ambition de l'avenir.
Chez la majorité, elle est assez simple et modeste
pour être compatible avec le mariage et le réclamer.
C'est de s'établir le plus souvent, suivant le métier, la
profession ou la carrière choisie ou suivie, et le mariage en est parfois une condition inséparable. Pour
l'ouvrier et l'artisan des champs et des villes, les
prolétaires des deux sexes, l'établissement n'est pas
autre chose : s'établir, c'est se marier. La débauche
ou le libertinage, la paresse et le vice, qui se rencon-

trent surtout dans les villes, en sont les seuls obstacles.

Les étudiants de toute sorte, sciences, lettres et arts, ne font pas exception à cette règle. En possession de leur grade par un diplôme ou un brevet, pourvus d'un poste fixe dans l'instruction ou l'administration, publique ou privée, ils pensent surtout à se marier pour suivre leur carrière. C'est toute l'ambition du plus grand nombre. L'armée et la marine font exception en général par les difficultés à le faire, l'instabilité de la situation, les inconvénients et les dangers qui en résultent.

Le célibat reste ainsi fatalement dévolu à ceux dont la supériorité des facultés, l'esprit et les connaissances au-dessus de la moyenne, une grande aptitude à l'étude et au travail, permettent d'aspirer aux plus hauts rangs de leur spécialité. Fascinés par l'autorité, le prestige ou la gloire de leurs maîtres, sinon par leurs richesses et leurs dignités, ils visent toujours à se distinguer et s'élever pour les égaler. Il faut dès lors travailler sans cesse, penser, réfléchir sans trêve ni répit, et sacrifier non seulement tout plaisir, mais son repos, souvent la santé. quand ce n'est pas la vie même, à cette redoutable lutte des concours. Tous les futurs savants pauvres sont condamnés à ces travaux forcés pendant leur jeunesse, pour acquérir la notoriété, la renommée qu'ils ambitionnent ; bien peu y parviennent en étant arrêtés, vaincus par des athlètes plus forts ou plus heureux, ou moissonnés avant l'âge. Bichat, mort à 32 ans, après avoir accompli son œuvre colossale de la réforme de la médecine, n'avait pu songer au mariage.

Comment y penser dans ces conditions précaires, sans avoir acquis une position convenable? Elle ne se dessine guère pour les savants sans aisance ni fortune avant 40 à 45 ans, et encore plus tard pour les artistes. Bastien-Lepage, le dernier maître consacré, n'avait encore pu penser au mariage, malgré ses goûts simples, son talent et sa réputation, lorsqu'il succomba.

La plupart vivent célibataires, à l'exemple des plus grands génies littéraires; sinon ils se marient tardivement, comme les militaires et les marins. De là le célibat prolongé. Ils restent ainsi stériles ou n'ont qu'une progéniture rare, affaiblie, ne pouvant hériter de leurs talents. Il est très exceptionnel, par cette raison, que les génies se survivent. Tous les efforts de leur virilité sont concentrés exclusivement dans leurs œuvres et leurs plus belles facultés sont épuisées lors de la procréation légitime, nominale. Leur génie est souvent pour des bâtards et reste ainsi anonyme.

Hérédité. Dès qu'il est régulièrement observé, le célibat ne saurait être héréditaire, puisqu'il est fatalement stérile et sans fruit. Agiter cette question serait donc un non-sens, la vie célibataire, comme dit Littré, ne donnant pas d'enfant. L'atavisme n'est même pas à invoquer, le premier célibataire, homme ou femme, étant né de l'union légitime ou illégitime d'un père et d'une mère. Il ne s'agit donc pas ici du vrai célibat, aussi rare que la chasteté, la pureté et la vertu, mais du pseudo-célibat, si fréquent et commun qu'il forme la règle.

L'hérédité joue un rôle si grand et constant dans la procréation —comme il est démontré avec preuves à l'appui dans tous les règnes et les espèces vivantes de la *Génération universelle*, pages 347 et suivantes — que le célibat ne peut y échapper. Si l'idée et le goût ne s'en transmettent directement, il est incontestable que les vices et les passions qui y conduisent sont héréditaires. La transmission des difformités physiques en est la démonstration évidente. Il est d'ailleurs permis de se demander si le goût, le choix spontané du célibat ne vient pas des célibataires procréant un enfant naturel. Ce fait est si fréquent entre jeunes filles et garçons, avant d'avoir choisi leur carrière ultérieure, qu'il est impossible d'édifier un fondement solide sur cette première donnée. Il n'est pourtant pas rare que cette naissance imprévue n'entraîne le père ou la mère, celle-ci le plus souvent, à rester indéfiniment dans le célibat. Il serait donc curieux et intéressant de vérifier à la campagne, où le fait s'observe surtout, si, par l'exemple du moins, les enfants naturels n'ont pas une tendance à imiter leurs parents.

La preuve en est rendue positive par les résultats de la statistique suivante : sur 1,182 prostituées nées à Paris, 237 étaient enfants naturels, et sur 3,667 nées dans les départements, 385 l'étaient également. C'est donc la confirmation de cette hérédité dans le libertinage et la démonstration de l'influence de l'abandon de la mère sur cette forme abominable du célibat féminin.

Le cas serait plus probant lorsque l'enfant est issu d'un vieux célibataire avec sa jeune bonne, sa servante, comme de vieilles filles avec de jeunes garçons, dont l'exemple se rencontre dans les fermes isolées. L'illégitimité ne permet pas toujours de s'arrêter à la désignation du père putatif dont on ne peut acquérir la certitude que par les caractères apparents de l'hérédité même : la ressemblance, les traits particuliers, la taille et jusqu'aux difformités. Ces preuves, avec l'observation du célibat sans raisons plausibles, confirmeraient son hérédité positive.

Le fait suivant vient encore à l'appui de cette interprétation. Une villageoise de 12 à 13 ans entre dans une ferme isolée, à quelques kilomètres de son village, dirigée par une veuve d'une soixantaine d'années, assistée de son fils de 36 ans qu'elle a tenu en tutelle et empêché de se marier jusque-là, comme étant indispensable à son exploitation. En contact journalier avec cette enfant, le vieux garçon, seul, isolé, la voit grandir et en devient amoureux. Une grossesse en résulte à 16 ans, et la fermière renvoie aussitôt la servante dans sa famille, sans que le fils y mette obstacle, tout en se reconnaissant bien le père. Comment le nier? Aucun homme n'entrait dans la ferme, dont la servante ne sortait pas. Cette paternité était si évidente, que la fermière, en refusant son consentement au mariage, voulut bien payer les mois de nourrice du nouveau-né pour laisser travailler la mère, trop jeune pour l'allaiter.

Depuis douze ans, cette jeune fille a été obligée de s'éloigner de son enfant pour aller gagner ici et là, comme domestique, de quoi l'élever dans sa pauvre famille. Il a ainsi grandi sous les yeux du père, qui voit en lui ses traits s'accentuer chaque année davantage. Il est donc notoirement son enfant. Que le célibat persiste de part et d'autre, et l'hérédité en serait incontestable chez cet enfant, quoique celui de la mère ait été forcé. Il suffit que celui du père ait été lâchement volontaire pour justifier l'hérédité chez le fils. Devenu libre aujourd'hui par la mort de sa mère, il se pourrait bien que ce vieux célibataire, ayant passé la cinquantaine, suivît la tradition de ses pareils en épousant la jeune mère pauvre pour reconnaître sa progéniture avant sa majorité.

Telle est la peine du talion de tant de vieux garçons ayant réduit les filles au célibat : ils sont obligés d'implorer ensuite le consentement d'une servante-maîtresse pour le mariage dont ils ne peuvent plus jouir. C'est l'unique recours en leur pouvoir pour ne pas laisser leur nom, leur fortune et leurs biens à des héritiers âpres et ingrats, sinon à des étrangers, alors qu'ils ont des bâtards courant le monde pour vivre et de malheureuses victimes de leurs forfaits réduites à la misère.

Cette hérédité est d'autant plus probable que la grande majorité des enfants naturels sont nés de relations entre jeunes et vieux, ceux-ci étant résolus à ne jamais se marier ou ne le pouvant ; les jeunes filles ou garçons se réduisant et se condamnant fatalement par là au célibat, surtout dans les campagnes;

à cause du stigmate en résultant pour eux. On attribue ordinairement le célibat de ces enfants naturels à ce qu'ils ne trouvent pas à se marier, en raison de leur naissance, alors qu'il est bien plutôt l'effet de leur éloignement préconçu et secret pour cette vocation. Ils y sont d'ailleurs souvent entraînés par leur pauvreté, leur misère, leur manque d'instruction, d'éducation et de profession même, sinon leurs défauts et leurs vices, lot ordinaire des champis ou bâtards. L'hérédité des qualités prédominantes de leurs auteurs peut seule en mettre quelques-uns à l'abri en s'élevant d'eux-mêmes, comme il s'en observe des exemples très remarquables. C'est toujours de l'hérédité.

Il est d'ailleurs très facile de comprendre, en pareil cas, que le goût du célibat se transmet bien moins que l'esprit, l'idée, la passion qui le détermine, sinon la qualité dominante du père ou de la mère l'exigeant. Comment épouser sa servante ou son cocher? L'amour fraternel retient ainsi des familles entières dans le célibat, par la crainte exagérée de se séparer, comme des exemples frappants en sont relatés au *Célibat à deux.*

Conformément à cette interprétation, on voit des célibataires se succéder dans les mêmes familles, sans aucune autre cause appréciable que cette hérédité directe de la tendance ou du goût au célibat, comme d'autres au mariage. Un vieux millionnaire est resté célibataire, vivant isolé et en grigou, à cause de sa laideur. La fille aînée de sa sœur, millionnaire aussi, refuse toutes les demandes, sous prétexte que l'on n'en veut qu'à sa fortune, parce qu'elle n'est ni belle, ni distinguée. Est-ce un travers d'esprit ou un éloignement inné pour le mariage ?

De la difficulté de constater positivement l'hérédité directe du célibat, vient son incertitude. Elle est même parfois impossible à apprécier. Qu'un enfant adultérin naisse de l'un de ces célibataires libertins — se faisant un mérite et un jeu de s'introduire dans les ménages dont ils sont les ennemis-nés, en séduisant les femmes de leurs amis ou de leurs parents — et en voilà assez pour qu'une profonde répulsion du mariage, une vocation marquée de célibat se manifestant isolément dans la famille, soit complètement inexplicable et contradictoire de l'hérédité.

Elle est au contraire d'autant plus admissible que la passion déterminante du célibat : égoïsme, intérêt, libertinage, paresse ou toute autre, a toujours des racines plus profondes et intimes dans l'organisme que la pente au mariage. Celle-ci est si naturelle et physiologique, que beaucoup de personnes s'y laissent aller sans réflexion, par la simple incitation de s'unir ou s'associer à quelqu'un. Quelle résolution ferme, quel cœur bronzé ne faut-il pas pour y résister, au contraire, lorsqu'elle est profondément stimulée, comme c'est l'habitude, par la vie des célibataires galantins? La victoire pour ces traîtres n'est pas de triompher, mais de tromper.

Toutes les difformités apparentes qui se transmettent si fatalement des parents aux enfants en sont un exemple évident. Elles forment autant d'obstacles sinon d'empêchements absolus au mariage par le ridicule qui s'y attache. Que de bossus. boiteux ou cagneux, pieds bots, strabiques, louches, borgnes, aveugles, becs-de-lièvre, sont condamnés au célibat par leur seule difformité, si l'aisance ou la fortune ne vient à leur secours pour atténuer, corriger ou effacer, aux yeux des plus avides, ces défauts de l'organogénie, c'est-à-dire de la nature! Ils ne sont pourtant pas plus que tant d'autres monstruosités, ni certaines affections externes leur ressemblant, des obstacles sérieux au bonheur de l'union conjugale ni à la génération qui en est le but; il faut en excepter toutefois les traces du rachitisme et de la scrofule, susceptibles d'entraîner la stérilité. Autrement, ces défauts d'esthétique nuisent uniquement au travail; d'où la valeur de l'argent pour les atténuer.

La *laideur du visage* est, de toutes ces infirmités choquantes, l'une des plus redoutables contre le mariage, surtout si la pauvreté s'y joint. La pauvreté n'est rien chez une belle fille, elle s'en mariera parfois plus facilement que si elle était riche. Être laide, c'est le comble de l'infortune; ni l'âge ni le bonheur n'y changent rien. C'est un mal fatal et sans remède. Les plus grandes richesses morales, l'esprit, l'imagination, la douceur, la modestie, le dévouement, l'amour, sont neutralisés par une laideur affreuse; elle réduit à aimer en secret pour ne pas être ridicule. On peut d'autant plus être laid et pauvre, même infirme, que la première cause suffit souvent à en-

gendrer la seconde. De ce fait seul, garçons et filles,
celles-ci surtout, ont en effet moins de chances de
trouver de l'ouvrage et de gagner de l'argent; à la
vue seule, on les refuse, on les repousse, sans éprouver leurs qualités ni leurs talents, à moins d'être
spécialement recommandées, et encore leur fait-on
des conditions moins avantageuses qu'aux autres.
C'est une sorte de défaut, sinon d'indignité, pour un
grand nombre de professions. Les plus infimes sont
souvent le partage de ces disgraciées de la nature avec
le célibat injuste qui les frappe.

Irritées de cette inégalité, ces personnes deviennent
parfois acrimonieuses et jalouses des plus favorisées;
leur caractère s'aigrit par les quolibets qu'elles provoquent. Mais la laideur physique peut aussi être
rachetée par la beauté et la bonté morales, la douceur,
l'aménité, la bienveillance et la simplicité. Humbles
et modestes, elles atténuent et effacent souvent les
défauts corporels les plus choquants. Sans l'épreuve
du moral, ils ne sont donc pas une cause absolue de
célibat. Les plus beaux et nobles caractères se cachent
parfois sous d'affreuses apparences. Les personnes
les plus laides, avec de grandes qualités, ont ainsi
réussi à se faire aimer à l'égal des plus belles.

L'importance généralement accordée à ces défauts
extérieurs est dès lors exagérée. Au point de vue
médical, le danger de leur hérédité est seul à considérer, et il n'est pas à craindre dès qu'ils sont accidentels ou postérieurs à la naissance. La constitution
étant indemne, le mariage peut avoir lieu. Pourquoi
en faire alors une cause si fréquente et absolue de

célibat, sans s'informer des vices de conformation occultes, cachés, des organes génitaux, si essentiels au bonheur et à l'avenir du mariage ? Un vice apparent de l'organisation est rarement isolé, d'après les lois de la tératologie. Dès que l'un est visible, il y a toujours lieu d'en supposer de cachés et de les rechercher. On les passe sous silence dès qu'ils sont ignorés, comme les maladies de ces organes, quoique formant bien plus souvent des indications expresses du célibat dans les cas spécifiés plus haut. De même des tares morales, aussi évidentes chez les parents ou les ancêtres que les difformités physiques des enfants, dont on ne se préoccupe pas, quoique aussi fatalement transmissibles. Celles-ci encore plus que celles-là peuvent faire échec au mariage.

Surdi-mutité. Cause fréquente de célibat chez les personnes des deux sexes atteintes de cette infirmité. 96 sur 100 de ces infortunés restent célibataires en Bavière, soit renfermés dans des établissements spéciaux, soit vivant en liberté dans leurs familles. 40 pour 1,000 se marient donc seulement. Le dernier recensement fait en Allemagne accuse une proportion légèrement supérieure. Sur 2,761 sourds-muets, 14 étaient mariés entre eux et 120 avec des entendants ; soit une proportion de 4, 85 pour 100, suivant Hartmann. En France, où la proportion des sourds-muets est de 57 par 100,000 habitants, le nombre de célibataires de ce fait unique serait de plus de 20,000, si leur mariage est aussi rare qu'en Bavière.

Malgré l'hérédité bien authentiquement constatée dans quelques familles de sourds-muets, même durant plusieurs générations, cette infirmité apparente est pourtant loin d'être une indication aussi formelle du célibat que tant d'autres maladies héréditaires ou affections diathésiques latentes et cachées. Les mariages consanguins entre parents rapprochés la produisent plus souvent qu'entre sourds-muets, et à plus forte raison entre sourds-muets et entendants. On voit un grand nombre de ménages sourds-muets donner naissance à des enfants dont l'ouïe est irréprochable, dit le médecin de l'Institution nationale des sourds-muets de Paris. L'hérédité est si rare parmi eux, ajoute M. Hugentobler, instituteur de ces enfants, que sur 20 mariages dont l'un des époux et souvent les deux sont sourds-muets, un seul compte un enfant atteint sur trois. Sur plus de 40 sourds-muets mariés, le professeur Renaut, de Lyon, n'a constaté aucun cas d'hérédité.

Cette observation française est confirmée par la statistique allemande. Les 14 mariages contractés entre sourds-muets n'ont produit aucun sourd-muet sur les 16 enfants qui en étaient issus, et des 223 nés du mariage de 120 sourds-muets avec des entendants, 8 seulement étaient sourds-muets de naissance. La transmission directe de cette infirmité est ainsi moindre que l'indirecte, car des 2,761 sourds-muets recensés, 156 étaient nés de mariages consanguins, et 148 provenaient de mariages dont l'un des époux accusait des cas de surdité dans sa famille.

Il n'y a donc pas lieu de faire de cette hérédité

une cause fatale, absolue, de célibat. La surdi-mutité
des enfants peut survenir après la naissance et résulte souvent de la perte accidentelle de l'ouïe dans
les premières années de la vie. Il y a, à l'Institution
nationale de Paris, des sourds-muets qui ont perdu
l'ouïe à huit ans et qui ont ensuite cessé de parler.
Au-dessous de cet âge, le mutisme est la règle, et il
est encore assez fréquent à huit ans pour marquer
la limite de la perte de la parole.

De là, deux espèces de surdi-mutité : native ou
congénitale et accidentelle ou acquise. Plusieurs maladies de l'enfance, en déterminant la surdité, provoquent ensuite la perte de la parole. La rougeole
et les fièvres graves, les convulsions, l'athrepsie
chez les enfants lymphatiques, scrofuleux, en retentissant profondément sur l'oreille, en y développant
de l'inflammation et des écoulements consécutifs,
amènent souvent la surdité. De là, autant de sourds-
muets accidentels, quand ils n'ont pas dépassé huit
ans, comme c'est le cas le plus ordinaire. L'élabora-
tion de la pensée, chez l'enfant sourd, nécessite pour
lui un travail intellectuel tout différent de celui qui
entend parler. Il est plongé dans un isolement profond, tant qu'il n'a pas appris à apprécier toute
chose par la vue, à comprendre ce que le toucher et
les autres sens ne peuvent déterminer.

La plupart des sourds-muets le sont ainsi après
la naissance par maladie ou défaut de soins. L'otite
ou inflammation de l'oreille des nouveau-nés, traitée
si souvent à la légère, a spécialement une influence
considérable dans la surdité dite de naissance. Elle

produit même des accidents cérébraux qualifiés de
méningite, convulsions ou fièvres graves ne dépendant que de l'otite. Sur 100 sourds-muets examinés
à l'Institution nationale de Paris, le médecin en chef
a reconnu que 79 l'étaient devenus accidentellement
et 21 seulement de naissance. C'est absolument le
contraire de ce qui est admis à ce sujet. La péricli-
tation subie dans le premier âge par les troubles de
la nutrition suffit, en déterminant l'inflammation des
muqueuses du pharynx, des trompes, à provoquer
la surdité en altérant la caisse et le tympan. La mu-
tité consécutive en est la conséquence.

Cette hérédité n'est pas à craindre dans tous les
cas de cette infirmité. On ne peut transmettre ce que
l'on n'a pas en naissant. Elle est seulement à redouter chez les sourds-muets de naissance; c'est-à-dire
à peine un quart de la totalité. Le médecin de l'Institution nationale abaisse même ce danger aux deux
dixièmes, soit 20 pour 100, comme atteints de surdité congénitale. Avec les chances précitées que les
enfants ont de te..r du père ou de la mère non sourd-
muet, on voit que le danger se réduit à bien peu de
chose. Il n'est réel qu'entre sourds-muets de naissance, s'alliant ensemble, surtout s'ils sont parents.
C'est la seule contre-indication positive au mariage.

Son extrême rareté est donc sans raison autre que
l'impossibilité du sourd-muet, garçon ou fille, de
pouvoir communiquer avec les entendants, sinon par
signes ou gestes, bien incomplets pour se comprendre, non en amour, mais en mariage. Ils s'unissent
ainsi le plus souvent entre eux. Deux muets, instruits

dans l'établissement de Ronchin-lez-Lille, se sont mariés à Solesmes (Nord), le 20 juin 1885, ayant des témoins sourds-muets comme eux et sachant tous parfaitement lire et écrire. Avec cette double ressource de s'exprimer et de se faire comprendre aux parlants, ces infortunés ne doivent donc plus être condamnés au célibat par ceux-ci, étant aussi aptes et recevables au mariage qu'eux, d'après les faits précités, utiles et importants à établir ici pour cette raison spéciale.

Le *veuvage* survenant à un certain âge, surtout avec enfants, détermine aussi fréquemment beaucoup d'époux à ne pas se remarier par respect de la foi jurée et l'amour des enfants. Sous l'influence immédiate d'une douleur profonde, le sens génital peut être amorti, suspendu et comme paralysé; il semble devoir s'éteindre au contact et sous le regard pur de jeunes enfants par les devoirs qu'ils imposent. L'amour déçu ou trompé, une idée ou une passion sublime, en agissant fortement sur le cœur et l'esprit, suffisent bien à faire taire toutes les impressions sexuelles chez les âmes bien trempées. (Voir page 71.)

Il y a pourtant des limites. Le souvenir s'efface avec le temps et les sens conservent ou reprennent graduellement leurs droits imprescriptibles. La continence forcée que des époux gardent, dans leur viduité, sous cette influence, les entraîne parfois à l'onanisme. Les femmes sur le retour y sont particulièrement exposées; sous ce rapport, le veuvage a des dangers, même pour les enfants. Pour ne pas compromettre leur avenir, leurs intérêts, on se refuse souvent à faire entrer un membre étranger dans la famille. C'est un tort, les liaisons illégitimes qui s'ensuivent leur sont souvent plus préjudiciables. Des veufs ont recours ainsi à tous les abus honteux et déshonorants de l'onanisme pour ne pas avoir d'autres enfants. Un nouveau mariage eût prévenu toutes ces fatalités de la viduité.

La *pauvreté*, la *misère* sont de fréquentes causes de célibat, surtout à notre époque où la vie est si exigeante, coûteuse et où l'on s'inquiète plus que jamais de l'avenir. Les ouvriers sans ressources pour se mettre en ménage sont ainsi condamnés à un célibat indéfini, le célibat de la misère, dont on pourrait faire un titre spécial s'il était forcé. Heureusement c'est le contraire; un travailleur économe trouve toujours aussi pauvre que lui et c'est en réunissant leurs efforts que la vie devient plus facile et heureuse.

Il était très commun en France il y a un siècle, quand les enfants venaient dru comme grêle dans la plupart des ménages. C'est l'unique bien des pauvres, dit-on, et ils en étaient les mieux partagés. Six, huit ou neuf et jusqu'à la douzaine formaient leur lot, comme c'est encore actuellement la règle en Angleterre et en Allemagne. Le service militaire ou domestique offrait bien un débouché aux garçons, mais que pouvaient faire les filles, sans ressources après la mort des parents? Habituées à vivre ensemble sous le toit paternel, elles restaient ordinairement réunies par économie. C'était pour elles l'unique moyen de vivre indépendantes en réunissant le modeste produit de leur travail. Plusieurs familles de cinq ou six sœurs ont ainsi vécu indéfiniment dans le célibat au commencement de ce siècle. Celles qui par leurs occupations ont pu amasser un pécule se sont mariées tardivement en restant stériles.

Il en est autrement des garçons ; beaucoup parviennent, et ce sont les meilleurs, à surmonter ces difficultés et, avec de la conduite, peuvent se marier tôt ou tard aussi aisément et même plus que les riches.

L'exemple du célibat religieux, dans les pays catholiques, et son acceptation volontaire par des centaines de mille d'individus des deux sexes, a suggéré à certains économistes la recommandation de ce genre de vie aux ouvriers qui ne trouvent pas des ressources suffisantes dans leur travail pour élever des enfants. « Si les moyens d'existence manquent, dit Rossi, si les célibataires ne sont pas en état de suffire à l'entretien des enfants qu'ils pourraient avoir, les encouragements au mariage sont nuisibles ; ils sont un contre-sens ou pour le moins une imprudence ; c'est en même temps ôter quelque chose à ceux qui ont à peine assez pour eux-mêmes et préparer des souffrances et une mort prématurée à ceux qui naîtront plus tard. »

Toute positive et athée, cette doctrine n'est que trop suivie de nos jours par la majorité de ceux qui, vivant au jour le jour, sans souci du foyer ni respect de la famille, dépensent tout ce qu'ils gagnent sans s'inquiéter de l'avenir. Après s'être amusés à leur aise, ils échouent le plus souvent dans des relations irrégulières, par la facilité qu'ils trouvent à les nouer, et finissent par le concubinage ou l'adultère. Ils tombent ainsi dans un état d'abjection dont on n'a pas d'idée. Un socialiste chrétien, l'abbé Corbière, en a fait la remarque suivante, comme la plus juste réfutation de la doctrine précédente.

« Sans estime pour la femme avec laquelle ils ont des relations et ne pouvant la produire dans le cercle de leurs amis, ils font descendre leurs autres sentiments à son égard au niveau de leur mépris pour elle. De là leurs mauvais traitements et le refus du nécessaire. Ils ne peuvent lui donner des conseils en étant indignes de ce droit. Ils n'osent pas même réclamer le respect de leurs enfants en se sentant indignes de le mériter. De là de mauvais ménages, des enfants vicieux, des familles perverties. Sous prétexte d'épargner des charges trop lourdes aux ouvriers, par le célibat, on prépare leur dégradation, on brise leur cœur, on les rend plus misérables en leur enlevant le stimulant du travail et de l'économie. On a ainsi moins de mariages et d'enfants élevés chez leurs parents et le nombre des unions irrégulières et des enfants illégitimes en est fatalement accru. Les statistiques de la criminalité et de l'Assistance publique donnent tristement raison sur tous ces points à l'auteur. » (*Économie sociale au point de vue chrétien.*)

Il serait juste et vrai d'ajouter que les ouvriers des deux sexes tombés dans cet état d'abjection sont d'ordinaire sans conduite ni moralité. Abandonnés sans frein durant leur jeunesse à tous les jeux, les plaisirs, les jouissances de leur âge, ils n'ont jamais fait la moindre économie. L'épuisement du produit du travail de la semaine est la limite forcée de leurs amusements, leurs dissipations, leurs *noces* comme ils disent, lorsqu'ils ne peuvent extorquer de l'argent à des parents trop faibles pour leur en donner. Le besoin seul les fait retourner au travail; beaucoup ne le reprennent que contraints, forcés, et non par devoir. Il devient ainsi de plus en plus dur et ingrat par l'habitude croissante de l'oisiveté et du tabagisme, le malaise et la perte des forces résultant du libertinage, de la débauche, l'ivrognerie, etc., etc. De là de mauvais exemples et de pernicieux conseils. Ils finissent ainsi par s'accoler à une compagne connue souvent dans ces orgies, et qui les a partagées et entretenues. D'où la ruine commune de la vie et le triste sort des enfants.

Ce célibat, causé par la misère publique ou la corruption générale, est une véritable épidémie d'autant plus terrible que, liée à des centaines d'autres calamités, elle ne peut presque jamais être combattue efficacement ou d'une manière péremptoire.

Tel est le mauvais ouvrier auquel le célibat s'impose, aussi bien par la misère que par tous les défauts, les habitudes vicieuses, les passions dont elle est la conséquence. Dire avec l'abbé Corbière que le travailleur ne choisit pas le célibat, mais le subit comme une fatalité et doit s'y résigner, sans égard pour son tempérament et la mollesse de son caractère, est un paradoxe aussi subtil que l'influence divine de la consécration du prêtre sur sa chasteté pour justifier le célibat religieux. Celui-ci ne l'embrasse pas plus par conviction, ni vocation que celui-là le subit comme une chaine. Prétendre que, malgré les dispositions de son cœur, il est réduit par la nécessité à vivre isolé, est de la pure casuistique. L'ouvrier laborieux, rangé, sobre, honnête, se marie beaucoup plus facilement et souvent que l'employé, le commerçant et une foule d'autres travailleurs, même des professions libérales, dont les prétentions réclament une position assurée pour se marier.

L'ouvrier n'exige rien de tout cela pour s'établir. Il s'agit de choisir ou de rencontrer une ouvrière laborieuse comme lui — et les circonstances s'en présentent jusque dans ses travaux — aimant l'ordre et l'économie pour vivre heureux. Aussi les meilleurs ouvriers, moraux et raisonnables, vivant dans leurs familles, font-ils exception. Ils ont hâte de se marier jeunes et parviennent à élever leurs enfants avec économie et non sans gêne, comme ils l'ont été.

Cette économie indispensable est souvent un frein efficace à leur dissipation; elle les empêche de se relâcher dans leur conduite et leurs travaux. Le besoin est même pour d'aucuns un aiguillon efficace qui les pousse à perfectionner leur travail pour monter en grade et améliorer la situation de la femme et des enfants.

L'exemple salutaire de la vie de famille sauve ainsi du pseudo-célibat un certain nombre d'ouvriers et d'ouvrières des grandes villes; nous en avons observé assez d'exemples dans notre carrière médicale pour nous permettre de conclure ainsi. Une progéniture excessive est l'unique obstacle à leur bonheur, et encore...?

La *domesticité* entraînait fréquemment le célibat autrefois. Engagés jeunes au service d'une famille noble ou riche, filles et garçons, dès qu'il , y avaient passé quelques années, s'en considéraient comme dépendants et obligés d'y rester par devoir. Ils y vieillissaient par dévouement et fidélité à leurs maîtres, en vertu de la reconnaissance, des bienfaits ou des services rendus, sans penser à se marier, s'ils n'en trouvaient l'occasion dans le service du château ou de la maison. Dans l'impossibilité d'y introduire une étrangère, la plupart des serviteurs sacrifiaient volontiers leur jeunesse et restaient célibataires, comme les cadets de famille, avec l'avantage d'y passer leur vie tout entière.

Ce célibat était si commun dans les grandes familles, que les romanciers ont exploité cette mine féconde des mœurs et des coutumes avant la Révolution française par des exemples remarquables de dévouement et d'abnégation. Michel Masson en a tracé l'un des types les plus touchants et vraisemblables dans *Mademoiselle de Claret*, dont Alain Beaussire est le héros. Il l'avait vue naître, élever et grandir au château, étant au service de ses parents, et ne put le quitter lorsqu'elle resta seule après leur mort. Ils se considéraient ainsi réciproquement comme inséparables, lorsque le brusque mariage de

la châtelaine avec un faux marquis vint tout changer. S'apercevant aussitôt que la présence de ce
fidèle serviteur de 60 ans était un obstacle à ses
menées ténébreuses, le nouveau maître prétexta l'in-
délicatesse d'une lettre, qui venait de lui être remise
décachetée, pour obliger sa femme de dire à Alain
que, coupable ou non, il fallait se séparer.

Innocent et désespéré sur le sort de sa maitresse,
il quitta le château sans se plaindre, le cœur déchiré,
se promettant bien de découvrir ce que pouvait être
un tel fourbe. Son obligeance pour un pauvre voyageur qui se rendait à Claret même en fut l'occasion.
Il apprit que c'était un faussaire et sans troubler le
bonheur de sa maitresse, il attendit patiemment
qu'elle se plaignit au directeur de sa conscience pour
lui faire connaître délicatement sa position par un
pli cacheté qu'il avait déposé secrètement entre les
mains de celui-ci.

Quatre années avaient suffi à la perte complète de
cette fortune en menées royalistes; le château allait
être vendu et la maitresse obligée de le quitter pour
suivre son mari à Paris, lorsque Alain se présenta de
nouveau avec toutes ses ressources pour la servir,
la cacher, la suivre et la protéger durant ces terribles
années de la Révolution. L'odyssée de ces jours
néfastes fut bien douloureuse et tourmentée pour
eux, si dignes l'un de l'autre. Obligée de divorcer
pour rendre à son mari son vrai nom de Rovère,
cette femme héroïque n'hésita pas, sur l'attestation
même d'Alain; elle se soumit à tous les sacrifices
en rendant le bien pour le mal. Un moment, le

fameux membre du Directoire promit de racheter le
château; mais Fructidor, en le faisant tomber de ce
pouvoir usurpé, l'envoya à Cayenne expier ses forfaits. Vaillante et intrépide, cette femme le suivit
partout avec son fidèle Alain, qui ne consentit jamais
à la quitter. La maitresse et le serviteur triomphèrent
ainsi de tous les obstacles mis sur leur vie par un
vulgaire ambitieux, faussaire et renégat à la fois.
Après s'être assurés qu'il était mort, ses deux victimes rentrèrent à Paris, en 1798, pour y finir
ensemble des jours si tourmentés en se servant réciproquement.

Toutes ces anciennes coutumes ont disparu par la
même raison : l'abolition des privilèges nobiliaires.
L'égalité civile a changé toutes ces conditions à la
fois; le célibat des domestiques n'existe pas plus
aujourd'hui que celui des cadets. En remplaçant la
servitude, la liberté a rendu chacun libre et personne
ne se considère plus comme lié l'un à l'autre. Le
relâchement est réciproque. On change aussi facilement de maîtres que de domestiques et ceux-ci se
marient aussi souvent, et même plus que ceux-là,
sans aucune distinction. La difficulté de vivre en
ménage est le seul obstacle à leur mariage, car peu
travaillent ensemble, en service dans la même maison; ils sont ordinairement séparés. Aussi les domestiques prévoyants, fidèles et raisonnables, restent-
ils seuls dans le célibat et beaucoup vivent ainsi en
concubinage, jusqu'à ce qu'ils puissent s'établir ou
se retirer. Telle est la différence des temps et des
mœurs, à moins d'un siècle d'intervalle.

La *noblesse*, avec la pauvreté, est aussi une cause de célibat, pour les demoiselles surtout. Malgré l'égalité civile de tous les citoyens français devant la loi, il en est encore qui se croient placés au-dessus des autres en vertu de leurs titres. Supplantés par le mérite, le savoir et l'argent, ces anciens titres nobiliaires ont d'autant plus de valeur pour quiconque en a peu des nouveaux. Moins on a le moyen d'en faire valoir les anciennes prérogatives et plus l'on s'y attache comme à une dernière espérance. Des nobles sans fortune préfèrent ainsi réduire leurs enfants au célibat, à la misère, que de leur permettre de travailler et se mésallier. C'est l'orgueil de la naissance, du sang, du nom et du rang dans la société pour les nobles, comme il y a celui du savoir, de la richesse et du pouvoir dans la démocratie.

Un jeune baron, comte ou marquis de la Bourse-Plate, peut bien s'allier aujourd'hui, sans déroger, à une riche héritière, en lui donnant son titre contre de beaux écus comptants. C'est à peu près tout ce que vaut actuellement un titre de noblesse avec le positivisme moderne, sauf les qualités particulières, bien entendu. Beaucoup de jeunes filles en feraient aussi bon marché, si le luxe, l'obligation du nom et du rang qu'elles portent, aussi bien que l'éducation qu'elles ont reçue, n'étaient souvent des obstacles à leur mariage. Deux demoiselles du comte d'A... sont ainsi entrées en religion forcément, à défaut d'une dot suffisante pour vivre seules. L'aînée, sur le crédit de son père, fut fiancée à deux reprises, à un militaire d'abord, puis à un financier étranger;

mais ces deux mariages ayant échoué, elle entra de dépit dans les ordres, ne pouvant utiliser, contre la volonté paternelle, son talent de musicienne dans la société. La cadette suivit son exemple et deux belles jeunes filles, sacrifiées aux préjugés d'un marquis de Carabas, ont été ainsi ravies à la famille et à la société.

Ce fut le contraire pour deux autres sœurs dont le père, comme cadet de famille noble, avait choisi la carrière des armes. Après la mort de sa femme, il s'énamoura d'une drôlesse et poussa l'impudence, comme le plus vulgaire et grossier roturier, jusqu'à l'introduire dans son foyer. Offensées dans leur pureté et leur chasteté, ces deux jeunes orphelines se plaignirent à leur famille, dont les divers membres, aussi pauvres qu'elles, ne virent qu'un parti à prendre : entrer au couvent. Elles y furent admises ensemble et y vivent encore comme les deux premières. Ces quatre exemples ne datent pas, en effet, de la Restauration, mais de la République. Au célibat par misère, on peut donc ajouter le célibat par noblesse.

D'autres fois, c'est par ambition, coquetterie ou vanité, surtout chez les demoiselles. Elles s'aiment et s'estiment tant qu'elles manquent d'estime et d'amour pour l'homme. Elles ne regardent que leur miroir et le luxe; la parure les tient ainsi dans le célibat.

Une grande fortune, la richesse sans naissance, est également une cause de célibat dans certaines conditions d'éducation, d'esprit ou·de corps, pour les filles surtout. Ce ne sont pas les demandes qui font défaut; la grande quantité de prétendants est précisément ce qui les épouvante et les met en garde. Ne pouvant choisir, comme l'homme, selon leur cœur, elles craignent toujours qu'on les recherche plutôt pour l'argent que pour leur personne. Dès qu'elles sont nées au-dessous de leur richesse et n'ont pas été élevées ni instruites en conséquence, elles se défient d'elles-mêmes. Leur laideur, une difformité quelconque fortifient surtout ces soupçons chez les plus froides et raisonneuses, et elles refusent imperturbablement tous les partis qui se présentent à l'envi, sous prétexte que l'on n'en veut qu'à leur fortune. De riches héritières sont restées dans le célibat par ce seul motif, à la campagne et à la ville, comme un exemple en est relaté page 111, sauf qu'il s'y joignait peut-être un grain d'hérédité.

Légères et évaporées, elles se marient plus facilement dans ces conditions, car elles sont toujours mondaines. Modestes, réservées et timides, les plus raisonnables ne se produisent guère et ne se livrent pas. On ne peut les gagner, les séduire et leur inspirer confiance que dans l'intimité et par la persévérance. Le mot de mariage, son idée seule les épouvante: il faut les rassurer en s'insinuant dans leurs bonnes grâces, leur cœur, leur esprit, sous le couvert de l'amitié. Beaucoup de vieilles filles se marient sur le tard avec d'anciens amis qu'elles ont appris à connaître, à estimer et à aimer.

Le *luxe* y tient aussi une infinité de gens aimant mieux vivre commodément et seuls que d'avoir une famille, a dit Grimm. Rien n'est plus vrai, aujourd'hui que le luxe a envahi toutes les classes de la société, chez les femmes surtout. Il effraye ainsi, par la dépense qu'il occasionne, beaucoup de jeunes gens à marier, et le célibat s'entretient de la sorte chez les deux sexes sous forme de concubinage. Une femme légitime est devenue une si lourde charge dans un ménage, au lieu d'être un utile auxiliaire, que bien des garçons voient s'ajourner indéfiniment, sinon se perdre, l'espérance de trouver, par leur position, une compagne ayant le rang et l'éducation qu'ils recherchent. Dans cette longue lutte, la solitude les lasse; ils sentent que l'homme n'est pas fait pour vivre seul, et ils prennent une femme, la première venue souvent, s'habituent à elle et passent à ses côtés leur vieillesse, comme ils ont passé leurs plus belles années. Ils eussent été d'excellents époux et les meilleurs parents, et ne deviennent ainsi que des concubins égoïstes, jaloux et indifférents. (V. *Concubinage*.)

Ce fut de tout temps l'une des principales causes qui éloignèrent les hommes du mariage, malgré l'ostracisme des lois contre le célibat; mais il est aussi beaucoup de filles qui restent célibataires afin de mieux satisfaire leur coquetterie et leurs goûts de luxe. C'est pourquoi les lois romaines privaient toute femme au-dessous de 45 ans, n'ayant ni mari ni enfant, du droit de porter des pierreries et de se servir de litière. Mais les lois sont impuissantes à réformer les mœurs, dès que les familles et les individus n'en comprennent pas l'urgence et la nécessité. C'est en élevant plus simplement les enfants, en ne leur montrant pas le luxe dès leur bas âge et en ne leur en faisant pas un besoin et une habitude, que l'on rendra les mariages plus faciles et dès lors plus fréquents.

Si quelques personnes gardent le célibat *par vertu*, c'est évidemment une rare exception; au contraire, la majorité le choisit comme se prêtant mieux au débordement de *toutes les plus mauvaises passions*. Portées à leur summum, celles-ci ne sont pas seulement des indications du célibat, elles y conduisent forcément en absorbant l'esprit et en dominant le cœur de leurs victimes. Les plus nobles et élevées : l'amour filial et fraternel, de l'art, de la science, de la charité, de la vérité, comme les plus détestables et avilissantes, occultes ou apparentes, dont les principales sont précitées, deviennent des causes de célibat chez les deux sexes en éloignant l'homme de la femme et réciproquement. On les reconnaît à ce trait commun et distinctif de faire souffrir vivement le corps et surtout l'esprit, ensemble ou séparément, selon la nature de ceux qui en sont atteints. Les passions animales : ivrognerie, débauche, libertinage, affectent principalement le corps, tandis que les passions morales, de beaucoup les plus nombreuses, atteignent spécialement l'esprit. Toutes sont les ennemies du mariage légal et des obstacles à son bonheur, comme le jeu est l'ennemi du travail.

Heureusement, elles ne germent guère avant que

l'amour se déclare : c'est ordinairement le premier occupant. Aussi entraîne-t-il aux excès, aux égarements les plus redoutables, ceux qui l'éprouvent passionnellement. L'amour, le plus violent et le mieux senti, est souvent un obstacle au mariage, dès qu'il est contrarié, malheureux. Les suicides par amour ne sont plus à compter : ils se produisent partout, au sein des villes comme au hameau, chez les filles et les garçons ; des exemples en seront relatés au *Célibat par amour*.

Les passions antagonistes du mariage : l'avarice, le jeu, la colère, la paresse, la débauche et le libertinage, en se développant avec l'âge, apparaissent souvent trop tard, dans toute leur horreur, pour le prévenir et l'empêcher. La position assise, en entretenant la surexcitation des organes génitaux, prédispose surtout à cette dernière. Le libertinage est ainsi très commun chez les tailleurs, les cordonniers, les modistes, les couturières et toutes les professions analogues. Quiconque, dès la puberté ou l'adolescence, se sent piqué, mordu de ce venin par quelques escapades et ces fautes répréhensibles que l'on excuse et pardonne trop facilement à la jeunesse, ne doit pas se marier sans mûr examen et réflexion. Mieux vaut pour soi et... les autres, attendre et remettre, tant que l'on n'est pas assuré d'être bien guéri de ces fatales passions par l'horreur qu'elles inspirent. L'adage opposé que le mariage convient aux jeunes écervelés, aux filles nerveuses, légères ou inconséquentes, pour « leur mettre du plomb dans la tête », est une grave erreur déjà

signalée dans le MARIAGE. On doit y substituer cet
autre dicton : qu'il faut leur laisser jeter leur gourme
en liberté, plutôt que de les exposer à faire le malheur
de plusieurs familles.

Une personne exempte de toutes ces causes communes de célibat ne peut adopter un parti si contraire
à la nature humaine sans y être portée par des motifs
secrets, des habitudes vicieuses, des goûts dépravés.
Les vices n'ont d'attrait qu'en étant une source de
plaisir pour ceux qui s'y livrent. De même un premier acte honnête en produit toujours d'autres par la
satisfaction qu'y trouvent les âmes bien douées. C'est
le seul moyen de les fuir, quels qu'ils soient, et d'y
renoncer. Il faut les soupçonner et les chercher le
plus souvent dans l'acte et la fonction même de la
génération, consacrés par le mariage, et les organes
qui y concourent. Des penchants contre nature, des
vices de conformation des organes génitaux ou des
altérations, des irrégularités de leurs fonctions, sont
dès lors à supposer.

Il serait facile de citer de nombreux exemples à
l'appui. Celui d'un garçon de 47 ans, grand et bien
fait, qui s'en donnait 3ᵃ par sa belle tenue de jeune
homme et son air minaudier, suffira à montrer
la réalité de cette cause en ce qu'elle a de plus
obscur. Fils unique et riche, avec les dons de l'instruction, l'éducation et la fortune, quoique trop vain
de ces avantages en y insistant avec complaisance, il
n'a jamais eu qu'une maîtresse. C'était une femme
mal mariée à un vieillard. L'ayant trouvé à son goût,

elle le choisit pour amant à 23 ans et le dressa si
bien, novice qu'il était, pour ne pas avoir d'enfants
— ce qui eût été la ruine de leurs amours — qu'elle
réussit à le garder jusqu'à 40 ans passés. Une chambre
meublée servait de trait d'union à leurs rendez-vous,
et il fut ainsi soumis pendant 20 ans à toutes les
ruses, les fraudes et les abominations onanistiques
imaginables. Il n'eut pas d'autre vie galante, sauf
quelques filles publiques ou des cocottes qu'il se
payait largement au besoin. D'où sa vie régulière,
disait-il, comme celle d'un homme marié.

Le départ de cette femme à l'étranger le laissa
complètement impuissant près des autres. Sans être
resté sous le charme du souvenir, il n'était nullement impressionné par une étrangère. Les filles assez
complaisantes pour l'exciter manuellement pouvaient
seules tirer ses organes de leur torpeur habituelle,
avec l'apprêt d'un bon souper et les aphrodisiaques
obtenus de charlatans spécialistes. Malgré sa belle
apparence, l'examen décela des testicules petits, mous
et variqueux ainsi que les cordons, un sperme clair et
très fluide. Il réclamait des aphrodisiaques, et surtout
un traitement excitant et tonique local, pour se marier avec une fille unique de 17 ans, qu'il courti-
sait... pour sa dot de 1,200,000 francs. Il n'avait
plus qu'à dire oui et sa vieille mère, dont il était
l'unique rejeton, le pressait de lui donner des petits-
enfants avant de mourir ! ! !

La virilité chancelante, incertaine, de ce ci-devant
beau et ses amours ne pouvaient rendre mon avis douteux. Je le dissuadai de cette union par les dangers

de toute sorte qu'elle présentait dans le présent et l'avenir, en lui rappelant son propre exemple. Il en était d'autant plus menacé qu'il lui était échappé de dire, comme preuve de sa beauté d'autrefois, qu'un homme lui ayant passé galamment le bras sur le cou pour l'embrasser, l'érection s'était produite instantané-.ment. Le parti le plus sage, en pareil cas, est le célibat.

La *masturbation solitaire* y entraîne souvent, en dégénérant en vice constitutionnel. C'en est une cause plus fréquente que l'on ne suppose par les faux-fuyants donnés pour mieux la cacher. Que de gar-çons de 30 à 35 ans sont venus me demander avic à cet égard! Elle est encore moins un obstacle au ma-riage que l'onanisme à deux entre personnes du même sexe. Tant que le désir du mariage persiste, sans pollutions involontaires ni impuissance, elle n'est pas une cause formelle de célibat.

Mais la honte primitive disparait bientôt, on s'au-torise même tacitement d'exemples semblables que l'on a appris à connaître pour y persévérer. De là le célibat persistant. Si, par les hasards de la vie, ces personnes rencontrent des acolytes plus dépravés, elles s'initieront d'autant plus fatalement à toutes les aberrations génitales en les partageant et en en subis-sant toutes les conséquences. Elles cèdent aux sug-gestions par les perversions même du sens génésique, dont l'appareil nerveux est troublé, irrité par l'abus qui en a été fait. Elles pourront même à leur tour en inventer de nouvelles. Un certain nombre de gar-çons et de filles sont ainsi voués au célibat par ce vice déplorable, si une occasion de mariage ne se présente de bonne heure pour les en détourner. Autrement, l'anaphrodisie sexuelle en résulte chez l'homme et la frigidité chez la femme.

Toutefois, il serait dangereux de généraliser ces indications particulières du célibat; d'autant plus que le mariage est souvent la sauvegarde unique de ces individus frappés de frigidité et d'impuissance trompeuse, incertaine. Sur un grand nombre de consultants jeunes et vieux, à ce sujet, plus de la moitié étaient aptes au mariage et je le leur ai conseillé comme la seule planche de salut pour l'avenir de leurs facultés physiques et morales.

L'homme plus que la femme est exposé au célibat par cette cause. Beaucoup de jeunes gens aux sens froids, à l'esprit torpide, y restent indéfiniment par cet abus de la satisfaction de soi-même. En se mariant tardivement par raison, ils deviennent souvent stériles, sinon impuissants.

Un sujet particulier d'hésitation, d'alarme et de crainte pour ces individus est leur éjaculation rapide, instantanée, ou extrêmement lente, soit trente à quarante minutes d'attente, comme il en existe de rares exemples. La première s'observe d'ordinaire sur des garçons impressionnables, lymphatico-nerveux, anémiques et affaiblis. La stérilité existait ainsi chez un jeune pharmacien marié, atteint d'hémorrhoïdes fluentes, qui l'avaient réduit à une pâleur effrayante. De même des pertes séminales involontaires, des pollutions nocturnes à la suite de la masturbation chez les jeunes gens nerveux. J'ai même observé un

cas de spermatorrhée avec impuissance chez un garçon de 42 ans.

Produits par la surexcitation cérébrale, l'atonie ou
le relâchement des voies séminales, et souvent d'une
semence mal élaborée et trop fluide, ces accidents ne
sont pas une contre-indication absolue au mariage, s'il
y a absence de maladies locales : prostatite ou tuber-
culisation des vésicules séminales, spermatorrhée ou
rétrécissements. Le repos des organes par une sage
continence, l'absence d'excitations, l'usage des bains et
lavements d'eau froide, des applications topiques en
suppositoire avec les névrosthéniques, obtiennent facilement raison de ces accidents, comme plusieurs succès m'en donnent la certitude. Le mariage contribue
même à y remédier par la régularité du coït et la
tranquillité d'esprit qui y préside.

Une *timidité extrême* retient beaucoup de garçons
dans le célibat, en les empêchant de s'avancer près
de celles qu'ils distinguent et de se prononcer pour
un motif quelconque. Elle est ordinairement attribuée à des scrupules religieux ou de conscience,
tandis qu'elle tient souvent au tempérament lymphatique, à une constitution efféminée, une éducation
sévère, des habitudes austères entretenues par l'onanisme solitaire. Beaucoup de jeunes gens de 24 à
30 ans m'en ont offert l'exemple et m'autorisent à
admettre que cette mauvaise habitude retient dans le
célibat, par l'intermédiaire de cette timidité exagérée,
et parfois la crainte de ne pouvoir remplir convenablement les devoirs conjugaux.

Elle équivaut au défaut pour la femme de ne pouvoir se déclarer la première à l'homme de son choix. Celle-ci a même l'avantage, dans sa pudeur farouche ou sa chaste réserve, de mille moyens innocents, spontanés ou calculés, de déceler ses préférences. Un gracieux sourire, un regard doux ou une réponse aimable, un tendre abandon lui suffisent pour se faire comprendre sans parler, tandis que l'homme timide ne sait ni parler, ni même regarder celle qu'il aime et convoite. Il rougit en la voyant, détourne son regard et se trouve gêné, guindé en sa présence, sans pouvoir lui dire les sentiments qu'il éprouve. Il passe ainsi dédaigné, sinon inaperçu, dans un célibat persistant, si quelqu'un ne vient à son aide en parlant pour lui.

Les cas où la timidité entraîne au célibat ne sont pas rares. Tous ces garçons et ces filles que des parents ambitieux persuadent ou forcent d'entrer dans les ordres religieux, n'est-ce pas souvent par timidité qu'ils refusent de prononcer des vœux à leur majorité? On dit alors que c'est par une obéissance passive, dictée par leurs supérieurs. Le mot est au moins fardé pour beaucoup d'entre eux. Il en est bien qui, libres et majeurs de 25 ans, n'osent souvent céder au plus profond amour sans l'agrément des parents qui les dominent.

En paralysant la volonté de celui qui l'éprouve, cette excessive timidité rend souvent le célibat involontaire. La preuve en est chez ceux qui sont faibles d'esprit ou d'une grande simplicité. Ils ne se marient pas, s'ils n'ont des parents ou des amis prévoyants

qui s'en occupent lorsqu'ils sont jeunes. En leur donnant une femme forte et capable, à l'esprit résolu
pour deux et d'une parfaite moralité, ils deviennent
souvent d'excellents époux et pères, en se conduisant
de confiance sous sa tutelle, tandis qu'ils sont incapables de se diriger seuls. Sans être idiots, ni imbéciles, ni susceptibles d'être interdits à ce titre, ils se
laissent infailliblement gouverner par des étrangers
en restant dans le célibat. Ce sont des amis intéressés, lorsqu'ils sont jeunes et riches, pour leur faire
payer les divertissements, les plaisirs, les jeux ou les
débauches auxquels ils les entraînent. Ils peuvent
même se faire épouser par quelque fille débauchée
ou bien ils tombent fatalement dans les filets d'une
servante-maîtresse, si ce n'est de son amant ou souteneur.

Il ne faut pas confondre avec ces types les crétins,
les imbéciles, les idiots, qui, sans être interdits, sont
indignes du mariage. La raison leur manque pour
reconnaître les bienfaits de la main tutélaire qui les
guide. C'est toujours une erreur ou une faute de les
marier. Adonnés de bonne heure à l'onanisme solitaire, par leur salacité, leur lubricité, ils n'ont jamais
que des rejetons dégénérés, s'ils ne restent stériles.
Leur célibat est donc obligatoire, forcé. Dans l'impossibilité de le classer exclusivement sous ce titre,
puisqu'il est parfois volontaire, voici les principales
différences de cette forme mixte du *Célibat par
timidité :*

Le type en a été créé par Balzac dans son *Ménage
de garçon,* d'après les caractères suivants : « Il y a

deux timidités : celle de l'esprit et celle des nerfs, une timidité physique et une timidité morale, indépendantes l'une de l'autre. Le corps peut avoir peur et trembler, pendant que l'esprit reste calme et courageux, et *vice versa*. Ceci donne la clé de bien des bizarreries morales. Quand les deux timidités se réunissent chez un homme, il sera nul pendant toute sa vie. Cette timidité complète est celle des gens dont nous disons : c'est un imbécile. Il se cache souvent dans cet imbécile de grandes qualités comprimées. Peut-être devons-nous à cette double infirmité quelques moines ayant vécu dans l'extase. Cette malheureuse disposition physique et morale est produite aussi bien par la perfection des organes et par celle de l'âme que par des défauts encore inobservés. »

Il s'agit évidemment du féminisme constitutionnel, constaté chez certains hommes, et de l'anaphrodisie morale qui s'y joint parfois ; mais elle existe le plus souvent isolément chez des hommes les mieux constitués physiquement. Les caractères de ces deux types anormaux ont été décrits par nous, d'après l'observation même, dans l'*Impuissance physique et morale*, avec des exemples à l'appui. Il n'y a donc pas à y revenir, sinon pour remarquer que le célibataire Jean-Jacques Rouget, loin de s'accorder avec ces types d'après nature, s'y trouve en contradiction complète, ainsi que l'esquisse suivante permet d'en juger.

« La timidité de Jean-Jacques venait d'un certain engourdissement de ses facultés. Chez lui comme chez les crétins, le sens de l'amour avait hérité de la force et de l'agilité qui manquaient à l'intelligence, quoiqu'il lui restât encore assez de sens pour se conduire dans la vie. La violence de sa passion, dénuée de l'idéal où elle s'épanche chez tous les jeunes gens, augmentait encore sa timidité. Jamais il ne put se décider, selon l'expression familière, à faire la cour à une femme d'Issoudun. Or, ni les jeunes filles ni les bourgeoises ne pouvaient faire des avances à un jeune homme de moyenne taille, d'attitude pleine de honte et de mauvaise grâce, à figure commune, que deux gros yeux d'un vert pâle et saillants eussent rendue assez laide, si déjà les traits écrasés et le teint blafard ne la vieillissaient avant le temps. »

À ces caractères frappants du crétinisme et de l'imbécillité, opposés à ceux du féminisme, la timidité hésitante de Rouget en face de la Rabouilleuse est incompréhensible. Il a 37 ans et elle en a 17, embellie d'une beauté si attrayante et *délurée*, qu'elle fait l'admiration générale du pays. Elle a grandi et embelli sous ses yeux, depuis cinq ans qu'elle est au service de son père. Achetée à son oncle moyennant 100 écus par an — c'était en septembre 1799 — elle avait été toute la joie de la maison pour Jean-Jacques. Par la mort de son père, dont il était l'unique héritier, il devenait donc maître absolu, souverain de cette belle fille, avec une fortune de quarante mille bonnes livres de rentes qu'elle convoitait déjà. Autant de conditions pour annihiler toute timidité entre eux. Seul en tête-à-tête avec elle après un bon dîner, Rouget semble devoir, en véritable crétin qu'il est, se laisser aller brutalement à l'impulsion de ses sens surexcités pour satisfaire son instinct. Sa simplicité, sa niaiserie ne peuvent faire obstacle à son amour. Les animaux, en pareil cas, n'ont pas de timidité et les imbéciles comme les idiots, sous l'empire de la passion génésiaque et en mesure de la satisfaire, n'en agissent pas autrement. Les cours et tribunaux en offrent trop d'exemples pour le révoquer en doute.

Le contraire a lieu ici. En amoureux transi ou en anaphrodite efféminé jouissant de toute son intelligence, Rouget regarde celle qu'il aime et balbutie quelques mots confus, malgré les provocations de la Rabouilleuse. Il est inquiet, sinon jaloux, de savoir si son père, de 62 à 67 ans, n'a pas été son amant et reste dans ces perplexités des jours et des semaines, sans cesse en tête à tête avec elle, en véritable amoureux pudibond, esclave de sa passion. Sa servante n'en dormait pas, lorsque l'entendant une nuit, couché devant la porte de sa chambre, elle le fit entrer par pitié, de crainte que ce Jean-Jean ne se refroidit et s'enrhumât.

Tout cela peut être fort amusant pour des lecteurs affriandés de contes grivois, mais se trouve en contradiction formelle avec la réalité. Ce type est une fantaisie sortie, sans modèle, de l'imagination de son auteur. Ni l'enfance, ni l'éducation, ni le physique, ni le moral n'expliquent la timidité amoureuse de ce crétin, pas plus que son noviciat et ses habitudes d'onanisme solitaire. Sa bestialité en était le correctif, le neutralisait. Jointes à l'isolement et à la domination paternelle, ces causes, en affaiblissant l'esprit, rendaient l'instinct génital d'autant plus impérieux et aveugle chez cette brute. Aussi en resta-t-il victime toute sa vie, jusqu'à entretenir une servante-maîtresse avec deux adjudants.

Ce héros du célibat par timidité est tout artificiel, faux et erroné. Balzac le créa par nécessité, pour mettre en évidence le célibat plus vrai des jeunes officiers de la fin du premier Empire. Compromis par leurs conspirations, plusieurs tombèrent, à défaut du champ de bataille, dans le jeu, la débauche et le vice, jusqu'à devenir complices, affiliés, souteneurs entretenus... d'une Rabouilleuse et s'escrimant pour elle.

Le retard du mariage suffit parfois à déterminer le célibat, surtout chez les filles. Elles se laissent facilement persuader et marier, au gré de leurs parents, de 18 à 20 ans. Un garçon jeune et beau se présentant enflamme toujours leur cœur. L'idée seule de devenir femme indépendante et maîtresse de maison comme leur mère, de ne plus être assujettie à ses leçons, ses observations et ses remontrances continuelles, d'échapper à ses reproches, les décide à cet âge; elles ne raisonnent pas autrement. Leur défaut d'expérience des graves engagements de ce lien indissoluble et ses conséquences désastreuses les fait s'engager légèrement et sans réflexion. La pensée seule de la liberté, de la toilette et du plaisir dont elles vont jouir avec leur mari, leur ôte toute résistance, surtout l'amour aidant. Des alliances se contractent ainsi dans les plus mauvaises conditions et donnent lieu à des résultats déplorables.

La vue ou la connaissance de ces tristes effets chez des compagnes, des amies ou des parentes, suggère bientôt des réflexions chez les filles sérieuses. Elles auraient épousé à dix-huit ans un garçon jeune ou vieux, même un veuf, sans choix spécial. C'est toujours un homme. Leur décision est subordonnée à leur goût et leur volonté surtout en devenant majeures et elles sont beaucoup plus difficiles à décider. Selon ce qu'elles ont vu ou entendu dire, elles refusent opiniâtrément d'entendre parler de trop jeunes ou trop vieux, et la comparaison qu'elles peuvent faire alors avec ceux qui se sont déjà présentés, rend leur acceptation de plus en plus difficile. Il suffit que leur cœur ait été touché, ému, pour qu'aucun parti ne leur plaise, et l'on en a vu garder le célibat définitif pour ne pas s'être mariées avant vingt ans.

Dès que le cœur n'a pas été impressionné, le mariage est toujours possible; c'est là le principal mobile de la fille âgée pour donner son consentement. Il faut qu'elle aime et quiconque n'est pas frappé d'aberrations génitales reste susceptible d'aimer à tout âge. Des filles, paraissant absolument vouées au célibat, se marient assez fréquemment de 35 à 40 ans par pur amour et forment les meilleures unions, quoique pouvant rester stériles. Le raisonnement ou le besoin en décident quelques autres ; mais c'est l'exception.

Il en est autrement chez les garçons, libres de chercher et de choisir à tout âge. Soumis d'une manière permanente au prurit du coït jusqu'à un âge avancé, ils peuvent éprouver le besoin du mariage beaucoup plus longtemps que les filles. Un mariage manqué, par amour ou par intérêt, en retient pourtant un certain nombre dans le célibat, soit en contractant de mauvaises habitudes, soit en recourant à la prostitution ou au concubinage. Un amoureux de 25 ans, s'étant vu refuser celle qu'il aimait, parce que sa position n'était pas assez brillante, s'adonna ensuite à l'onanisme au point de devoir y persister indéfiniment.

Quand l'intérêt seul les guide, ils sont souvent réduits à rester garçons par la perte de leurs avantages physiques en vieillissant, sans réduire leurs exigences. Les habitudes de débauche et d'immoralité, contractées dans ces conditions, ne tardent pas d'ailleurs à leur faire perdre graduellement le goût du mariage. Beaucoup de célibataires tombent ainsi dans des liaisons crapuleuses, l'ivrognerie ou l'adultère, sinon l'abjection, faute de s'être mariés à temps, c'est-à-dire à l'âge voulu.

EFFETS

AVANTAGES, INCONVÉNIENTS, DANGERS

Dès que le célibat ne déplaît pas ou ne pèse guère après la première jeunesse, c'est-à-dire de 25 à 28 ans, on risque fort de rester dans cet état anormal. C'est le maximum fixé vulgairement pour le mariage des filles, coiffant ainsi sainte Catherine. Quelle

que soit la raison ou la cause qui l'a provoqué et entretenu jusque-là, elle augmente généralement et
s'accentue davantage sous son influence, à mesure
qu'il persiste. D'où le danger de le faire durer plus
longtemps. On s'y habitue insensiblement et l'on se
familiarise même avec les défauts, les passions ou
les vices qui l'ont déterminé. Ils exercent un empire
croissant toujours plus intense et dominateur par
leur action délétère; d'autant plus que l'esprit est
plus ou moins faible et le caractère indécis. La pensée, la réflexion que le mariage changerait toutes les
habitudes prises alors, suffisent à en éloigner.

La tendance au célibat s'accentue surtout chez
l'homme après 35 ans. Si l'on a toute la vie pour rester garçon, il n'y a qu'un certain temps pour se marier
dans la grande majorité des cas; les autres mariages
ne se font que par surcroît ou accident. Il ne s'en
réalise plus guère entre célibataires après cet âge, sinon par raison, besoin ou intérêt, les veufs exceptés
à qui l'expérience de la nuptialité donne une tendance trois ou quatre fois supérieure aux célibataires
du même âge, comme les preuves en sont relatées à la
Caractéristique. Le célibat à deux fait aussi exception
en cessant par la mort de l'associé. Autrement, il
se perpétue comme le mariage; c'en est le principal
danger.

*
* *

Variables suivant la constitution et le tempérament
des individus, les effets du célibat sont contraires,
opposés même, selon qu'il est ou non observé. Ils

sont souvent nuls chez ceux qui vivent maritalement,
comme les veufs, les séparés, les divorcés. C'est une
exception rare entre célibataires; en raison même
de leur état particulier, ils marquent toujours leur
union d'un trait caractéristique, bizarre ou honteux.

Il est toujours funeste à la société, les amours du
célibataire fomentant nécessairement la prostitution
ou violant le lit conjugal. Sa fréquence est un signe
de démoralisation qui rejaillit sur les mœurs conjugales. « Moins il y a de gens mariés, dit Montesquieu,
moins il y a de fidélité dans les mariages. » Les célibataires sont les ennemis des mariés et ne doivent
être admis qu'avec discrétion dans leur ménage, pas
plus les curés ni les religieux que les civils ni les
militaires. Les médecins célibataires et les pasteurs
protestants devraient être déclarés impropres à leur
profession et cependant il n'en manque pas, surtout
parmi les premiers; on dit même qu'ils son' les préférés des dames. Tous les livres obscènes et corrupteurs de la jeunesse sont sortis de la plume des célibataires, d'après Fodéré. Le cynique et infâme célibat des libertins, comme celui des avares et de
ceux qui refusent le mariage pour ne pas diminuer
leur luxe, abandonner leur indépendance ou leurs
commodités, peut être considéré comme une maladie sociale, sporadique et plus ou moins curable.

Il est ainsi essentiellement démoralisateur, surtout
dans certaines professions, pour ceux qui l'observent.
Ils ne voient ou ne pensent plus qu'à eux pour s'en
occuper exclusivement. La passion qui en est souvent le mobile augmente à vue d'œil, dès que le cé-

libataire est laissé, abandonné à lui-même; elle devient de plus en plus préjudiciable et nocive. Le solitaire ne sort bientôt plus de chez lui, tandis que le libertin, le débauché, est toujours dehors; l'ivrogne, le joueur et le paresseux croupissent dans leur vice, dès qu'ils n'ont plus de frein ni d'empêchements à leurs goûts dépravés. Le mariage, au contraire, change la situation. C'est plus qu'une femme chez soi, il faut prendre un emploi, élever le niveau de ses connaissances, agrandir le cercle de ses affaires pour pourvoir aux besoins du ménage et l'on se crée ainsi de nouveaux devoirs, des relations plus sérieuses. De là ses avantages en faisant cesser la vie de garçon à l'âge voulu.

Plus le célibat se prolonge et plus les naissances illégitimes augmentent. La progression actuelle de l'illégitimité, surtout dans les grandes villes, se trouve ainsi en rapport avec l'habitude croissante des jeunes gens de ne se marier qu'avec une position faite et l'obligation du service militaire prolongé. Sur un total de 60,856 naissances déclarées à Paris en 1881, il y avait 16,222 enfants naturels, soit 266,5 par 1,000 environ, presque le tiers, dont 3,201 ont été reconnus immédiatement. Telle est la proportion énorme habituelle des bâtards dans la capitale.

La chasteté, toujours relative dans les populations humaines, se maintient en Bretagne plus qu'ailleurs, malgré l'intempérance, l'ivrognerie qui y règne et les mariages tardifs, à un degré exceptionnel, dans toute cette province. Cette vertu résulte du frein religieux,

du tempérament calme des Bretons et de la sévérité
de l'opinion. A l'exception de deux ou trois autres
départements français, on ne trouve nulle part une
moyenne aussi faible de naissances illégitimes et ce
résultat ressortirait encore plus complet à l'honneur
des campagnes, si l'on défalquait des villes maritimes
comme Brest et Lorient. On trouve seulement 3,10
naissances illégitimes sur 100 dans l'Ille-et-Vilaine,
villes comprises; ce qui réduit à très peu la proportion des campagnes, malgré les grandes facilités de
chutes qu'elles offrent dans les distances parcourues,
l'isolement des fermes ou closeries et de périlleuses
cohabitations.

Si toutes les grandes passions entraînent au célibat, celle du beau comme du laid et du sublime à
l'horrible, en troublant l'esprit, en altérant et perver-
tissant le sens commun, il n'est pas douteux qu'il
engendre à son tour les plus détestables penchants
à tous les vices et conduit à toutes les folies et les
ridicules. Il se rencontre bien peu de célibataires sages
et sensés; chacun a sa passion, sinon un vice, ou du
moins sa *toquade*. On distingue les vieux garçons à ce
caractère, comme les vieilles filles à leurs ridicules.
Mais, n'empiétons pas ici sur le chapitre des célibataires dont il s'agira plus loin; voyons seulement
l'influence du célibat.

Avantages.

Il a plus d'inconvénients que d'avantages dans la
société moderne, dit M. Le Play dans sa *Réforme sociale.* Après les indications précises du célibat, relatées
précédemment, il faut reconnaître et proclamer ceux-
ci. Il y a toujours avantage à rester seul quand, par
ses dispositions physiques et morales, ses goûts et
ses habitudes, on ne peut vivre à deux ni en famille.
Se marier dans ces conditions est un crime dont on
ne tarde pas à être puni par les calamités qui s'ensuivent, comme les tribunaux en offrent trop souvent
l'exemple.

Mieux vaut assurément rester célibataire, suivant
son goût et son bonheur personnel, quand on éprouve
un éloignement prononcé du mariage, sans que la
vue des plus parfaits ménages ait fait envie à un certain âge. Sans aucune cause appréciable, cela prouve
certainement un singulier caractère : entier, volontaire, égoïste ou dominé par une passion antisociale.
Des célibataires laborieux et moraux se rencontrent
pourtant aussi chez les deux sexes. Il leur suffit de
rester assidûment fixés, attachés à leur passion favorite : agriculture, commerce, industrie, finance ou
l'étude, pour s'élever, agrandir leurs affaires, gagner de
l'argent, thésauriser et devenir ainsi la providence de
leurs familles par leur exemple et surtout leur aide.
C'est malheureusement là une trop rare exception.

La fille aînée d'une pauvre famille est ainsi parve-

nue, par son intelligence et son activité, à fonder
une maison importante de commerce de luxe, bien
connue sur la place de Paris, en groupant frères et
sœurs autour d'elle. Comment penser au mariage
dans ce rôle sublime de dévouement maternel aux
siens, en les façonnant à son exemple pour les marier
et les établir ensuite à sa place? De nombreuses maisons célèbres de banque et de commerce sont ainsi
résultées des efforts continus et persévérants de labeur et d'ordre entre frères et sœurs, associés ou
libres, dans le *Célibat à deux*, comme nous l'avons
désigné.

Ils fondent ainsi des familles de seconde main, en
venant au secours des frères ou des sœurs mariés,
surchargés d'enfants, qu'ils placent dans des positions auxquelles ils ne pourraient prétendre sans leur
crédit. S'il y a des orphelins, ils les recueillent et les
élèvent pour suivre leurs affaires et perpétuer leur
nom. Ces exemples sont assez nombreux pour montrer tous les avantages de ce célibat. D'une famille
de quatre enfants, un garçon et trois filles, une seule
se maria, tant le goût du célibat était prononcé chez
eux. Celle-ci succomba, après dix ans de mariage, en
laissant deux orphelins, dont le dernier ne con-
nut pas sa vraie mère. Aussitôt la tante aînée s'en
charge et l'élève avec une tendresse toute maternelle.
Un acte de dévouement du père, dans une calamité
publique, l'entraîne bientôt dans la catastrophe. Immédiatement, il est remplacé par l'oncle, et ces deux
jeunes garçons, qui n'eussent pu recevoir une instruction conforme à leur naissance, par défaut de

ressources, ont retrouvé dans leur propre famille
un père et une mère, grâce au célibat. Que seraient-
ils devenus sans lui...? Il est donc bon et utile parfois; il faut le reconnaître et le proclamer.

Le célibat religieux a eu des avantages analogues.
De vieux curés se sont consacrés à l'instruction de
leurs neveux et ont été du plus grand secours à leurs
familles. A plus forte raison les évêques et surtout
les papes, qui ont souvent abusé du pouvoir pour
enrichir leurs familles d'une manière scandaleuse.
S'ils doivent leur bien aux pauvres, selon l'Évangile,
il n'est pas défendu d'en faire profiter des parents,
en cas de besoin. C'est le seul bienfait du célibat
ecclésiastique, car tous les autres religieux, en faisant
vœu de pauvreté personnelle, consacrent leur vie à
enrichir et agrandir leur ordre, souvent au-delà de
toutes les prévisions humaines.

Je me trompe. Il est de ces ordres dont l'unique
but est spécialement de recueillir, élever, soigner et
instruire les enfants des deux sexes, pauvres, abandonnés, orphelins, estropiés, aussi bien que des
vieillards malades, infirmes, ne pouvant pas plus se
diriger qu'eux. Un grand nombre de ces malheureux
resteraient sans secours ni abri, malgré la bienfaisance et la charité publiques, l'assistance officielle
même, si ces associations, ces ordres religieux n'existaient pas pour les recueillir. Une faible somme
une fois donnée ou annuelle suffit à les mettre hors
du besoin, alors que l'Assistance publique refuse de
s'en charger. Instituées purement au nom de Dieu,
par un sentiment de propagande catholique ou tout

9.

autre mobile religieux, ces œuvres n'en sont pas
moins encore un côté essentiellement utile du célibat
que toute autre association laïque est impuissante
à réaliser.

Que deviendraient d'ailleurs tant de pauvres parents vieux et infirmes, isolés, sans l'aide et le secours
désintéressés de quelque célibataire, enfant, parent
ou étranger, alors que tout le reste de la famille est
dispersé ou disparu?

Il est surtout un bienfait pour tous les onanistes
et les anaphrodites. Que leur frigidité soit causée
par une lésion du système nerveux, que leurs im-
pulsions contre nature résultent d'une déviation, une
malformation quelconque du cerveau ou l'effet tout
simple de leurs mauvaises habitudes, ils n'en sont
pas moins impropres au mariage. Nous le défendons
en pareil cas, à cause des suites déplorables qu'il
entraîne fatalement. Si le célibat est bon à quelque
chose, c'est à ces gens-là.

Inconvénients.

En dehors de ces avantages particuliers, il n'a
que des conséquences néfastes pour l'individu et la
société. Quiconque le choisit par libertinage, égoïsme,
caprice, dépit ou passion, s'expose toujours à y rester par crainte ou timidité, sans cause positive ni
nécessité; le premier tort est d'y vouer toujours forcément une autre personne, souvent malgré elle.
Si les garçons font le célibat des filles, celles-ci ne

le déterminent pas moins à leur tour chez ceux-là
par leur indifférence, leur coquetterie, leur dédain
ou leur refus. Il s'engendre de la sorte dans une
infinité de cas, sans que personne s'en reconnaisse
coupable, bien que chacun en souffre.

Il faut, en effet, pour les uns et les autres, chez
les deux sexes, que les désirs sexuels soient satisfaits, que la fonction s'accomplisse; autrement, la
santé s'en ressent toujours. Si elle ne s'exécute pas
naturellement, l'onanisme y subvient souvent d'une
manière quelconque et, à son défaut, la continence
prolongée provoque des idées lubriques, des songes
ou des rêves érotiques, ou bien des érections involontaires, fatigantes, pénibles, qui déterminent spontanément l'exonération. S'il est bon de ne pas s'écouter
vivre, il est toujours dangereux de s'oublier assez
pour tenter de soumettre le jeu de ses fonctions à
sa volonté en les frustrant. De là les accidents qui
arrivent à ceux qui se retiennent d'uriner, quand le
besoin s'en fait sentir.

Le célibat entraîne ainsi fatalement à l'onanisme
solitaire dans les campagnes où l'instinct sexuel ne
peut guère être satisfait autrement. Volontaire et
prémédité, il n'est jamais franchement avoué ni
affiché ouvertement, à moins de raisons toutes particulières; sinon, il suppose toujours implicitement
ce vice. L'homme surtout, en déclarant ce dessein, ne
manquerait pas de s'exposer aux quolibets et à des
questions indiscrètes. Comment faites-vous donc ?
lui dirait-on ; il faudrait répondre, sous peine de
laisser supposer un vice de conformation et pas-

ser pour hermaphrodite ou eunuque, ce qui est
parfois le cas. A moins d'afficher un libertinage
éhonté, il feint ainsi de ne pas fuir le mariage, afin de
ne pas être taxé d'onanisme. Un célibataire échappa
habilement à ces soupçons injurieux en faisant ostensiblement des visites bi-mensuelles à la petite ville
voisine où était sa famille. Que va donc faire si souvent X... à Z....? se disaient en riant, d'après leur
expérience personnelle, ses camarades d'enfance mariés. Agé de plus de cinquante-cinq ans aujourd'hui,
il se montre atteint d'une anaphrodisie sexuelle avec
son égoïsme persistant.

Onanisme. C'est le contraire dans les grandes
villes, où garçons et filles trouvent si facilement à
épancher l'exubérance de leurs désirs... sexuels dans
des amours de rencontre. Néanmoins, la même demande pourrait être adressée à beaucoup de vieilles
filles qui ne pourraient souvent répondre autrement.
D'autres emploient la manuélisation, seules ou à deux,
sinon le saphisme, l'onanisme buccal et anal, par
goût, amusement ou complaisance, tout en ayant
leur préférence marquée pour l'un de ces trois procédés distincts, formant le trio habituel de l'onanisme
entre les deux sexes. (*Onanisme,* page 497.)

De ces exonérations artificielles résultent inévitablement des perturbations organiques ; des maladies
locales et générales en sont même la conséquence
fréquente chez les célibataires, sans qu'ils s'en doutent. Ils avaient cru par là se mettre à l'abri des maladies vénériennes et il leur en survient souvent de

plus graves par ces artifices pour tromper la nature.
Heureux quand les moyens mécaniques, les objets
ou instruments, dont quelques-uns se servent dans
leur délire érotique, les filles surtout, ne produisent
pas des lésions, des blessures ou déchirures irrépa-
rables, exigeant des opérations souvent mortelles. De
nombreux exemples, chez l'homme et la femme, en
sont relatés à l'*Onanisme mécanique*. Les personnes
retenues dans le célibat par ces habitudes onanistiques sont les plus exposées à ces dangereuses conséquences.

Maladies. Les filles faibles, délicates, lymphatiques ou strumeuses gardent fréquemment le célibat,
en raison même de leur constitution. Elles peuvent
sans doute l'observer plus facilement, par leur exonération mensuelle, que le plus chétif garçon scrofuleux,
sans être moins à l'abri des dérangements de cette
fonction. Il est surtout dangereux pour elles d'entrer
au couvent et de ne pas suivre la vie commune. Les
plus vertueuses sont ainsi les plus exposées à ressentir les conséquences de l'atonie des fonctions génératrices par les troubles menstruels en résultant.
Qu'il s'agisse d'hémorrhagies mensuelles profuses ou
d'aménorrhée, d'irrégularités ou d'insuffisance, une
anémie profonde s'ensuit; des affections nerveuses,
des douleurs atroces et bien d'autres maladies, signalées au *Célibat religieux*, en résultent. Sans prétendre
que le mariage puisse prévenir tous ces accidents,
augmentés souvent par l'onanisme, il les atténue
ordinairement.

Plus tard, toutes les célibataires sont menacées d'accidents particuliers à l'âge de retour. Les hémorrhagies ou pertes sont fréquentes. Les polypes ou fibromes de la matrice et les kystes de l'ovaire paraissent aussi atteindre les plus fortes et sanguines. Le cancer du sein ne les épargne pas davantage. Si, par leurs excès, les prostituées sont plus exposées à toutes les maladies de ces organes, les plus vertueuses n'en sont pas absolument exemptes, comme on pourrait le croire. Il y a presque un égal danger entre l'abus et le défaut de leur usage ; un emploi physiologique résultant du mariage est encore la plus sûre garantie contre ces graves affections.

La rétention du sperme dans les vésicules séminales menace les hommes, observant une continence prolongée, d'une affection peu connue. Accumulé dans ses réservoirs, ce fluide s'épaissit et se solidifie à la longue, au point de former de véritables concrétions cristallines, sorte de calculs spermatiques demi-solides appelés *sympexions*, qui, en oblitérant les canaux éjaculateurs, sont des obstacles insurmontables à l'éjaculation. De là des douleurs insupportables en allant à la selle ou en s'asseyant sur un siège dur. La nécessité de leur extraction entraîne des opérations toujours graves.

Les maladies de la prostate, engorgement ou hypertrophie de cette glande, sont aussi une conséquence fréquente de cette rétention prolongée du sperme. Les plus chastes religieux et les meilleurs prêtres en sont spécialement atteints. En mettant

obstacle à l'émission libre de l'urine, elles déterminent la rétention de celle-ci à son tour. D'où la dila-
tation de la vessie, son inflammation, la formation
de calculs, la pierre et toute la série des douleurs et
des graves opérations nécessaires pour y remédier.
La stérilité de l'homme en est ainsi le résultat.

Des *pollutions croissantes*, produites et entretenues
par une sorte de priapisme et de satyriasis des continents, dont les exemples figurent au *Célibat religieux*,
peuvent même amener la spermatorrhée, écoulement
spermatique passif et continu qui épuise rapidement
ses victimes et entraîne souvent la mort.

L'anaphrodisie sexuelle se manifeste aussi dans
certains cas par la perversion des sentiments, au
point de déterminer l'impuissance, sans rien de morbide, chez des hommes encore jeunes. Nous en avons
rencontré un cas frappant, signalé plus loin à l'*Impuissance*.

La *castration* en est aussi parfois la conséquence,
comme Origène en a offert le premier exemple. Remplie de mystère et de surnaturel, l'origine du célibat
est des plus instructives en amenant à des pratiques
monstrueuses et abjectes. Cette mutilation, imposée
par le paganisme aux hommes comme aux femmes,
en Grèce et à Rome, s'est renouvelée au moyen
âge et est encore actuellement pratiquée en Russie
dans la secte des skoptzy ou châtrés. Ils se font mu-
tiler comme les eunuques de l'Orient, pour conser-

ver plus sûrement leur virginité. Si infaillible que
soit le procédé, il n'exclut pas d'autres pratiques
contre nature, comme la pédérastie passive, dont
les observations sont relatées au *Célibat religieux*.

Dangers.

N'étant pas un état physiologique et moral comme
le mariage et la vie de famille en résultant, le célibat
entraîne plus aisément à l'égoïsme et l'immoralité.
Ils en sont l'emblème et le personnifient mieux que
la chasteté, comme ses effets le prouvent. L'illégitimité, la bâtardise produites par le célibat régle-
mentaire et légal d'autrefois dans les mœurs de l'Allemagne — au point d'y passer inaperçues comme une
simple nécessité sociale — sont remplacées aujourd'hui
par la prostitution publique et clandestine, passée à
l'état d'institution nationale dans toutes les grandes
villes. Source de démoralisation et d'infection, cette
plaie sociale forme la plus redoutable, pour l'individu
et la société, par l'affluence croissante des jeunes
gens dans la force de l'âge et la fougue de la volupté,
venant actuellement chercher de l'occupation et des
plaisirs dans ces centres. Augmentée surtout des
garnisons militaires, cette réunion de célibataires en
fait des foyers de débauche, de vice et de crime.
Obligés d'apaiser à tout prix leurs désirs et peu
délicats sur le choix passager de leurs amours, ces
suppôts de luxure ont recours non seulement à la
prostitution pour les satisfaire, mais à l'adultère et au

viol. Ils vont ainsi puiser chez les femmes débauchées le fatal poison, pour le verser ensuite dans le sein des victimes dont ils ont surpris la fo: conjugale ou séduit l'innocence. De là l'origine de la contagion et la propagation des maladies vénériennes et syphilitiques que les célibataires, recourant à la Vénus errante, sont les plus exposés à contracter. Les rétrécissements de l'urèthre, l'orchite, l'oblitération consécutive de l'épididyme en résultent, avec la stérilité définitive chez beaucoup de ces malades.

Le célibat enfante et entretient de la sorte la prostitution qui, en vouant fatalement les femmes qu'elle enrôle à la syphilis, la propage et l'infiltre partout. Elle donne à l'homme qui s'y laisse aller des facilités d'éreintement avec de mensongères et fallacieuses apparences de sécurité sanitaire. La débauche, comme l'ascétisme, implique une diminution des forces physiques et morales prédisposant à l'infection syphilitique. « Sa dissémination dépend surtout des militaires et des filles en carte, malgré les visites périodiques auxquelles ces deux catégories de gens infectés sont soumis. » (*Tripier*). Ces deux classes de célibataires, les plus nombreuses dans chaque sexe, sont donc particulièrement redoutables et à éviter pour se préserver de la syphilis. Les preuves statistiques en sont établies au *Pseudo-célibat par prostitution*.

Afin de s'en prémunir, les plus vieux célibataires s'en prennent à leurs domestiques ou à de pauvres enfants. Les crimes d'attentats aux mœurs, de viol, d'avortement et d'infanticide sont ainsi commis en grande majorité par eux, d'après les preuves données à *Célibataires*.

Bâtards. En naissant sans nom ni famille, ces malheureux enfants sont la plus grave condamnation du célibat. Si des mariés y contribuent, c'est toujours avec des filles. Protégés par cet article du Code civil français : « *La recherche de la paternité est interdite*», garçons et mariés se livrent en toute liberté, licence et promiscuité, à leurs amours de contrebande, sans aucun souci des résultats ; ils n'ont ni responsabilité ni pénalité légale à encourir. De là l'accroissement de ces enfants naturels, conçus dans l'insouciance, l'immoralité ou la débauche, plutôt que dans l'amour. Leur surnom d'enfants de l'amour est donc faux le plus souvent. Sans père ni mère lorsqu'ils sont abandonnés, sans éducation ni instruction, ils n'ont qu'à hériter des défauts et des vices de leurs parents, sans cœur comme ils ont été conçus. La plupart sont ainsi les ennemis nés, les révoltés de la société qui les repousse après les avoir laissé naître sans aucune protection. De là les instincts pervers, les actes criminels et la fin tragique du plus grand nombre des enfants trouvés.

La mortalité des nouveau-nés, abandonnés et assistés, est ainsi très supérieure à celle des nourrissons légitimes. De 40 à 50 pour 100 à Paris de 1828 à 1864, elle s'est élevée de 60 à 90 dans les asiles des départements, celui de la Loire-Inférieure en tête. Comme si l'on attentait directement à leur vie pour les faire disparaître plus sûrement, il n'en survit qu'un très petit nombre. Leur mortalité s'est élevée à 95 sur 100 dans l'Eure-et-Loir, lorsque celle des nourrissons légitimes était de 25 seulement. De 22 chez ceux-ci dans l'Yonne, celle des bâtards s'élevait à 85. Sur 484 enfants naturels, nés dans l'Allier en 1864, 181 sont morts dès la première année.

Ce nom ne révèle-t-il pas toute la cruauté qui a présidé à leur naissance et le défaut de cœur de ceux qui leur ont donné le jour? L'idée seule d'en faire autant devrait suffire à tout garçon honnête et moral, pour se marier aussitôt que possible, afin de ne pas encourir ce danger. La fille-mère, victime ou coupable, peut toujours réparer sa faute en élevant son enfant. Le père n'a pas même cette faculté, en semant des champis au hasard, ici et là, dans ses amours de rencontre ou de passage. Il peut ainsi avoir de par le monde des enfants naturels mendiants, voleurs, assassins, condamnés, rendus tels par sa faute, alors qu'il lui est impossible d'en procréer de légitimes. N'est-ce pas d'ailleurs le plus cruel reproche à se faire pour le père de famille? Ceux qui sont ensuite frappés par leurs propres enfants n'ont ainsi qu'à dire leur *mea culpa*.

Sous ce rapport, le célibat, surtout protégé par la loi et l'interdiction de la recherche de la paternité, est la plus fatale et pernicieuse institution humaine. Comme le dit l'auteur des Bâtards dans son histoire de *Frémés* (Paris, 1876), il n'y a ni raison, ni excuse, ni atténuation pour mettre un enfant au monde dans ces conditions. Nul homme, dans quelque position soit-il, n'en a le droit. Comment qualifier celui qui, après avoir séduit une femme, abandonne lâchement la mère et l'enfant ? Barbare est bien le mot qui s'applique le mieux sur son abjecte face. Il se croit civilisé, parce que le Code protège son infamie. Cette civilisation est donc de la barbarie et il en sera ainsi tant que cet article n'aura pas disparu en faveur des célibataires. Il entretient la dépravation de la société et en abrite les passions bestiales.

Impuissance anticipée. Elle est toujours une menace redoutable pour le célibataire, quelle que soit la cause déterminante de cet état anormal. Il ne la produit pas sans doute, mais il y conduit par toutes les perversions qu'il entraîne : continence forcée, onanisme, abus de toutes sortes, pollutions, excès de libertinage et de la prostitution, etc. Une frigidité constitutionnelle ou une anaphrodisie sexuelle, en tenant un garçon éloigné des femmes par sa timidité ou une extrême réserve, la produisent comme l'abus et l'excès, le priapisme dont sont atteints les libertins fuyant le mariage pour mieux satisfaire leurs convoitises. L'amour des sens est toute leur passion, ils y pensent sans cesse et ne vivent que pour cela. C'est leur pensée dominante, celui du cœur reste accessoire. Le type en est dans le roi Vert-Galant et Margot sa femme. Capables d'aimer, même passionnément, ils se tiennent alors rarement à une seule idole; celle qui s'offre détruit toujours le charme de la précédente et ils en adorent plusieurs à la fois avec une égale passion.

Le défaut, comme l'abus et l'excès d'exercice, entraîne la faiblesse et la diminution des forces, sinon leur perte. Cet axiome physiologique est devenu vulgaire à force d'être vrai. L'hygiène est dans l'exercice normal, mesuré, contenu, de cette fonction délicate et éphémère, *in medio sanitas*. Or, la plupart des célibataires des deux sexes ne peuvent l'observer, en vivant isolés et indépendants. L'état légitime du mariage remplit seul cette condition par excellence et conserve la virilité en l'entretenant. Les concubins imitant les mariés en sont exclusivement susceptibles et ils sont très rares. Autrement, le défaut ou l'abus est la règle.

Après une longue continence, sans abus ni excès de jeunesse, un cultivateur de 52 ans, des Ardennes, resté célibataire par nécessité de famille, ayant eu des maîtresses suivies, s'est trouvé totalement impuissant, quoique d'une santé parfaite, lorsqu'une occasion lui permit de tenter de revenir à 20 ans en arrière. Ni le contact de la femme, ni la manuélisation à plusieurs reprises ne réussirent à déterminer l'érection. Celle du matin cessait aussitôt le réveil et des pollutions s'ensuivaient involontairement dans une atonie et une flaccidité complètes.

Les plus nerveux, lubriques et salaces, sont surtout exposés à cette impuissance précoce, par tous les abus naturels et artificiels auxquels ils s'abandonnent dans leurs dépravations. L'un d'eux m'a fait récemment la confidence écrite qu'après s'être livré à la masturbation au lycée, il s'était adonné à la prostitution, dès qu'il fut libre comme étudiant et militaire, pendant trois années consécutives. Revenu chez lui, il prend et choisit des maîtresses de ci, de là, trois ou quatre

à la fois, qu'il visite alternativement en vrai pacha,
jusqu'au moment où ses défaillances, ou plutôt son
impuissance relative le réduisit à une seule. Pendant
ce long espace de 18 à 30 ans, il avait constamment
fraudé en s'exonérant toujours *extravas*, afin de ne
pas s'embarrasser. Quatre fois seulement, durant ce
long et pénible exercice, le coït avait été normal.
Arrivé à 30 ans, il était réduit à ne pouvoir plus faire
que deux voyages à Cythère par semaine à son
unique maîtresse et cependant il parlait de se marier.

Un autre garçon, depuis l'âge de 17 ans, n'avait
cessé de voler de belle en belle. Tout en ayant éprouvé
quelques faillites accidentelles dans ses poursuites
galantes, il était arrivé à 45 ans sans le moindre accident vénérien, lorsqu'il s'éprend d'une manière furi-
bonde, absolument comme à vingt ans, d'une femme
de 29 ans, aussi nerveuse et hystérique que lui. Surexcité, exalté dès ses premières prouesses, ce beau
vainqueur sur le retour est bientôt affaibli, déprimé,
énervé, et s'efforce en vain de se retrouver. Sa bonne
santé apparente et tous les toniques, stimulants et
excitants généraux, n'avaient pu le tirer de son état
d'impuissance. Il s'en étonne et m'en fournit la cause,
sur ma demande, dans le récit de ses aventures galantes, dont voici le type, en le laissant parler de son
ton badin avec un ricanement de satyre.

« J'éprouvai, de 30 à 35 ans, une passion aussi violente que celle-ci pour une femme qui la partageait
de même. Elle mit pourtant une condition restrictive
et expresse à nos relations : tout était permis entre
nous, moins le coït. De longues heures se passaient

en attouchements, baisers, partout et sur tout, avec masturbation réciproque jusqu'à obtenir le spasme désiré. Ce manège onanistique dura des semaines et des mois, tant que la satiété, naissant de part et d'autre de ces bacchanales de l'amour :

Le combat finit, faute de combattants.

Il serait facile de multiplier ces exemples en rappelant ici les cas analogues relatés dans l'*Impuissance physique et morale*, notamment celui de cet officier de 30 ans, devenu impuissant par des manœuvres semblables et qui l'était encore deux ans après, malgré divers traitements. Ces fraudes sont la plus fatale manière d'amener rapidement l'impuissance par le trouble et la perturbation du système nerveux cérébro-spinal. Il est difficile à ces cerveaux surmenés de reprendre leur calme et leur assurance, dès qu'ils sont ainsi frappés par le chagrin, la honte et la peur de leur impuissance définitive. Ils sollicitent avant tout le moyen de provoquer l'érection et les névrosthéniques sont impuissants à cet effet.

Un beau jeune homme de 22 ans, très bien constitué, m'en offre un nouvel exemple en rédigeant ces lignes. Livré à la masturbation de 15 à 18 ans, il entre ensuite dans les maisons publiques pour essayer sa virilité et en sort triomphant. Son volontariat l'oblige à rester continent; il ne revient que par besoin à s'exonérer par simple frottement. Une conquête s'offre bientôt et, malgré une complète liberté d'action, il reste penaud avec elle à quatre u cinq reprises successives. Il s'en lasse et la délaisse, après

un accident vénérien qui l'oblige à une continence
de six mois environ. Depuis six semaines, il est épris
pour la première fois d'une jeune fille qui lui offre
toutes ses faveurs et il reste de même paralysé auprès
d'elle pour lui prouver son amour, autrement que
par des caresses, alors que les érections sont durables
et persistantes lorsqu'il est seul. Ce n'est pourtant
pas de l'anaphrodisie ; mais le système nerveux exalté
de ce garçon et sa timidité, jointe à ses abus antérieurs,
l'exposent à des faillites par impuissance morale, dès
qu'il n'est pas dans son état normal.

Le calme, le repos, la tranquillité, avec le stimulant féminin à dose modérée et graduée, seraient bien
plus efficaces ; mais le désordre de la tête de ces
écervelés les rend le plus souvent incapables d'en
user avec mesure. Ils ne veulent pas attendre et, en
supportant impatiemment une continence forcée, ils
ne savent pas s'y soumettre volontairement ni même
abandonner leurs amours, cause déterminante du mal
qui persiste et augmente ainsi indéfiniment.

La continence prolongée des vrais célibataires peut
les rendre à la fois impuissants et stériles avant l'âge
par leurs érections violentes et prolongées, sans issue
naturelle. L'exemple rapporté dans la *Stérilité*,
page 64, en est la preuve. En se séparant absolument
de sa femme à 36 ans, pour ne plus avoir d'enfants,
cet homme se trouva impuissant et stérile, par l'altération de son sperme, quand, l'âge ayant écarté le
danger, il voulut reprendre ses droits environ quinze
ans après. Il n'avait pourtant commis aucune infraction pendant ce temps et les nombreux moyens

essayés ne purent rétablir la fonction érectile abolie.

Stérilité. En ne souscrivant pas docilement aux douces émotions de l'âme dans la jeunesse, aux tendres élans des sexes l'un vers l'autre, aux sentiments, aux désirs secrets de l'amour, qui sont les ordres moraux et physiques de cette fonction, l'homme est ainsi souvent frappé de stérilité. Dès qu'il y contrevient en les réfrénant par le célibat, en les détournant de leur but ou en les matérialisant par des pratiques honteuses et toujours malfaisantes, il encourt cette peine de la stérilité du corps et de l'esprit à la fois. Malgré son privilège sur la femme de conserver à l'état normal des germes de vie jusqu'à la période extrême de son existence, il en est souvent privé par ses abus. Il perd sa vie en voulant trop la conserver et en jouir.

La masturbation solitaire en est une cause première par les pollutions involontaires en résultant, chez les sujets nervoso-lymphatiques en particulier, comme deux exemples, actuellement en observation, en sont la preuve. Un Israélite de 17 ans en est ainsi atteint, avec et sans érection, au point de ne pouvoir continuer ses études, par les troubles cérébraux et la faiblesse consécutive de ces pertes. L'autre, de 20 ans, ayant commis des excès de masturbation depuis l'âge de 14 ans, rencontra une fille belle et passionnée comme lui et une débauche inimaginable s'ensuivit. Deux à trois coïts étaient renouvelés dans leur courte entrevue de trois à quatre heures pendant huit jours consécutifs. Il resta frustre ensuite, malgré dix tenta-

10

tives follement répétées. D'où résulta une douleur pé-
rinéale avec pesanteur sur le col vésical et, quelques
jours après, des pollutions abondantes pendant la
nuit, sans aucune autre altération appréciable de la
santé. On ne tient pas assez compte de ces antécédents sur la stérilité future de ses victimes.

Elle est aussi déterminée, chez les deux sexes, par
l'irrégularité et l'impureté de leurs rapports dans le
pseudo-célibat. Sur 100 hommes célibataires, 10 au
plus ont des relations fécondes, soit par l'effet de leur
continence, de l'onanisme, des excès vénériens et les
affections en résultant, soit en raison même de la
stérilité plus considérable de leurs compagnes. Cette
faible natalité de 10 0/0 est encore atténuée par l'illégitimité de ces enfants, prédestinés à une mort précoce par leur naissance, leur abandon, leur avenir
compromis par le libertinage et l'insouciance de leurs
parents. La mortalité des enfants naturels, pendant
la première année de la vie, s'est élevée ainsi à 30 0/0
de 1873 à 1882, en France, tandis qu'elle était seulement de 15 pour les enfants légitimes. La guerre
la plus meurtrière n'a donc pas d'effets plus funestes
sur la dépopulation que le célibat.

Celle des femmes est encore plus marquée, comme
les prostituées en fournissent la démonstration éclatante. La statistique de Parent Duchâtelet a donné
seulement 6 accouchements annuels chez 1,000 de
ces débauchées. Si les plus jeunes de dix-huit à
vingt-quatre ans conçoivent plus souvent, elles ne
tardent pas à expulser un gros caillot dans les quatre
à cinq semaines suivantes, par suite de l'excitation

continue et permanente de leurs organes génitaux. La stérilité définitive en résulte bientôt.

Les femmes galantes, entretenues, de théâtre, n'avortent pas comme les prostituées. Les abus voluptueux auxquels les condamne leur infâme métier, pour le rendre plus lucratif, les soumettent à une stérilité anticipée et permanente, par les orgies, les veilles, les débauches de leur vie de plaisir et de voluptés de toutes sortes. Malgré l'intégrité des organes et la régularité de la menstruation, elles restent fatalement stériles en se mariant plus tard.

Dans les fonctions délicates de la génération, tout doit s'exercer avec régularité et mesure, suivant le tempérament individuel, par l'obéissance aux incitations secrètes et spontanées qui les déterminent. Dès qu'elles sont réfrénées, empêchées ou détournées de leur but par des artifices, ou excitées et provoquées de même, des effets morbides analogues s'ensuivent. La continence prolongée des filles, chez celles qui se marient tardivement, a ainsi un effet identique à l'incontinence des libertins par leur stérilité consécutive. En évaluant à quatre le nombre des enfants de chaque mariage, contracté à l'âge propice, comme c'est la règle pendant les vingt-cinq à trente années de la fécondité féminine, il n'en résulte plus qu'un ou deux. Cent célibataires frustrent ainsi la société de 360 enfants. Confirmation surrérogatoire de l'influence désastreuse du célibat sur la dépopulation actuelle.

La *diminution des mariages* qu'il entretient n'y contribue pas moins activement. Elle se manifeste

aujourd'hui à peu près dans toutes les grandes capitales d'Europe, comme le montrent les relevés suivants :

BERLIN : En 1875, 14,529 mariages.
          1876, 12,093   —
          1877, 11,006   —
          1878, 10,429   —
          1879. 10,431   —
          1880, 10,829   —
          1881, 11,149   —
          1882, 10,829   —

La proportion annuelle, de 30,63 mariages sur
1,000 habitants en 1875, est ainsi tombée à 10,07 en
1878 et, en moyenne, elle n'est plus que de 19 par an.

Il en a été de même dans tout l'empire allemand
pendant la période décennale de 1872 à 1881, d'a-
près les recensements officiels dont voici le résumé :

En 1872,   423,900 mariages, soit 10,3 p. 1,000 hab.
    1873,   416,049   —   10,0   —
    1874,   400,282   —   9,5   —
    1875,   386,746   —   9.1   —
    1876,   366,912   —   8.5   —
    1877,   347,810   —   8,0   —
    1878,   340,016   —   7,7   —
    1879,   335,113   —   7,5   —
    1880,   337,342   —   7,5   —
    1881,   338,909   —   7,5   —

Loin d'être accidentelle, cette diminution est donc
persistante depuis la guerre avec la France, et d'au-

tant plus marquée que la population augmente sans cesse dans de notables proportions. Il est remarquable aussi qu'elle ne dépend pas seulement de l'émigration, mais de la population, puisque la proportion de 10,3 mariages sur 1,000 habitants en 1872, était tombée à 7,5 en 1881. Elle est absolue comme le nombre des naissances qui, de 41,1 en 1872, s'était abaissé à 38,5 en 1881.

Il en est de même dans la capitale de l'Autriche. De 8,586 en 1870 à Vienne, les mariages n'étaient plus que de 5,049 en 1877, pour remonter à 6,526 en 1882. A douze années d'intervalle, c'est une diminution de 31 pour 100.

Le même fait est constaté aux États-Unis où des statistiques complètes et dignes de foi existent. D'après la *Nation* de New-York, la proportion des mariages de 21 par 1,000 habitants de 1850 à 1860 dans le Massachusetts, est descendue à 17 pour la période de 1875 à 1885. Les chiffres sont à peu près les mêmes dans le Connecticut. Dans l'Ohio, où la population a augmenté de 37 pour 100, les mariages se sont accrus de 26 seulement. On se marie de moins en moins dans les classes aisées et les ménages ont moins d'enfants qu'autrefois. Une révolution sociale semble ainsi s'opérer dans les idées américaines, par suite des changements dans l'ordre économique. Les dépenses ont augmenté plus vite que les revenus; il n'y a plus équilibre entre les charges du père de famille et son gain. C'est donc la même chose qu'en France.

Dépopulation. C'est l'effet le plus direct, patent et affligeant du célibat croissant. Elle est devenue si générale et si évidente, en France, qu'elle préoccupe et alarme justement tous les patriotes prévoyants, soucieux de l'avenir du pays. Cette question est ainsi mise à l'ordre du jour dans les Académies et les Congrès comme une calamité publique, un fléau dévastateur ou une épidémie. Elle est dénoncée par les savants comme une épouvantable plaie sociale, en en recherchant les causes et les moyens de répression, pour agir sur l'opinion et les pouvoirs publics, chargés d'y mettre un terme.

Dans son ensemble, la population française n'augmente plus que de 2,3 pour 1,000 individus par an, tandis que cette proportion s'élevait à 6,92 chaque année au commencement du siècle. Elle n'est plus que de 2,42 aujourd'hui, y compris l'immigration, car l'excédent des naissances sur les décès est seulement de 1,65, alors qu'il s'élève à 15 pour 100 en Angleterre et à 13 en Prusse. La population française qui représentait le quart de celle de toute l'Europe, à la fin du XVIIIe siècle, n'en est plus que le septième actuellement. Nous en étions le second peuple comme nombre, nous n'en sommes plus que le quatrième. (*Rochard.*)

La cause principale en est évidemment dans la diminution croissante des naissances, car la mortalité, de 27,82 pour 1,000 en 1801, est tombée à 22,34 actuellement, c'est-à-dire inférieure à celle de la plupart des États de l'Europe. La durée de la vie moyenne, de 28 ans avant la Révolution, s'élève au-

jourd'hui à 37, en raison même de la faible proportion des enfants. De 4,62 par ménage au commencement du siècle, la proportion en est réduite à 3.
La tolérance croissante des unions irrégulières, le libertinage, la prostitution, par le célibat prolongé ou
définitif en résultant, en sont certainement les principaux facteurs avec la stérilisation volontaire de
beaucoup d'unions légitimes.

La population de 26 départements français a diminué, d'après M. Lagneau, de 648,027 habitants en 45
ans, de 1836 à 1881. Si, à l'exception du Lot-et-Ga-
ronne, cette diminution est due à l'émigration, soit
des ruraux vers les villes d'autres départements,
soit aux colonies ou à l'étranger, elle n'en est pas
moins préjudiciable à son accroissement. A Paris notamment, où les ruraux adultes affluent, les naissances
pour 1,000 femmes de 15 à 50 ans ne sont que de
89, au lieu de 102 en France. Et cette faible proportion de la natalité y est encore atténuée par l'illégitimité de ces naissances, s'élevant à 47,4 au lieu de
18 sur 1,000 en général, et la mortalité beaucoup plus
élevée qui s'ensuit. Elle est en effet plus de deux
fois supérieure à la mortalité des garçons jusqu'à
l'âge de l'appel au service militaire, soit 740 à 743
au lieu de 332 à 346 pour 1,000 ailleurs. La mortalité
générale y est également plus élevée de 3,7 par
1,000. L'immigration des célibataires ruraux des
deux sexes dans la capitale est ainsi une cause puissante de dépopulation.

A part le groupe normand et celui du bassin de la
Garonne, comptant 7 départements, où cette diminu-

tion est due exclusivement à la faiblesse de la natalité, il y a 29 départements où, malgré l'excédent
des décès sur les naissances, il n'y a pas de diminution appréciable. Or, cette différence ne peut être due
qu'à la stérilisation volontaire et au célibat croissant.
Il en résulte ainsi une immigration considérable d'é-
trangers venant remplir les vides, lesquels, en se
chargeant à meilleur marché des travaux les plus
pénibles et les moins rétribués, emportent une partie
du revenu de la France.

Les causes de ces grands phénomènes sociaux
sont sans doute multiples. Ils ont succédé trop immédiatement à la Révolution française pour ne pas
tenir directement aux lois qui en sont issues, comme
le partage égal des biens entre les enfants et la division infinie de la propriété. La possibilité de jouir de
sa fortune à 21 ans, le droit de se marier à 25 et
toutes les raisons des mariages tardifs y contribuent
aussi et bien d'autres. Mais il est bien évident que
le célibat protégé légalement des militaires, des religieux et des prostituées, et la fréquence de la syphilis en résultant, en sont les plus directes et immédiates.

Suicide. Dès qu'il ne se justifie pas par un surcroît d'activité morale ou intellectuelle, utilement
dépensé, le célibat des gens du monde est non moins
dangereux à l'individu qu'à la société. En raison
même des passions violentes qui le provoquent et en
sont l'aliment ordinaire, de la démoralisation profonde et des maladies graves en résultant, il conduit

fatalement au crime, au suicide ou à la folie; l'oisiveté, l'ennui et la solitude engendrant le dégoût de
la vie, sinon la débauche, l'ivrognerie ou le jeu qui
l'accompagnent. Le nombre proportionnel des célibataires de tout âge, parmi les accusés et condamnés en
France pour crimes et délits de 1828 à 1857, a varié
de 55 à 60 pour 100, dit Descuret. Les morts subites
constatées à Paris pendant vingt-cinq ans lui ont également montré une plus grande proportion au suicide
que chez les mariés. De ses recherches sur ce sujet
spécial, Brière de Boismont conclut aussi que le
célibat et le veuvage favorisent la fréquence du
suicide.

Il a été constaté, notamment en Angleterre, que le
plus grand nombre de ceux qui se détruisaient par
ennui de la vie étaient célibataires. Contre l'hérédité
même du suicide, on peut donc conseiller le mariage.
Le lien du mariage attache plus fortement à la vie,
tout en la rendant souvent plus agitée et pénible; il
occupe plus activement l'esprit et le cœur par les
affections qu'il développe et entretient. La vie de
famille rend les époux plus robustes, rangés, moraux
et surtout moins égoïstes. Si l'amour, comme toutes
les passions, est un auxiliaire qui détermine parfois
le suicide en provoquant une funeste exaltation de
l'esprit, il peut aussi y rétablir l'équilibre. Tout dépend
de sa nature et de l'objet qui l'inspire. En voici un
exemple emprunté au docteur Falret.

Une fille de 14 ans conçoit un ennui inexprimable
en quittant son pays pour les besoins de son éducation. Elle est triste et imagine bientôt le projet

de se noyer. Tous les accidents se dissipent pendant son retour à la campagne lors des vacances; mais le penchant au suicide reparait avec plus de force en revenant à Paris. Elle tente bientôt de s'empoisonner. La perte de son père à 16 ans et la présence de sa mère met un terme à ses maux, mais ayant perdu celle-ci à 18 ans, elle renouvelle sa tentative de suicide. Elle cherche ensuite à s'étrangler et, malgré tous les secours et les consolations de la religion, elle a le plus grand désir de mourir.

Heureusement, l'amour s'insinua dans le cœur de cette infortunée. Ce sentiment l'anima d'une nouvelle existence et lui fit trouver à 23 ans, dans l'affection de son mari et les caresses des enfants, une douce compensation à l'amertume des premières années de sa jeunesse. (De l'hypocondrie et du suicide).

Les progrès de cette maladie morale de la destruction de soi-même, constatés par un total de 7,572 suicides en France en 1884, ont des causes si multiples et variées, comme la misère, l'alcoolisme, la folie, le crime, l'hérédité, le désespoir, qu'il est bien difficile d'en distinguer précisément celle du célibat. Les preuves en sont ainsi renvoyées à *Célibataires*. Bertillon père a démontré statistiquement la fréquence plus élevée du suicide parmi les célibataires que chez les mariés; mais son maximum est parmi les veufs et surtout les divorcés, en raison même de leurs chagrins et de leur cerveau détraqué. Après les avoir rendus insupportables en ménage, il les porte d'autant plus au suicide dans l'isolement, ajoute son fils. Le célibat en serait donc une cause positive, malgré le silence de la statistique de 1884 à cet égard; elle signale seulement plus de 300 jeunes gens de 16 à 21 ans et 100 enfants s'étant ainsi tués volontairement.

Une mortalité précocé, hâtive et supérieure, prouvée par les statistiques de tous les temps et dans les différents pays, atteint de la sorte les célibataires des deux sexes pour accentuer les effets déplorables de leur état. La démonstration de ce fait, en les concernant spécialement, sera donc mieux placée à la seconde partie, pour leur montrer tous les risques et les dangers qu'ils encourent.

Quant au *péril vénérien,* de tous ces effets ordinaires le plus commun, constant et redoutable, surtout pour ceux qui ont recours à la prostitution ou s'y livrent, il ne saurait figurer ici en ne s'appliquant pas au vrai célibat, mais exclusivement à ses violateurs. Par leur exonération indispensable, les hommes ont surtout à le redouter. D'où la nécessité d'en indiquer les manifestations, les plus suspectes et inquiétantes, afin que les intéressés sachent à quoi s'en tenir. Elles sont dès lors renvoyées à *l'Hygiène* comme s'y adaptant mieux et pour ne pas faire double emploi.

DIFFÉRENCES ENTRE LES SEXES

Tout en étant identique dans ses résultats, le célibat diffère tant, d'après le sexe de ceux qui l'observent, qu'il faut d'abord le diviser. Vrai ou faux, sa fréquence chez la femme, par rapport à celui de l'homme, suffirait à en justifier la distinction. De même des mobiles prédominants qui le déterminent d'ordinaire : l'amour déçu, trompé, chez la femme, l'intérêt ou l'ambition chez l'homme. Il est donc important et utile d'étudier ces différences.

Elles ne peuvent être constatées toutefois que chez les personnes dont le sexe est physiologiquement marqué et nettement accentué au physique et au moral. Il est si souvent vague, incertain et même neutre, qu'il ne peut se manifester conformément à l'acte civil et à l'habit. Il y a autant d'hommes femmes par leur extrême timidité, leur pusillanimité, leurs formes et leurs goûts efféminés, l'incertitude de leurs appétits génitaux et leurs aberrations, sinon la malformation de leurs organes, que de femmes hommes inversement par leurs allures, leurs idées, leurs sentiments et leur conformation même. La description en est amplement faite dans l'*Impuissance physique et morale.* Ces types anormaux, intermédiaires aux règles physiologiques de l'organogénie, sont donc des exceptions à ces différences et c'est sous la réserve de ces restrictions qu'il est seulement possible de les établir.

Sa différence fondamentale est d'être aussi souvent volontaire, libre, parmi les garçons qu'il est obligé, forcé, chez les filles. La raison en est toute simple. Il dépend essentiellement de la volonté des premiers de chercher et demander la femme de leur choix. Si des prétentions exagérées, un caractère bizarre, une mauvaise réputation, des défauts de corps ou d'esprit les empêchent d'être acceptés, ils restent libres de prendre leçon de ces échecs pour en rabattre de celles-là et faire disparaître ceux-ci en se corrigeant pour se marier. Les incorrigibles sont seuls susceptibles de rester dans ce célibat par cette sélection, cette épreuve naturelle qui tourne ainsi au profit de tous. A ce degré, le mariage ne pourrait faire disparaître les défauts qui l'ont empêché ; c'est pourquoi s'accentuent et s'enlaidissent dans l'isolement, au point d'en faire les traits caractéristiques des vieux célibataires.

Des filles très désireuses de se marier, et dignes d'être d'excellentes épouses et les meilleures mères, peuvent, au contraire, ne jamais rencontrer un parti assorti à leur position, leur éducation, leur instruction, leur âge. Sans idéal, ni parti pris, leur vertu comme leur raison en ne leur permettant pas de s'unir à un homme pour lequel elles n'éprouvent aucune sympathie, elles sont forcées de rester célibataires, en l'absence de toute coquetterie, orgueil, luxe ni vanité. Il suffit qu'elles soient un peu froides et raisonnables, que leur raison domine leur cœur. Elles ne porteront donc pas de vilains défauts dans leur célibat et il ne leur imprimera aucun des ridicules qu'il donne en vieillissant. Se conformant à leur position et à leur âge, elles ne manquent pas de se créer une position indépendante par leur savoir, leur bon sens, leur activité, en se mêlant à la société sans bégueulerie ni fausse pruderie ; mais en se faisant remarquer par leur réserve, une conduite irréprochable, leur capacité. Beaucoup se marient ainsi tardivement.

**
*

Devant la natalité supérieure de 6 pour cent des garçons sur celle des filles, comment expliquer le célibat plus fréquent de celles-ci? A proportion égale des mariés, le contraire devrait exister. La différence de l'âge normal du mariage, chez les deux sexes, en rend encore moins compte, en diminuant le célibat des filles et augmentant celui des garçons. Il faut donc chercher ailleurs les raisons de ce phénomène surprenant.

Un dicton populaire, simple et vrai comme tout ce qui émane de la sagesse des nations, en donne la solution suivante : la femme se passe plus facilement de l'homme qu'il ne se passe d'elle; il a plus besoin d'elle qu'elle de lui. Cette vérité générale se démontre parce qu'il en est souvent l'esclave; mais elle ne saurait s'appliquer à tous les cas, sans être en contradiction flagrante avec l'ordre physiologique établi, qui les a faits réciproquement l'un pour l'autre. Voyons donc plus loin.

La mortalité supérieure des garçons n'y saurait être étrangère; elle est au contraire l'un des facteurs indispensables à la solution du problème. Les nombreux dangers inhérents aux travaux des garçons pendant et après l'apprentissage, le service militaire et la guerre, sont autant de cau..es accidentelles de mort étrangères aux femmes. Pour elles, les conditions les plus redoutables étant dues à la maternité, ne se présentent guère avant le mariage.

A défaut de cette cause pour rendre compte de la prédominance du célibat des filles, il faut l'attribuer à l'impossibilité de pouvoir chercher et désigner le mari de leur choix et de le prendre à leur gré. La plupart invoquent ainsi de n'avoir pas rencontré un homme convenable ou qui leur plût. Un idéal moral est en effet bien plus souvent recherché des filles que des garçons et plusieurs peuvent bien manquer de le découvrir dans les courtes rencontres ou les rares entrevues offertes à leur sagacité pour se décider. De là l'affection, la confiance et la fidélité qu'elles accordent à l'objet de leur amour.

Le but essentiel de l'homme est, au contraire, la beauté physique avec l'argent, toujours faciles à apprécier. Il est ainsi sensuel, jaloux et passager ; il aime surtout avant le mariage et la femme après.

Les filles trouvant constamment à redire pour refuser ceux qui se présentent, cachent souvent par là des raisons secrètes et le parti pris de ne pas se marier. C'est aux parents à y faire la plus grande attention, en prenant les motifs allégués pour guide de leurs investigations. S'il est permis de former des projets en l'air de 18 à 20 ans, une fille vraiment disposée au mariage devient bientôt plus raison-

nable et ne manque guère de trouver à se caser.
L'argument que le célibat de l'homme est double-
ment fatal en entraînant celui de la femme manque
ainsi de base, car c'est souvent le contraire dans les
campagnes où le choix de l'homme est très restreint.
D'autant plus qu'une cause analogue existe aussi
pour lui: la timidité portée à un degré extrême.

La proportion normale des sexes, en changeant à
Paris par l'immigration des adultes de la province et
de l'étranger, venant y chercher dès l'âge de 15 ans
l'instruction, du travail ou des plaisirs, n'a pu établir
d'une manière exacte, certaine, ces rapports du célibat entre eux dans le recensement du 18 décem-
bre 1881. Tandis qu'il y avait avant la guerre
1,005 hommes pour 1,000 femmes, d'après le dénom-
brement de 1866, cette proportion était tombée en
1876 à 993 hommes pour 1,000 femmes. En 1881,
cette proportion des hommes s'était encore affaiblie
à 989, tout en offrant le plus grand nombre de célibataires.

Effet évident de l'Année terrible par les nombreuses
victimes fauchées par la guerre, la famine, la nos-
talgie et le désespoir !

Des 2,239,928 habitants présents, il y avait sur
les 1,113,326 hommes, 194,744 garçons au-dessus
de 25 ans et sur les 1,126, 602 femmes, 144,849 filles
du même âge. C'est donc une moyenne de 175 célibataires environ sur 1,000 hommes, tandis qu'il y en
a seulement 128,5 environ parmi les femmes ; le
contraire de ce qui s'observe en général. La raison
en est que la femme est mariée souvent avant cet âge

et que l'homme ne se marie ordinairement qu'après.

En fixant le mariage de la femme à 20 ans, selon la coutume, le résultat est opposé. Il y avait à ce moment 229,988 célibataires sur le nombre total de femmes, ce qui donne une proportion de 204 filles célibataires contre 175 garçons seulement. La prédominance ordinaire des filles à l'âge du mariage, aussi bien que d'une manière absolue, est ainsi rétablie. L'augmentation graduelle des garçons jusqu'au maximum de 22,560 à l'âge de 20 ans et celle des filles arrivant au maximum de 18,374 à 18 ans, montrant la justesse de ce calcul comme l'état normal. C'est seulement à 30 ans que l'un et l'autre sexe s'élève subitement à 60 mille chacun par l'immigration à Paris des célibataires de la province et de l'étranger.

On a évalué au tiers le nombre des filles ne se mariant pas en France. C'est une proportion considérable et probablement exagérée. Beaucoup moins sont inaptes au mariage ; la preuve en est dans les nombreuses filles-mères abandonnées, qui se rencontrent surtout parmi les filles pauvres, sans instruction, les domestiques notamment. Les plus instruites qui, à défaut de dot, ne peuvent se marier, se jettent dans les couvents ou tournent plus mal encore, dans la galanterie, la prostitution ou le concubinage. Ce sont là autant de non-valeurs pour la société et une perte énorme de facultés. Elles seront mises à profit dans l'avenir, du moins en partie, quand l'enseignement primaire, secondaire et professionnel, permettra d'utiliser leurs aptitudes dans

diverses carrières leur donnant une position honorable et rémunérée convenablement.

En raison même de ses fonctions spéciales dans
la génération, la fille vierge observe beaucoup plus
facilement le célibat, sauf de rares exceptions tenant
à son tempérament, que le garçon. Sa menstruation
périodique est pour elle une véritable exonération
spontanée des éléments dont l'homme ne peut se
débarrasser que par le coït ou artificiellement par
l'onanisme. Elle est ainsi protégée contre le prurit
qu'ils déterminent. C'est pourquoi les pollutions
involontaires des religieux continents ont été assi-
milées faussement aux règles des filles pour garder
la chasteté ; jamais elles ne s'opèrent que sous l'influence de pensées lubriques ou de rêves libidineux,
contraires à la chasteté même. Si c'est là en partie
l'explication qui conduit tant de jeunes vierges au
célibat religieux, l'influence morbide qu'elles en
éprouvent, par les dérangements même de cette
fonction, montre que ce sacrifice n'est pas toujours
exempt de souffrances inhérentes à cette infraction
au vœu de la nature.

La vie religieuse et la prostitution, publique ou
clandestine, reçoivent et enrégimentent à leur service la très grande majorité de ces filles. C'est l'antidote de la maternité, et il est permis de se demander
si ce célibat féminin n'est pas dirigé surtout contre
ce rôle distinctif et éminent de la mère du genre
humain. Le fait n'est pas douteux pour les monstres
affichant hautement leur aversion pour cette vertu
prééminente.

Les filles nerveuses, hystériques, capricieuses, volontaires, emportées, fantasques, y sont particulièrement disposées, comme le fait relaté page 76 en est un exemple frappant. La plupart sont heureusement frappées de stérilité d'avance ; indignes d'être mères, elles ne seraient que des marâtres.

L'instruction classique, supérieure et professionnelle, que la République offre et donne à la plupart des jeunes filles, semble devoir encore développer et augmenter ce sentiment antiféminin d'échapper à la maternité. Les études longues et abstraites, en éloignant forcément des travaux du ménage, en habituant à vivre seules et en prolongeant un célibat forcé au-delà de l'âge ordinaire du mariage, ne sont pas faites pour les y rendre plus aptes. L'étude est d'ailleurs incompatible avec la maternité si absorbante elle-même ; elle pousse bien plutôt au célibat, en la faisant mettre au-dessous des travaux de l'esprit à qui n'en connait pas les bienfaits. On en suppute alors toutes les charges, les devoirs et les souffrances, sans mettre en balance les douceurs et les joies ineffables que l'on ignore.

À l'appui, il est permis d'invoquer le célibat ordinaire et remarqué de la plupart des femmes savantes ou bas-bleus d'il y a un demi-siècle. Les rares institutrices distinguées restaient également célibataires, à moins que, mariées trop jeunes, elles n'eussent été abandonnées et forcées ainsi de se mettre à la tâche pour vivre et élever leurs enfants.

Au lieu de l'art de plaire par les belles manières, la danse, la musique, le chant, enseigné spéciale-

ment aux jeunes filles il y a encore un demi-siècle,
on les fait exclusivement travailler aujourd'hui en
vue d'obtenir leur certificat d'études primaires, puis
le brevet de capacité. La question des *Bachelières* a
même développé la rage du diplôme parmi elles. On
ne parle plus que de jeunes filles piochant des examens, préparant des concours, potassant l'histoire
naturelle et universelle, la géométrie descriptive ou
la chimie organique, voire même l'anatomie et
la pathologie pour obtenir le diplôme de docto-
resse.

Il y a lieu de s'élever contre cette *diplomomanie
féminine* qui doit reléguer dans le célibat et la stérilité la plupart de celles qui s'y laissent aller. Exiger
mille fatigues, mille efforts, mille émotions d'une
jeune fille ; surmener son intelligence, son corps et
ses nerfs, précisément à l'époque physiologique de
sa métamorphose sexuelle, au grave moment où elle
se forme, où, dans la gamine encore asexuée, pousse
obscurément la femme ; où elle commence à subir
les lassitudes, les servitudes que lui impose la nature;
où s'opère en elle le mystérieux travail qui doit la
rendre propre à l'amour et à la parturition, n'est-ce
pas risquer d'entraver dans leur développement des
organes d'une exquise délicatesse et par conséquent
de compromettre dans l'œuf — c'est le mot — la
santé et l'existence même de ceux qui devraient
naître ? Courir tant de dangers en frustrant son sexe,
pour rendre la femme indépendante de l'homme et
son égale, c'est méconnaître son rôle d'amante,
d'épouse et de mère. Elle perd tous ses charmes par

tant de titres et de qualités et son plus grand pouvoir de l'amour sur l'homme. La laisser dans son rôle naturel est donc le plus sûr et le meilleur de lui conserver toute sa puissance et sa domination sur le sexe fort.

D'autres, comme les femmes-médecins, paraissent surtout devoir rencontrer un empêchement au mariage dans leurs longues études et leur profession même. La beauté et les charmes de la jeunesse sont passés chez la femme, lorsqu'elle reçoit son diplôme après avoir pâli et vieilli sur les livres, à l'hôpital, dans les amphithéâtres et les laboratoires. Son esprit positif, sévère et raisonneur, efface tout ce qu'il en peut rester et ne lui permet guère de rechercher l'amour; elle est ainsi plus encouragée au célibat par la liberté et l'indépendance qu'il laisse. Forte d'elle-même et pouvant se suffire, elle n'a nul besoin de se donner un guide et encore moins un maître. Un ami ou un associé pourrait seul lui convenir, et alors ce sera un mariage de raison, tardif ou disproportionné, avec un militaire en retraite ou tout autre célibataire blasé, voulant faire une fin.

Les plus célèbres femmes qui, en Angleterre, se sont occupées de médecine et d'hygiène, comme miss Nightingale, miss Garrett Henderson, miss Florence Hill et d'autres, sont ainsi restées dans le célibat. Mme Émilie Bowel-Sturge, docteur en médecine de la Faculté de Paris, médecin du nouvel hôpital des femmes à Londres, a pourtant fait exception en se mariant, sur le tard, à un savant distingué de son pays. Elle vient de mourir à Nice, dont le climat lui

avait été si favorable, après avoir donné de hautes
et nombreuses preuves de ses connaissances éten-
dues, de son dévouement et son honorabilité professionnelle qui l'ont placée à un rang distingué parmi
les doctoresses.

Il y a encore à opposer l'exemple des sages-femmes,
des actrices et des artistes, dont la majorité reste
dans le célibat. On dit souvent Madame pour Mademoiselle, par respect pour leur âge. De notables exceptions se rencontrent pourtant, et ce sont les plus
remarquables. Toutes les doctoresses doivent être à
cette hauteur, et leur conduite, leur moralité, justiciables du public, devant être irréprochables, il est
inadmissible qu'elles puissent former toutes des
unions irrégulières, bâtardes ou le concubinage qui
s'observent si souvent chez les premières. Autrement, ce serait l'abaissement de l'art.

Il n'est pas à craindre, sans doute, que la majorité
des filles parvienne jamais à un si haut grade. Les
épreuves en sont si difficiles que les mieux douées
peuvent seules l'obtenir, et le nombre en sera
toujours très restreint. L'accès du concours pour
l'internat des hôpitaux leur a été ainsi justement
ouvert. Une société bien organisée doit donner libre
carrière à toutes les aptitudes. Et pour une ou deux
élues chaque année, il sera facile de leur faire place
dans un service de femmes ou d'enfants, au plus
grand bénéfice de la science, des malades et de l'humanité. L'unique danger serait pour elles-mêmes, en
prolongeant leur célibat et en les exposant à des
mariages tardifs qui ont, comme elles le savent bien,

de graves inconvénients dont la preuve sera faite à l'*Hygiène*.

* * *

L'observation réelle du célibat masculin est aussi rare, exceptionnelle, qu'elle est fréquente dans l'autre sexe. C'est la différence fondamentale entre eux. Au point de vue de la chasteté qui devrait en être la caractéristique, commune à beaucoup de filles vertueuses dans la vie civile aussi bien que religieuse, elle est même impossible, tant l'homme est invariablement asservi à la sécrétion spermatique. Il en est si tourmenté qu'il est inévitablement obligé de s'en exonérer d'une manière ou de l'autre. Il n'est pas de prêtre, de religieux ni de moine le plus sévère et rigoureux, qui puisse la frustrer ni y résister. Volontaire ou inconsciente, cette fonction physiologique doit s'exécuter fatalement et c'est toujours pour les sens endormis ou éveillés une infraction à la chasteté. Cette vertu est donc impossible à l'homme sans la castration préalable, comme les premiers chrétiens l'avaient éprouvé et jugé. Les plus purs de cœur sont souvent les plus dominés par leurs sens, selon leur tempérament. Prétendre le contraire est de la casuistique catholique, démontrée au *Célibat religieux*.

S'il y a des hommes vivant sans femmes, au sens vrai et légal du mot célibat, très peu s'en passent sans y être absolument forcés. Ceux qui y renoncent volontairement, par vice ou anaphrodisie, ne s'en vantent pas; ils s'en défendent, au contraire, pour mieux cacher leurs perversions; tandis que ceux qui font publiquement vœu de chasteté sont les premiers à ne pas l'observer. C'est un fait patent et indéniable, rendu trop évident par la prostitution officielle et clandestine. Pour qui serait-elle instituée, sinon au service de tous ces célibataires, jeunes et vieux, comme mesure de sécurité pour les familles? En parlant du célibat masculin, il s'agit donc, sauf quelques exceptions, du pseudo-célibat, car il en a seulement l'apparence.

Il est remarquable, en effet, que les jeunes garçons de la génération actuelle, obéissant à l'influence des doctrines positivistes et matérialistes régnantes, n'ont plus guère recours aux plaisirs innocents d'autrefois. Il y a un demi-siècle, les réunions et les rencontres publiques des deux sexes : jeux, danses et fêtes, étaient en vogue partout, à la ville comme à la campagne, et c'était là, à l'ombre des grands arbres, sur l'herbe et au grand air, qu'ils s'essayaient réciproquement, sous leurs plus beaux atours et avec tous leurs avantages, à faire naître ou fixer l'amour qui les animait. Dès l'âge le plus tendre, filles et garçons apparaissaient au bal sans distinction de rang et s'*esbataient*, sous l'œil des parents, à montrer tous leurs charmes. La jeunesse pouvait alors facilement apprendre à se connaître, se choisir, s'aimer et s'estimer par ce contact de tous les dimanches, sans rien de furtif ni de dérobé que le secret du cœur émanant des douces confidences et des tendres aveux.

Aussi les mariages étaient précoces et fréquents, les générations nombreuses. A cet excitant naturel,

la jeunesse ne saurait résister longtemps aux feux
de l'amour qu'il allume sans y céder bientôt. Il fallait être malade, torpide ou misanthrope, sinon estro-
pié ou difforme, pour rester dans le célibat. Il était
ainsi très rare et exceptionnel.

Ces mœurs simples ont disparu. On ne danse plus
pour danser librement, même au village, sauf de très
rares exceptions, par le plaisir et la gaieté que l'on en
éprouve. Le bal des jours de fête a lieu maintenant
dans l'ombre de la nuit, sous des tentes, dans des
salles ou des jardins fermés à la ville, et toujours à
beaux deniers comptant. Garçons et filles n'y vont plus
que dans le but d'y faire... une connaissance; c'est
un rendez-vous tacite, convenu, sous-entendu. De là
le public spécial qui s'y trouve et le milieu érotique
en résultant, par les gestes et les propos libres ou
provoquants qui y sont tolérés. Jamais une mère n'y
peut conduire sa fille que pour la perdre. Ce sont
des écoles de vice, où la prostitution clandestine des
deux sexes se produit et se rencontre, quand elle ne
s'y apprend pas.

Dans ces conditions des bals publics, où la jeunesse
se rencontre, le garçon qui les fréquente est bientôt
démoralisé par tous les exemples qui s'y trouvent et
les leçons qu'il y reçoit. Initié aux secrets de la prostitution clandestine et ses facilités, il s'y laissera
aller dès que les aiguillons génésiques se feront sentir. De là des relations irrégulières, vicieuses, corrompues, adultères, où il apprendra le mal à sa
source et souvent en le contractant. Il connaîtra
toutes les dépravations de l'amour sans jamais l'avoir

éprouvé et son cœur sera desséché avant d'avoir aimé. De là ces blasés de la vie n'en ayant pas joui véritablement et qui restent dans le célibat, faute d'avoir connu les douceurs, les charmes et les joies d'une union régulière.

Le jeune homme élevé dans des principes de morale et de religion, ou bien timide, craintif, réservé, pourra fuir ces lieux à leur aspect immonde. Laissé à lui-même, s'il n'a pas la ressource des bals privés ou de société pour donner un libre cours à l'expansion de son âge, il sera tourmenté par des désirs qui le feront recourir à l'onanisme, de crainte des maladies vénériennes ou pour en continuer la fatale habitude. Autrement, il s'adressera à la prostitution publique de préférence, par la sécurité qu'il croit faussement y trouver, d'après la garantie des visites sanitaires officielles. Une foule de garçons vivent ainsi dans un célibat prolongé, sinon définitif, par de mauvaises habitudes, des maladies vénériennes ou le dégoût, pour s'être fourvoyés dès l'origine dans une voie impure et malsaine.

C'est, en effet, un grave reproche à faire aux garçons d'aujourd'hui de s'adresser avec cynisme à la Vénus errante qui leur tend les bras moyennant finance, comme les plus pauvres, simples et timides, ont recours directement à la prostitution taxée et numérotée, sans honte ni respect d'eux-mêmes. On voit de jeunes adolescents entrer obscurément dans ces sentines de la démoralisation, du vice et de la maladie, sans daigner jeter un coup d'œil ni donner un sourire à la jeunesse ouvrière qui fixe leur attention et ne demande qu'à leur donner son cœur. Dans l'incertitude d'être agréés, ils passent leur chemin sans chercher à la fréquenter ni la connaître. Ces liaisons amoureuses les effraient ; leur cœur est sec, ils ne savent pas le faire parler. Seuls, leurs sens sont émus, ils n'ont que des désirs de luxure et de concupiscence, et dans leur empressement à les satisfaire à l'heure et au moment voulus, ils préfèrent s'arrêter à la première coureuse qu'ils rencontrent et lui payer leur offrande, sans pouvoir en attendre autre chose que l'indifférence et l'oubli, si ce n'est la maladie et la honte.

Accoutumés, habitués à vivre de la sorte, ces jeunes gens devenus hommes ne peuvent être que des héros du vice et souvent du crime en vieillissant dans le célibat. Leur vie sensuelle et déréglée, en irritant le centre génital, produit une sorte de priapisme qui les expose à tous les excès. Soumis à leur expérience personnelle de la légèreté et de l'infidélité des femmes, ils n'en veulent prendre que comme servantes ou domestiques, en les choisissant surtout jeunes et libertines. En semant des enfants au hasard sans les reconnaître, ils n'en veulent avoir à aucun prix, comme s'ils avaient horreur d'eux-mêmes, et sont ainsi amenés à devenir complices de l'avortement et de l'infanticide. Les plus lubriques et salaces attaquent même des enfants en se rendant coupables d'attentats ou de viol.

Tous ces ennemis de la femme finissent généralement par en être tôt ou tard les victimes par de justes représailles. Après avoir passé la plus belle partie de leur vie à la tromper et l'abuser, sans vouloir se l'associer, ils sont souvent jugés et condamnés publiquement ensemble pour leur crime commun ou forcés de la subir, soit comme servante-maitresse dans un concubinage honteux, soit en l'épousant de gré ou de force pour expier dûrement leurs fautes, à l'exemple de Molière avec la Béjart et de Jean-Jacques Rousseau avec Thérèse. C'est la peine du talion, comme l'égoïste seul et délaissé, l'avare expirant de maux et de misère à côté de son trésor, l'ivrogne avec sa bouteille ou sous le tonneau. Toute passion emporte sa peine et sa maladie, et quiconque a vécu sans aimer n'a pas droit aux regrets.

* *

Une caractéristique beaucoup plus générale et subtile a été faite entre les deux sexes : la pruderie chez les vieilles filles et une galanterie fardée chez les vieux garçons. Pour se rencontrer encore quelquefois, cette distinction a vieilli comme toutes choses. Elle était vraie surtout dans la bonne société, instruite et policée du xviiie siècle et a persisté, par imitation, dans la bourgeoisie au commencement de celui-ci. Ce trait de mœurs excita si vivement la verve des auteurs contemporains qu'il est presque tombé sous leurs critiques. Au lieu d'être la règle, il n'est plus qu'une très rare exception survivant au passé. Démodé tout à fait, il est tombé en désuétude.

En contradiction avec le positivisme régnant, où tout s'exprime crûment et sans périphrase, où « un chat est un chat et Rollet un fripon », ce caractère

différentiel du célibat ne saurait plus être invoqué.
Les filles du jour, frisant la quarantaine, ne rou-
gissent plus de parler aussi aisément des enfants et
de la manière dont ils se font que les mères de famille ; elles affectent même d'aimer ceux-ci plus
qu'elles en s'en occupant très activement. Les demoiselles de 20 à 25 ans, se faisant leurs institutrices ;
celles qui étudient la médecine et la chirurgie, même
sur l'homme, pour mieux prévenir, abréger leurs
souffrances et guérir leurs maladies, offrent un spé-
cimen frappant des mœurs actuelles. Quant aux vieux
garçons, ils se font remarquer plutôt par leur cynisme
et leur salacité que par leur galanterie.

Une différence plus accentuée semble les distinguer. Dès leur première jeunesse passée, les filles,
au lieu de vivre seules et retirées, ont toujours une
amie, célibataire comme elles, veuve ou même mariée. Plus âgées, elles deviennent ainsi les commen-
sales d'un ménage.

Au contraire, le vieux garçon, après 35 ans, vit
seul et isolé, sinon avec sa famille. Les libertins et
les débauchés sont l'exception, en continuant à faire
leur société des femmes et des hommes indistinctement selon leur choix. On peut juger par là de leurs
habitudes et de leurs mœurs.

La plus dangereuse, lorsqu'ils sont vieux, c'est
pour les garçons, d'être toujours sujets à caution,
comme les filles à la jalousie. Exemples : le colonel
Gouraud faisant à 65 ans ses projets d'avenir sur une
enfant de 15 et Sylvie Rogron à 50 ans, en devenant
jalouse jusqu'au crime !

MESURES PRÉVENTIVES ET RESTRICTIVES

Il paraît bien difficile de restreindre le célibat en France, malgré sa prédominance actuelle. Le respect de la liberté individuelle et la facilité, la rapidité des communications entre tous les peuples civilisés du globe — non plus seulement pour leur commerce et leurs transactions, mais entre leurs habitants même les plus sauvages — s'opposent à toute réglementation de l'état civil des individus. L'émigration et l'immigration réciproques entre les pays les plus éloignés avec l'Europe défient l'extinction de sa population, surtout depuis la conquête de l'immense empire de l'Inde et l'enfoncement triomphal du mur infranchissable de la Chine avec ses 435 millions d'habitants. Devant ces sources intarissables d'êtres humains et la conquête croissante des peuplades de l'Afrique, l'Amérique, notre principale ressource il y a moins d'un demi-siècle, n'est plus guère qu'une quantité négligeable. L'Europe, qui domine toutes ces différentes parties du monde, n'a donc rien à craindre ni à redouter avec son effectif moindre de population.

Juste et rationnel quant à l'Europe, ce raisonnement de nos législateurs, d'après l'exemple de M. J. Simon, cesse de l'être en s'appliquant à la France en particulier. L'Europe unie n'a plus à redouter l'invasion des barbares, qu'ils viennent du Nord ou du Midi. Elle est actuellement en mesure de repousser tous ses ennemis, de quelque côté qu'ils l'attaquent.

Elle l'a montré en allant ensemble ou séparément les combattre victorieusement sur leur propre terrain. L'exemple des Anglais reculant contre les barbares du Soudan, est une nouvelle preuve que leur intérêt est opposé à cette conquête.

Il en est tout autrement si ses différentes parties indépendantes continuent à se faire la guerre entre elles, pour se disputer la prééminence, comme elles en ont la disposition trop prononcée depuis les conquêtes allemandes. Par sa situation, la France est ainsi des plus menacées. Sa population, après avoir représenté le quart de celle de l'Europe entière, il y a un siècle, est actuellement réduite au septième. Elle en était le second peuple comme nombre et se trouve descendue au quatrième rang. Tels sont les résultats des fatales guerres des Napoléons, la diminution progressive des naissances, la mortalité considérable des nourrissons et l'augmentation des célibataires, entretenue et encouragée par la prostitution, comme on l'a vu aux EFFETS.

Dans une situation plus prospère et alors qu'il occupait la plus grande partie du monde connu, l'Empire romain, dans son immensité, se crut obligé d'imposer le mariage à tous ses membres pour sa conservation, comme l'avaient fait avant lui les Républiques florissantes de la Grèce : Athènes, Sparte et Lacédémone, afin de maintenir leur puissance. Outre les guerres à l'extérieur, il y avait les discordes civiles, les triumvirats, les proscriptions qui entraînaient l'affaiblissement de la cité antique. A Rome en particulier, la race des hommes libres, des vrais

citoyens, disparaissait peu à peu par les guerres, la
stérilité des unions et même les plaisirs. Les esclaves
formaient le nombre, comme la démocratie actuelle,
et l'on eût beau les affranchir, les mettre dans le
Sénat ou dans l'armée, ils gardaient toujours une
âme servile et donnèrent ainsi l'exemple de toutes
les bassesses sous les empereurs et de toutes les timidités devant les barbares. Telle fut la principale
cause d'affaiblissement de toutes les Républiques
anciennes ; juste retour des institutions qui font bon
marché de la liberté et de la dignité humaines.

Sans vouloir faire aucune comparaison antinatio-
nale, ni établir de rapprochement entre cette situation et celle de la France actuelle, n'y a-t-il pas,
dans les causes précitées de sa dépopulation, des
éléments aussi défavorables à sa puissance, sa prospérité et son avenir? Sous l'influence du positivisme
régnant, chacun vit et agit exclusivement en vue de
son bien-être et de son ambition personnelle, au
détriment de l'intérêt public. Ceux qui ont le devoir
immédiat d'y travailler concourent souvent à sa
ruine dans leur propre intérêt. On brigue et l'on
accepte les fonctions publiques ni par devoir ni
dévouement, mais pour en profiter en sacrifiant
tout à sa cause et à ses opinions, afin de les faire
triompher. Le pays est ainsi engagé, lancé dans des
guerres folles, des entreprises ruineuses, pour asseoir
le crédit des plus puissants, au mépris des intérêts
de la nation. Vivre et jouir est la maxime suprême
et favorite du jour, incompatible avec les charges de
la famille et les devoirs envers l'État. Rester céliba-

taire longtemps, afin de se marier tard dans les meilleures conditions de fortune ; n'avoir qu'un ou deux
enfants, sans la peine de les élever en les envoyant
en nourrice où il en meurt plus de la moitié ; voilà
le raisonnement égoïste de la généralité.

Que les célibataires s'interrogent bien et portent
leur attention sur ce point spécial de leur corps ou
leur esprit. Tous ont une passion quelconque qui
les empêche de considérer le mariage à son véritable
point de vue, dans son but élevé et patriotique de
la génération, de la moralité et du dévouement. Qu'ils
cherchent à vaincre, par la discussion, les objections
soulevées par leurs passions, dans leur esprit craintif,
timoré ou malade, et ils en triompheront. Beaucoup
n'ont jamais connu les joies ni les délices de l'union
dans toute sa pureté et c'est pourquoi ils fuient le
mariage et en ont peur.

∴

Faut-il laisser une complète liberté à cet égard?
Les esprits les plus compétents sont divisés pour répondre ; mais l'affirmative est soutenue par la plupart des économistes et des socialistes modernes.
« Que le célibat soit étudié dans ses conséquences
économiques, rien de mieux ; mais tant qu'il y aura
de quoi satisfaire à tous les besoins sociaux, le
mieux est de laisser à chacun liberté pleine et entière, » dit l'un d'eux. « Soumettre les célibataires à
une peine, selon Rossi, ce serait punir quelqu'un
de ce qu'il ne marche pas quand il n'a pas de jam-
bes. » Cette comparaison suppose faussement que le

défaut de mariage a toujours un empêchement radical, ce que le progrès de la prostitution et le concubinage démentent hautement.

« Au contraire, ajoute Rossi, si les moyens existent, il y a alors de deux choses l'une : ou la société est à l'état normal, et il est inutile de prononcer une pénalité pour forcer à une chose que chacun fera de lui-même dans la limite de ses moyens personnels; ou, s'il y a manque de mariages, de procréations légitimes, cet état révèle un vice social, une gangrène morale dans la société, et ce ne sont pas les lois pénales qui pourront y porter remède. »

On invoque à l'appui les lois romaines contre les célibataires, n'aboutissant qu'à des destructions déplorables d'enfants; les lois Julia et Poppœa, édictées en 757 et 762, rendant les célibataires incapables de tous legs et de toute succession, dont le trésor impérial héritait à leur place. En vigueur jusqu'à Justinien, cette législation ne réforma rien ni personne. « En vain l'on tonne en plein Sénat contre les célibataires comme Auguste; en vain l'on décrète contre eux des impôts spéciaux, dit le docteur Monlau, le célibat persiste malgré tout comme un symptôme fatal et pathognomonique de la décadence des empires. » Et si plus tard le mariage et la procréation des enfants légitimes devinrent en honneur, on l'a dû aux progrès de la civilisation et à la réorganisation complète de la société.

Qui ne voit la contradiction même, l'antagonisme de ces doctrines fatalistes du laissez faire, laissez passer. Si l'amélioration à cet état social démoralisé et désorganisé, ruineux et décadent, s'est faite ensuite, n'est-ce pas le devoir du législateur d'en étudier, d'en préciser les causes? Il est facile d'invoquer les progrès de la civilisation et la réorganisation de la société ; il faudrait dire en quoi ils consistaient. C'est le mot de l'énigme que personne ne cherche ni ne dit et qu'il est cependant le plus important de trouver, de découvrir. S'il faut attendre fatidiquement du temps seul la manifestation spontanée de ce progrès, l'État peut s'écrouler et la nation disparaître avant qu'il n'arrive, surtout en ne modifiant pas les voies et moyens en vogue.

Telle est la tolérance absolue du célibat, alors que le mariage est réglé et soumis à une législation coûteuse et rigoureuse dans tous ses détails pour en restreindre souvent la réalisation. Il est même encouragé, facilité par la prostitution publique officielle et toutes les formes de la prostitution clandestine, le célibat religieux des deux sexes et son obligation dans le service militaire, par toutes les entraves restrictives mises au mariage. La plus simple réciprocité devrait donc également exiger quelques restrictions au célibat, sans cause apparente ni nécessité. On institue justement le divorce pour la dissolution des ménages désunis, afin de leur permettre de se reconstituer dans de meilleures conditions, et l'on ne fait rien pour régulariser et légaliser les ménages unis dans le concubinage et l'immoralité. N'est-il pas honteux pour l'État et l'Église que d'anciens prêtres soient réduits à vivre dans cet état, sans pouvoir se marier comme Français, pour légitimer leurs

enfants, ni être reçus comme tels, à les reconnaître
ou les adopter autrement?

L'inégalité entre ces deux états différents, opposés, est donc palpable et choquante. Le mariage —
qui protège et soutient la morale, la société et les
lois, entretient la santé et prolonge l'existence — est
entravé, empêché par les règlements en vigueur;
alors que le célibat — source de prostitution, d'a-
dultère, d'illégitimité, de concubinage et tous les
crimes en résultant — en est provoqué, entretenu,
prolongé. C'est donc absolument le contraire de ce
qui devrait avoir lieu. Dans ces conditions, le déficit
dans la natalité légitime est inévitable, infaillible.
Et pourtant, jamais une population de bâtards n'a
été d'un bon exemple; c'est l'immoralité en évidence et la destruction de la famille. Les indications
légitimes du célibat prolongé ou indéfini sont assez
nombreuses et fréquentes pour lever toutes celles
qui l'entretiennent induement. En facilitant par là
la réalisation légale de beaucoup de mariages, on
favorisera la reconnaissance des enfants naturels, et
le concubinage sera diminué d'autant. Les bonnes
mœurs y gagneront ainsi que la morale publique et
la population.

Encouragement au mariage. Les dépenses et les
formalités exigées pour le mariage en France sont
une cause de concubinage; d'où l'augmentation des
naissances illégitimes, des bâtards. Cet obstacle relativement considérable pour des ouvriers pauvres,
parfois sans ressources, les fait même reconnaître

leurs enfants sans se marier. A Paris, où le fait
s'observe surtout, il y a jusqu'à 28, 29 et 32 recon-
naissances de ce genre pour 100 déclarations d'enfants illégitimes dans les arrondissements de Reuilly,
les Buttes Chaumont et Ménilmontant, comme le docteur Lagneau l'a démontré à l'Académie de médecine
le 17 février 1885. Ne devrait-on pas faciliter ces
mariages civils, sans frais ni déplacement, lorsqu'ils
sont possibles par un accord réciproque ? La moralité de ces unions et de leur famille se rétablirait
ainsi sur des bases plus solides ; autrement, c'est
l'abjection persistante de la mère et des enfants, la
misère et souvent la séparation, comme l'a dit l'abbé
Corbière, page 122.

Ces facilités au mariage ne s'entendent guère jusqu'ici que de la diminution ou la suppression des
formalités exigées en France pour sa célébration et
des frais en résultant. Ce sont des empêchements
réels dans certains cas, et il suffirait que les mairies
s'entendissent ensemble, en vérifiant l'exactitude
des déclarations verbales des parties intéressées sur
leur état civil, pour faire disparaître cet obstacle. Le
consentement nécessaire des parents s'obtiendrait
souvent à aussi bon marché par l'entremise des
maires et, avec l'authenticité du timbre de la mairie,
une simple lettre par la poste, visée pour timbre,
pourrait remplacer tous les actes et les expéditions
exigés à la réalisation du mariage. Le célibat en concubinage de nombreuses personnes cesserait ainsi,
au bénéfice de la légitimité de leurs enfants.

La moralité de ces ménages n'en sera pas améliorée? objecteront les puristes. C'est une erreur, au moins pour les personnes auxquelles la légalité suffit, en les mettant d'accord avec leur conscience, pour leur donner force et courage à mieux remplir leurs devoirs. La légitimité acquise des enfants suffirait d'ailleurs à justifier cette réforme et à la faire tenter.

Ces conditions sont d'ailleurs applicables à bien d'autres cas, sans aucune disposition pénale ni mesure coërcitive contre ceux qui s'y refusent absolument. Le rétablissement du divorce, en mettant justement fin au concubinage forcé des époux séparés judiciairement, devrait s'étendre à tous ceux qui vivent ainsi dans le désordre et l'immoralité sans pouvoir régulariser leur position ni reconnaître leurs enfants. Tels sont les prêtres défroqués que la chaîne des ordres oblige à vivre en dehors du mariage. Que tous ceux qui le sollicitent y soient admis librement, comme les religieux séculiers affranchis de leurs vœux, et aussitôt des milliers de jeunes et vieux s'y présenteront, à l'exemple de l'éloquent abbé Loyson. Délivrés du joug qui pèse sur eux et les enlace, ils formeront les meilleurs citoyens par des ménages exemplaires, et, en légitimant leurs enfants, pourront au moins les faire admettre à recueillir leur succession ; ce que la loi leur refuse dans l'état actuel.

De même des nombreux militaires en exercice, retenus dans le célibat par les difficultés pécuniaires exigées pour la permission ministérielle de leur mariage. Ces grandes armées de célibataires, mainte-

nues par les États, entretiennent des désordres et des
scandales inséparables du libertinage, de la prostitution, de l'immoralité et du concubinage, sinon de
l'adultère. Que de bâtards, semés ici et là au hasard,
seraient remplacés par des enfants légitimes, s'il leur
eût été permis, au début, de s'attacher une compagne fidèle. Bien des maladies et des journées
d'hôpital seraient aussi évitées en pareil cas. Trop
de rigueur à ce sujet prive l'armée de plus de bons
officiers qu'elle ne lui en conserve.

Le casernement des prostituées et leur inscription
officielle les enchaînent encore bien plus fatalement
au célibat que leur métier. Cette inscription dépend
ordinairement de la jeunesse, l'ignorance et surtout
la misère de ces filles, encore plus que de leurs méfaits. Par là, elles sont rivées indéfiniment à rester
filles, alors que tant d'autres femmes galantes, de
théâtre, de brasserie, se livrant également à la prostitution, et aussi dangereuses qu'elles pour la salubrité publique, se marient quand elles en trouvent
l'occasion.

N'est-ce pas une injustice flagrante — devant cette
égalité du libertinage et du vice, avec le même danger de la syphilis dans le mariage et encore moins
de chances pour la génération à venir — que cette
inscription flétrissante, cause de tant de scandales et
de réclamations, maintenant ses victimes dans le
célibat perpétuel ? Abolissez donc cette marque infa-
mante ! Elle serait efficacement remplacée par l'action
de la police s'exerçant uniformément contre les unes
et les autres et les punissant également, en cas de

contravention, de délit ou de récidive. Une sur cent se sauverait-elle par ce moyen que ce serait assez pour le justifier. On n'aurait plus à déplorer ces exécutions sommaires envers des créatures humaines, ni à les tenir en maison comme les bêtes fauves dans leurs cages, ou s'il s'agissait d'animaux malfaisants enragés. Quiconque fait de la prostitution, hommes et femmes, doit être également assujetti à ce régime, sans que les filles soumises y soient seules exposées.

En laissant la prostitution libre de s'exercer, aux risques et périls de tous ceux qui s'y livrent, l'administration aurait aussi plus de liberté d'en réprimer les écarts. N'ayant plus la responsabilité suspecte et risquée d'entretenir, protéger et garantir l'innocuité et la salubrité de l'institution immonde, dégoûtante et dégradante, de l'inscription officielle, elle n'aurait plus à distinguer la fille en maison, en carte, c'est-à-dire enregistrée, de celle qui ne l'est pas. Leurs clients auraient seuls à s'en informer et à prendre leurs précautions. En ne la garantissant plus sous aucune forme — et l'on verra au *Faux célibat par prostitution* combien cette garantie est v..ne et trompeuse — ils se défieraient davantage et seraient plus réservés. Au contraire, les agents agiraient en toute sécurité, sans crainte d'erreur, toujours possible sous le régime actuel, surtout la nuit. Ils auraient à surveiller uniformément leurs actes et à les réprimer également, en cas d'outrage à la morale ou aux bonnes mœurs. Plus de différence entre la prostitution inscrite et clandestine! l'une ne vaut pas mieux que l'autre et ceux qui la fréquentent, l'entretiennent en la partageant, en profitent ou la soutiennent, méritent d'être traités de même que les prostituées dont ils sont les complices. C'est l'unique moyen de restreindre cette lèpre sociale et le célibat qui en est la conséquence.

Décentralisation. Ce n'est pas assez de faciliter le mariage en levant tous les obstacles qui peuvent l'empêcher; le législateur doit surtout l'encourager par tous les moyens en son pouvoir. Il est d'observation que sa plus grande fréquence est chez les peuples où la richesse est bien répartie et les droits sociaux distribués avec équité, c'est-à-dire proportionnés aux devoirs. De là le proverbe: Où naît le blé, il se fait un mariage. Le célibataire libertin et volontaire se rencontre ainsi plus fréquemment dans les grandes villes que dans les campagnes, où tous ceux qui le peuvent se marient et même ceux qui se laissent guider seulement par l'impulsion naturelle ou l'irréflexion.

Ces indications précises ne suffisent-elles pas à montrer aux gouvernements la marche à suivre pour extirper le cancer du célibat volontaire ou imposé par la misère? L'émigration croissante des campagnards vers les grandes villes en est le premier moyen. Si le sol, la culture de la terre, offrait une rémunération suffisante à leurs besoins, ils y resteraient attachés, s'y marieraient et y élèveraient leurs familles. Il faut donc encourager, favoriser l'agriculture par le dégrèvement de la terre, en imposant proportionnellement l'industrie, le commerce et la finance des grands

centres, qui appellent tous les bras en leur offrant
l'appât d'un bénéfice, d'un gain, ou des salaires supérieurs.

Il faut plus encore pour satisfaire les appétits in-
satiables et désordonnés de la démocratie actuelle.
Émancipée tout à coup par le suffrage universel,
conquis de haute lutte avec la bourgeoisie contre
la royauté, la noblesse et le clergé, elle prétend
partager et profiter comme elle de tous ses droits
antérieurs. Sans considérer que la bourgeoisie a acquis le bien-être, l'aisance, même la richesse dont
elle jouit et le capital qui fait sa puissance dans
l'État, par de longs siècles de labeurs, de patience,
d'ordre et d'économie sans relâche, elle veut lui disputer tous ses biens et ses avantages actuels de par
son égalité politique, en lui disant : Partageons. Ne
pouvant y parvenir par le droit, elle essaye de la contrainte et de la force de ses bras, en exigeant des
salaires de plus en plus élevés lui permettant de
jouir à son gré. Avec ce capital du travail et des salaires de sept à dix francs par jour, la plupart des
ouvriers actuels mènent une vie plus facile et plus
douce que les anciens rentiers de 1848, date de leur
émancipation. Les paresseux invoquent même la
force brutale, la révolution.

De là l'affluence des ouvriers français et étrangers
des deux sexes, par leur immigration dans nos grands
centres, où ils forment ces pépinières de célibataires,
entretenant la prostitution, la débauche et le vice.
La plupart ne travaillent que pour s'amuser et ne
songent à s'établir en général qu'à un âge avancé ;

tandis que le mariage est de bonne heure l'unique avenir du cultivateur et de l'ouvrier rural. Les émigrants étrangers, souvent repoussés ou expulsés de leur pays, deviennent ainsi une charge pour l'assistance et la charité publiques, au détriment des nationaux pauvres ; car les plus laborieux et vaillants, venus pour amasser un pécule, s'en retournent dès qu'ils ont atteint leur but. Il en est très peu qui restent et se naturalisent. L'augmentation et l'activité de la population des grandes villes se font ainsi au détriment des campagnes, de plus en plus désertes et incultes, et où l'on devrait au moins retenir et fixer les étrangers.

Enrayer ce mouvement et le diriger en sens contraire, est donc le but qui s'impose en France contre le célibat croissant et la dépopulation qui en résulte. Il suffirait à cet effet de mettre obstacle à l'entrée facultative de tout ouvrier des campagnes, surtout de l'étranger, dans nos grandes villes, lorsqu'il est sans ressources, ni connaissances, ni promesse de place ou d'emploi, d'occupation quelconque ou de références. On obligerait ainsi une foule d'imprévoyants ou de vagabonds à rester à la campagne pour y fournir des bras à l'agriculture, à les y attacher, au lieu d'aller traîner la misère dans les villes dont ils sont la plaie et le danger. Un simple service de police au départ et à l'arrivée suffirait à assurer ces déplacements de fantaisie ou de hasard, sans que la liberté individuelle ait à en souffrir.

Annuler les unions absolument stériles, comme

celle des pseudo-hermaphrodites, serait encore un moyen de favoriser la génération légitime et l'accroissement de la population. La loi ne doit pas seulement dissoudre par le divorce tous les mariages mal faits ou malheureux ; elle devrait annuler de fait tous ceux qui sont contractés dans des conditions contre nature. L'erreur du sexe par des difformités apparentes chez l'homme ou la femme, et s'opposant absolument à la génération, comme il en existe des exemples assez fréquents, devra être à l'avenir une cause de nullité de mariage. Il y a, en effet, erreur manifeste dans la personne, exigée par la loi, lorsque croyant épouser une femme, d'après son acte de naissance, l'homme ne rencontre qu'un être imparfait, du même sexe que lui, comme c'est le cas le plus commun. Des femmes ont aussi trouvé souvent une femme au lieu d'un homme. D'où l'addition proposée par la commission du Sénat à la loi du divorce, que tous ces mariages monstrueux, consacrés par erreur, soient annulés après constatation, sur la demande des intéressés. La proposition en a du moins été faite par la Société de médecine légale, d'après notre intervention, signalée page 91.

Ce n'est pas assez. Il se rencontre aussi dans le mariage des époux bien conformés au physique, mais dont le moral perverti les rend également impropres aux fonctions de la génération. De préférence aux rapports naturels, ils recherchent la sodomie, le saphisme ou d'autres aberrations sexuelles. Des exemples relatés à *l'Onanisme à deux* s'en sont produits devant les tribunaux. A la condamnation criminelle, s'ensuit sans doute la séparation ou le divorce ; mais la nullité du mariage avec de tels monstres ne serait-elle pas plus justement applicable, d'accord avec la législation précitée ?

On le voit, il ne s'agit de contraindre personne au mariage. Forcer quelqu'un à se marier aujourd'hui en France est certainement irréalisable, impossible ; ce serait folie d'y penser. Favoriser, encourager celui-ci, est l'unique tâche à remplir pour diminuer le célibat ; car s'il prenait le dessus, il mettrait bientôt la société et le pays en péril d'être modifiés, amoindris, diminués. Il doit donc être prévenu, réprimé, sinon empêché. La diminution de l'accroissement de la population se manifeste en France depuis que l'on se marie moins et plus tard qu'il y a un demi-siècle ; mais surtout par la décroissance continue et progressive de la natalité. Il faut donc trouver un remède efficace à ces deux plaies béantes ; autrement, les flots pressés des Teutons et des Anglo-Saxons déborderont assurément pour faire place à leur trop plein, si des mesures urgentes ne rétablissent l'équilibre de la population française, pour leur tenir tête.

C'est en frappant ceux qui restent dans le célibat, par goût et égoïsme ou des passions honteuses, que l'on atteindra le plus sûrement cette plaie antisociale dans sa source. Une distinction publique, éclatante, doit être établie entre ceux qui se créent de lourdes charges pour être utiles au pays et contribuer à sa puissance et quiconque s'en exonère volontairement pour s'assurer une vie plus commode, tranquille et agréable.

L'interdiction de la recherche de la paternité, édictée dans l'article 340 du Code civil, est évidemment la principale cause du célibat. La liberté de semer des bâtards sous la protection de la loi, sans aucune pénalité, est un *modus vivendi* trop commode pour les libertins séducteurs d'échapper au mariage et à la charge des enfants, pour n'y pas sacrifier. Ce sont ordinairement les plus vicieux, sans cœur ni conscience. Combien de filles trompées et abandonnées avec leurs enfants, à la faveur de cet article inique et formel ! Rien ne prévaut contre lui : ni promesse écrite de mariage, ni reconnaissance de paternité, si elle n'est authentique et légale. La preuve même d'avoir vécu maritalement avec la mère, de l'avoir aidée, entretenue, d'avoir assisté à l'accouchement, payé les mois de nourrice, tout cela est insuffisant si l'homme, même libre, refuse de s'en reconnaître le père, ou si, ne pouvant nier cette paternité, il ne veut pas l'endosser.

Dura lex, sed lex. Les filles le savent bien et ne prennent ainsi aucune précaution, ne demandent, n'exigent ni promesse ni preuves contre leurs séducteurs. Une fois mères, il ne leur reste qu'à souffrir, pleurer, supplier, ou bien c'est le désespoir, sinon la vengeance par le vitriol ou le revolver. Voilà tout ce que le pauvre enfant a à recueillir sur sa naissance, c'est son unique héritage, s'il n'est sacrifié d'avance par l'avortement, l'infanticide, le meurtre.

Malgré ces résultats épouvantables, cette loi a ses défenseurs. Permettre la recherche de la paternité serait la porte ouverte, dit-on, à tous les abus, les

tentatives de chantage, les procès scandaleux. Cette
crainte même ne serait-elle pas aussi le frein le plus
salutaire contre les dépravations criminelles des su-
borneurs, célibataires et mariés? Les exigences des
filles les mettraient au moins sur la réserve et leur
inspireraient l'idée et le goût du mariage, en étant
pour un certain nombre le seul moyen d'arriver au
but. La publicité de ces scandales serait aussi un
utile sujet de réflexion pour y penser, comme le cha-
rivari fait autrefois dans les campagnes à la fille
enceinte. Sans forcer personne au mariage, cette
recherche permise serait, par les dommages-intérêts
accordés à l'enfant, une juste punition du mal commis et la réparation du tort fait à autrui.

En droit même, tout enfant, à moins d'être conçu
notoirement dans la prostitution et le vice, a son
père putatif dans les campagnes et il doit en être
ainsi dans les villes pour le plus grand nombre. Que
de filles pauvres, ignorantes, simples, sont ainsi
séduites et subornées par leurs maîtres, patrons ou
employés! Quand des preuves de cette paternité
existent — et elle est souvent indéniable par la ressemblance des traits et l'hérédité de certains signes
particuliers — la loi devrait en faire profiter l'enfant,
sur la demande de la mère, pour lui assurer, à défaut du nom, les moyens d'être élevé, instruit et
établi selon sa naissance. Ce droit était reconnu autrefois par les plus illustres dignitaires et souverains
en accordant titres et dignités à leurs bâtards que
plusieurs ont illustrés. Puisque la prostitution est
établie et tolérée, la loi doit au moins rétablir la

moralité publique en accordant aide et protection aux
victimes de leur honneur, surpris et trompé comme
elle l'accorde contre la force et la violence. Le gouvernement républicain, dont la mission est surtout de réprimer les abus, tracer les devoirs, secourir les faibles
et les opprimés, pauvres et ignorants, doit accomplir
cette réforme, comme la demande lui en est soumise.

Impôt célibataire. Quiconque se refuse au mariage, sans motif plausible ou patent, ni autre
cause avouable que son caprice ou sa liberté, n'est
évidemment pas dans les mêmes conditions sociales
que la personne mariée, père ou mère de famille.
Il échappe par là à une foule de charges et de servitudes publiques. Exempt de communauté et d'association, il n'en supporte pas les frais. Ne dépendant que de lui-même et de son bon plaisir, il peut
à son gré dépenser et jouir d'une fortune mobilière
considérable, sans payer le même tribut à l'État que
les gens mariés, toujours obligés, l'un pour l'autre
et leur progéniture, à des actes conservatoires ou de
propriété exigés pour l'avenir et passibles de droits
et d'impôts. Les communautés religieuses en sont
la démonstration. Ne serait-il pas équitable de le
soumettre, en échange, à un certain âge, à un impôt spécial annuel, fixe ou proportionnel à sa fortune ? Le produit pourrait même en être attribué
exclusivement à l'élevage des enfants trouvés. Il
serait sans doute impuissant à atteindre tous les
célibataires et inapplicable à d'autres; mais il serait
une marque distinctive pour la plupart. Celui que

l'égoïsme, l'intérêt ou l'avarice retient dans le célibat aurait du moins ce stimulant pour se corriger.

La privation de l'électorat, à 35 ou 40 ans, avec
tous les droits et les privilèges qu'il confère, agirait
beaucoup plus directement et efficacement pour rappeler ses devoirs à chacun. Elle serait une obligation, en le menaçant, de s'occuper à contracter mariage, pour satisfaire son ambition aux fonctions
dont l'État dispose dans ses institutions de tout ordre, ne fût-ce que celle de maire ou de conseiller
municipal dans sa commune. Instituteur, garde-
champêtre, facteur rural, ou tout autre poste, obligerait à se marier.

C'est le droit le plus strict et direct à opposer par
l'État aux devoirs dont le célibataire tend à se dis-
penser envers lui, en refusant de former une famille,
d'élever des enfants pour lui fournir des soldats, des
citoyens et des mères de famille. Le célibataire
manque à tous ces devoirs, en ne s'occupant pas du
soin ni du sort des enfants, en refusant de reconnaître même ses bâtards, lorsqu'il en a. Il ne mérite
donc pas de jouir des mêmes droits politiques que
ceux qui remplissent ces devoirs sociaux. Il n'y a
pas de droit sans devoir corrélatif et quiconque ne
remplit pas celui de citoyen est indigne du vote, en
n'ayant d'autre intérêt égoïste, dans l'État ou la
commune, que le sien propre.

L'échange serait donc juste. Rien pour rien. L'É-
tat n'a pas de faveurs à accorder à qui ne veut pas
contribuer à ses charges. Il ne résisterait évidem-

ment à cette épreuve que ceux qui y seraient forcés
et ceux-ci ne sont en général guère capables d'exercer leurs droits civils. Si ce sont des eunuques, ils
n'ont pas les qualités morales pour en faire usage ;
pas plus que les égoïstes, les libertins, les paresseux, les joueurs, les ivrognes, et à plus forte raison
les avares. Où donc est la base du droit d'électeur
à quiconque ne peut ou ne veut pas se marier
et élever des enfants ? Quel emploi dans l'État peu-
vent-ils remplir utilement et dignement ?...

Un autre avantage de cette épreuve serait de prévenir en partie les mariages tardifs des vieux célibataires repentants, qui, en majorité, forment des
unions disproportionnées, outrageant la morale par
les mobiles qui y président le plus souvent de part et
d'autre : l'intérêt chez les jeunes, la lubricité chez
les vieux. En étant un scandale physiologique, ces
mariages font encore du mal à l'État, car ils ne peuvent être ni heureux, ni donner des enfants robustes.
Les produits de la vieillesse sont généralement ca-
cochymes, malingres, débiles, faibles ou délicats,
lymphatiques, sinon scrofuleux. Ce sont des jeunes-
vieux, n'ayant ni l'apparence, ni la force vitale des
enfants nés dans des conditions normales.

La seule ressource restant en pareil cas, pour
réparer les fautes commises et les torts faits par les
célibataires, serait d'imiter l'exemple d'un de leurs
collègues. C'est l'institution, peut-être unique au
monde, de la *contre-rosière* fondée à Stains, près
Saint-Denis (Seine). Par son originalité, elle est bien
digne d'un vieux garçon Il a légué, il y a longtemps

à la commune, une rente annuelle de 400 francs, en faveur d'une fille-mère, à condition qu'elle élèverait son enfant et le garderait jusqu'à seize ans. Victime peut-être de la bâtardise ou de l'abandon, sinon ayant conscience d'avoir laissé des bâtards sans s'en être occupé, il a voulu, dans un louable sentiment de remords, leur être utile après sa mort. C'est un bon acte de repentir du tort commis envers la société, l'humanité. Pour faire le bien, mieux vaut encore tard que jamais.

Primes aux familles nombreuses. Encourager et récompenser hautement les familles chargées d'enfants par des distinctions, des bourses, des primes et des avantages de toutes sortes pour ceux-ci, serait le complément logique et rationnel des mesures précédentes pour relever le chiffre de la natalité qui décroît dans des proportions effrayantes, comme on l'a vu. Entre les divers moyens déjà proposés par les médecins pour arrêter cette pente fatale, celui-ci serait un acte de haute philanthropie politique autant que de justice, sinon de charité, mais surtout un exemple de moralité publique propre à aider efficacement au relèvement de la population. L'exemption du service militaire de l'aîné, des bourses pour ceux qui s'en montrent capables, ne suffisent pas, c'est la justice pour tous; l'État devrait en adopter pour en faire ses pupilles.

La cause la plus active de son amoindrissement est, en effet, la restriction volontaire apportée à la procréation. Cette doctrine funeste, érigée en système

dans certaines provinces par la stérilisation préméditée et calculée des unions sexuelles, libres et conjugales, pour les rendre frustres comme Onan, y réduit
les naissances légitimes au plus bas chiffre, tandis que
les illégitimes s'élèvent au plus haut. Comparant les
neuf départements où la natalité est la plus faible,
comme en Normandie, et les neuf où elle est la plus
forte, comme en Bretagne, le docteur Layet a démontré que le coefficient d'illégitimité est beaucoup
plus élevé dans la première que dans la seconde,
malgré la pauvreté relative de celle-ci sur celle-là.
Affaire de mœurs, de sol, de religion, a-t-on dit; au
contraire, le positivisme exagéré du Normand et son
extrême prévoyance, sa parcimonie, font toute la
différence et le mal. Il retarde toujours à former une
famille et l'illégitimité prédominante résulte de son
célibat, tandis qu'en se prolongeant davantage chez
le Breton, rien de semblable n'en résulte, grâce aux
bonnes mœurs entretenues par la religion régnante.

Il faudrait donc développer les tendances à l'expansion colonisatrice dans ces départements où la restriction est en honneur, en offrant de grandes
concessions territoriales aux émigrants. L'exemple
contagieux des familles restreintes chez les parents
n'agirait plus sur les enfants et avec la vie à meilleur
marché, le changement d'habitudes et le défaut
d'imitation, ce spectacle navrant et immoral de la
stérilisation volontaire pourrait diminuer sinon disparaître en France.

Les mesures fiscales, tendant à restreindre le célibat religieux, sont indiquées à ce mot.

CÉLIBAT VOLONTAIRE

FACULTATIF, PRÉMÉDITÉ, CHOISI

Tout acte doit émaner de la volonté de celui qui
l'exécute. Le mariage, en particulier, étant soumis
d'une manière absolue au consentement public formel, écrit, de la personne qui le contracte, le célibat
volontaire parait devoir être le plus fréquent de tous,
c'est-à-dire la règle. La soumission passive, l'obligation, la force morale ne peuvent être que des exceptions rarissimes pour un acte aussi important et
personnel. Seuls, les faibles ou simples d'esprit,
idiots ou imbéciles, peuvent s'y laisser aller sans
savoir ce qu'ils font. La loi devient alors leur tutrice
naturelle en les rendant incapables de le contracter,
à moins que des parents coupables s'en rendent
complices en cachant ce défaut rédhibitoire. Tous les
autres empêchements individuels ou sociaux étant
parfois surmontés efficacement pour cet acte public et

solennel, il est donc admissible que le célibat dépend de la volonté dans la plupart des cas.

La résolution ferme et spontanée s'en forme très rarement dans la jeunesse; il faut attendre l'âge de la réflexion, après l'expérience des passions, pour en connaître le besoin, la nécessité. L'enthousiasme seul peut y entraîner avant. D'où l'erreur et l'abus d'y consacrer dès l'enfance ou l'adolescence, comme c'était la coutume autrefois dans les familles nobles.

Le célibat religieux, le plus sévèrement imposé en apparence aux catholiques d'après le Concordat, n'est-il pas volontaire en prononçant les vœux? Des enfants sont sans doute engagés dans cette voie dangereuse à leur insu et forcés de s'exécuter au moment solennel, à défaut de toute autre issue. Ils n'avaient pourtant qu'un mot à dire à leur majorité pour rester libres. Par honte d'avouer également leur crainte ou leur horreur du mariage, beaucoup de vieux garçons, de filles surtout, fuient ainsi le foyer paternel ou se jettent dans un couvent pour mieux y échapper. Pourquoi donc ceux qui restent passivement au séminaire ou au couvent n'agissent-ils pas de même en en sortant? C'est donc bien toujours le célibat volontaire, caché ou déguisé. Il deviendra d'autant moins facile et fréquent à l'avenir, pour les filles intelligentes, que l'enseignement à la mode et les professions libérales leur ouvrent des carrières indépendantes, sans recourir à cette dure extrémité.

N'est-il pas également volontaire, celui de tous ces ouvriers et ouvrières, invoquant la misère et la pauvreté pour ne pas se marier et dont tant vivent souvent ensemble dans la dissipation, le libertinage, la débauche, la paresse et l'oisiveté, quand ils ne se soutiennent pas dans la prostitution et le concubinage? De même de tous ces employés de commerce, de l'industrie et de la finance, ne voulant rien sacrifier de leurs aises ni de leurs divertissements en se mariant, pas plus que les coquettes de leur toilette. A tous, il faut de l'argent, toujours de l'argent, beaucoup d'argent, pour s'établir et avoir des enfants. Autrement, ils restent célibataires, sans faire la moindre économie pour se marier. Cela est passé de mode. Il faut s'amuser quand on est jeune, sauf à rester ensuite vieux garçon ou vieille fille, si l'on ne rencontre pas un parti avantageux. Voilà le raisonnement actuel.

Et l'amour-propre, l'orgueil, la vanité de toutes ces demoiselles sans fortune, élevées comme les petites marquises d'autrefois à ne rien faire que de la musique, de la peinture ou tout autre art d'agrément, comment les satisfaire pour les obtenir en mariage? Un homme d'une position sortable, correspondante à leur nom, leur éducation, leur rang dans la société, peut seul y aspirer. On oublie et l'on cache que les grands-parents étaient d'extraction fort inférieure et les parents eux-mêmes: cordonniers, cochers, épiciers ou marchands de vin, couturières et modistes. En devenant propriétaires d'une bicoque, ou jouissant d'un emploi supérieur dans les chemins de fer ou toute autre administration financière, ils déguisent habilement leur origine sous le titre générique de négociants. Se faisant ainsi riches souvent

sans l'être, mais passant pour tels d'après leur train
de vie, ils affichent les plus grandes prétentions
pour leurs filles, douées de tous les arts d'agrément
et ne sachant souvent pas leur français, malgré leur
brevet d'instruction primaire. On ne dit plus ici que
l'on ne *veut* pas, mais que l'on ne *peut* pas les marier
autrement. C'est la manière détournée d'insinuer, si
elles restent pour compte après 25 ans, que leur
célibat est involontaire.

On peut en dire autant des vieux garçons cherchant toujours à se marier, sans jamais trouver, à
cause de leurs prétentions insensées. Leur nom, leur
position et le plus souvent leur... bêtise, leur sot
amour-propre, les empêchent d'épouser celles qui
leur plaisent, et qui ne les accepteraient pas, tandis
que celles qu'on leur présente ne sont plus assez
jeunes, ni jolies, ni riches pour leur plaire. Sous ces
divers et futiles obstacles d'âge ou d'intérêt, de
beauté ou de profession, il n'y a donc jamais qu'un
célibat volontaire par le défaut même de cœur et
d'amour. Sa véritable origine est ainsi dans l'égoïsme
de part et d'autre.

On rivalise réciproquement et à qui mieux mieux
pour savoir qui a ou gagne le plus d'argent, afin
de mieux vivre et s'amuser ; l'amour est un accessoire. Comment l'égoïste manquant de cœur pour-
rait-il aimer et se donner, quand il vit pour lui seul
ou aux dépens des autres ? Tel est le secret le plus
commun du célibat volontaire se rattachant à des
causes accessoires qui masquent ou voilent l'igno-
minie de ce vice affreux.

A entendre les personnes qui refusent de se marier lorsqu'on leur propose ou leur demande, à l'âge et en santé propices, c'est absolument le contraire. Elles ont toujours un motif quelconque à alléguer, ceci ou cela, en dehors de leur volonté personnelle. L'amour du célibat pour vivre seul, isolé, est si contraire et antipathique à la nature humaine, qu'elles ne répondent jamais franchement : *Je ne veux pas.* On leur demanderait pourquoi et n'ayant aucune réponse vraisemblable ni avouable à faire — ce qui serait injurieux pour elles ou leurs familles — elles s'en tiennent aux plus communes : la profession, l'âge, la position ou la famille ne leur convenant pas, sinon c'est la taille, parfois la bouche ou le nez et, à défaut d'autres imperfections physiques, on invoque le nom, comme dans M. Gaudichon.

Pour mieux donner le change et s'en défendre, elles et leurs parents même n'admettent d'autre célibat volontaire que celui des malades, infirmes ou estropiés, alors qu'il est manifestement forcé.

En persistant, ces faux-fuyants accusent toujours la volonté bien arrêtée de ne pas se marier. Ils en sont les indices et souvent les preuves. Pour ne pas se trahir, il en est qui gardent de Conrart le prudent silence, jusqu'à ce qu'on finisse par les oublier et les laisser tranquilles, comme elles disent. Celles atteintes de difformités cachées, de passions ou de maladies secrètes, préfèrent ne pas les avouer, comme celles qui ont des intrigues ou un faux ménage en ville. Elles font croire à un célibat volontaire, alors qu'il est forcé. La confirmation s'en acquiert

13.

en leur faisant toutes les avances possibles. Les propositions les plus avantageuses et tous les témoignages de la plus grande tendresse, de l'amour le plus sincère, ne peuvent les décider ; elles restent insensibles, froides et refusent obstinément. C'est montrer que leur siège est fait.

Suivant l'apparence ou les habitudes de ces réfractaires de parti pris au mariage, il est toujours possible à leur entourage, avec un peu de clairvoyance, de découvrir la cause probable qui les retient dans le célibat, et qu'ils prétendent cacher. Des suppositions malveillantes, injurieuses, dégradantes, s'élèvent ainsi contre eux, sinon des accusations publiques ne manquent guère d'être formulées dans le cercle plus ou moins étendu de leurs connaissances. C'est là leur punition.

⁂

Le libertinage anticipé des deux sexes en est la principale cause. La satisfaction naturelle ou artificielle des besoins génitaux éloigne du mariage à l'âge voulu par leur exagération même ou leur dépravation. Pour mieux satisfaire ses goûts ou ses passions, l'individu est fatalement entraîné au célibat par ses habitudes de désordre et l'éréthisme croissant de ses organes. Filles et garçons tombent ainsi dans la prostitution, condamnation formelle au célibat. Dans leur démoralisation réciproque, ils perdent toute confiance l'un dans l'autre et le mariage n'est plus pour eux qu'une affaire d'intérêt ou une convention de nécessité. L'amour en est toujours

absent, car ils sont aussi incapables de l'inspirer que
de le ressentir.

A ceux-là, il faut opposer la sage maxime de
Thalès : « Redoute la volupté, elle est mère de la
douleur. » Par l'excès ou l'abus qu'ils en ont fait
dans leur jeunesse, il est bien rare que l'impuissance
et la stérilité ne succèdent pas dans l'âge mûr. Après
avoir longtemps fraudé dans le concubinage, des
amants se mariant tard ne peuvent souvent obtenir
les enfants qu'ils désirent, comme trois exemples en
sont relatés dans la *Stérilité*, page 63. Souvent même,
des maladies spéciales en sont le résultat dans leur
vieillesse.

Si l'égoïsme inné, une froideur native, un caractère triste et morose sont des obstacles au mariage,
ces vilains défauts, lors même qu'ils existent en
germe, apparaissent rarement chez les jeunes gens.
Ils sont atténués, neutralisés par l'insouciance et
l'expansion juvéniles et tous les excitants de cet âge
heureux. Des causes secondaires adjuvantes, comme
une extrême laideur, des difformités, une mauvaise
santé, la diathèse strumeuse, scrofuleuse ou rachi-
tique peuvent seules les mettre en évidence dans la
jeunesse, à l'âge même du mariage.

Autrement, ils n'apparaissent que plus tard, lorsque l'état et le goût du célibat sont déjà dessinés. La
cause qui l'a provoqué et l'entretient, est alors clairement perceptible et appréciable. C'est l'égoïsme ou
la paresse pour les uns, le défaut d'énergie morale,
l'amour du bien-être ou de la tranquillité pour les
autres. L'une de ces passions animales suffit à le

déterminer à l'exclusion de toute autre, et il devient
de plus en plus facile de la reconnaître en s'accentuant avec l'âge. D'où la confusion fréquente de ces
éléments principaux avec des causes accessoires.
Toute personne, si laide et difforme soit-elle, peut se
marier, quand elle veut bien fermement échapper au
célibat.

Sous le prétexte de l'amour de Dieu ou d'une vocation invincible pour son service, le célibat religieux
n'a souvent pas d'autre cause. L'égoïsme en particulier, comme la plus fréquente et puissante déter-
mi a ion du célibat volontaire, y conduit généralement la plupart de ceux qui embrassent l'état ecclésiastique ; la pr uve en sera faite à ce mot. L'activité
de corps et d'esprit, exigée dans plusieurs ordres
voués à l'enseignement et la prédication, exclut manifestement cette supposition ; mais c'est confirmer
l'opinion générale que de l'attribuer spécialement au
prêtre qui, après sa messe, n'a souvent qu'à manger,
digérer et dormir.

Le célibat volontaire forme ainsi la plus grave
plaie de la société moderne par tous les défauts, les
mauvais exemples, les vices et les crimes qu'il y introduit. Son unique but est d'exonérer de toutes
les charges publiques et privées, afin de permettre
de vivre mieux à son aise, en donnant un libre essor
aux penchants les plus désordonnés. L'affectionnivité
qu'il développe est toujours imparfaite, incomplète,
et n'arrive jamais à constituer la dualité humaine,
ni la triplicité sociale de la famille. Au contraire,
elle est essentiellement funeste par les amours qu'elle

entretient, en fomentant nécessairement la prostitution, ou en violant le lit conjugal. Il est toujours
ainsi en rapport étroit avec la diminution relative
ou absolue du nombre des mariages, le relâchement
des mœurs et la dépopulation.

*\
* *

Dès que filles et garçons de 18 à 22 ans fuient les
réunions et les amusements communs de leur âge :
la danse, les soirées, concerts et spectacles, il faut
soupçonner des préoccupations secrètes, cachées, des
goûts ou des habitudes solitaires toujours niées et
dissimulées avec soin. Une passion idéale, platonique
pour un parent ou une amie d'enfance suffit à produire une rêverie monotone que rien ne peut distraire, sinon la vue ou la rencontre de la personne
aimée. L'attente du plaisir se manifeste alors par
une loquacité aimable, des préparatifs inusités et
une joie passagère que la tristesse habituelle ne tarde
pas à remplacer. Ces signes, observés dans l'attente
d'une simple entrevue, suffisent à déceler cette cause.

Ce besoin d'aimer, de s'attacher à quelqu'un ou
quelque chose est surtout impérieux chez le garçon
aussitôt après la puberté. Il faut qu'il ait un ami ou
une amie pour lui communiquer toutes les tendresses
qui débordent de son cœur, de son âme, et lui faire
ses aveux, ses confidences. Les plus chastes et réservés manifestent cette impulsion secrète par un redou-
blement de baisers à la mère ou à la sœur qui a leur
confiance. A ce défaut, une passion quelconque s'em-
parera de lui par l'assiduité à la lecture, l'étude opi-

niâtre d'un sujet quelconque, la chasse, la promenade,
le théâtre, la danse ou les jeux. L'exubérance de la
vie est si grande à cette période, chez l'adolescent bien
constitué, qu'il faut absolument qu'elle se dépense
d'une manière ou de l'autre. De là le danger des internats à cet âge. Ceux adonnés à l'onanisme solitaire ne peuvent s'empêcher de le confier à un camarade pour savoir s'il en est de même ou s'entretenir
des moyens de se débarrasser de cette funeste habitude. Ce sont les plus ardents, d'après les révélations
reçues, et les plus exposés à tomber dans les excès
contraires, dès qu'une femme s'empare d'eux.

L'onanisme est la plus fréquente et la plus dangereuse de ces causes, en entraînant à repousser, sous
divers prétextes, le mariage lorsqu'il se présente. En
se prolongeant, cette fatale habitude amène facilement de graves aberrations génitales. Sous le couvert
de la plus simple amitié entre personnes du même sexe
— dont on ne se défie pas assez dans le monde —
cette amitié peut se changer bientôt en amour réciproque des filles comme des garçons entre eux. Un
masturbateur de 20 ans m'avouait récemment, après
s'être amusé avec ses camarades, avoir éprouvé, de
16 à 18 ans, la plus vive et tendre attraction pour
deux ou trois de ses condisciples pendant son internat au collège. Ce sentiment amoureux l'absorbait au
point de le distraire de ses pratiques solitaires pendant un ou deux mois; il ressentit un si vif chagrin
de ne pas le voir partagé par l'un d'eux qu'il en conçut une sombre jalousie contre lui. Que cette inversion de l'amour se rencontre à l'unisson chez deux

élèves, et ils pourront ainsi y donner suite et se corrompre mutuellement sur les différentes gammes de l'onanisme à deux, sous les apparences de la plus pure et parfaite amitié. Des exemples, relatés dans l'*Onanisme*, en ont été rendus publics par les tribunaux.

Une tendre intimité est si naturelle à cet âge que l'on ne veut rien soupçonner de dangereux dans ces causeries soi-disant innocentes, et ces promenades en tête-à-tête. Ces secrets ne sont pour ainsi dire que des futilités, mais le cœur est si tendre et les épanchements sont si doux que les plus graves perversions résultent parfois de ces confidences.

Sans être aussi facilement découvertes ni avouées par les filles, même au confessionnal, ces pratiques n'en sont pas moins fréquentes et fatales. Si rien n'y vient mettre obstacle entre amies de pension après leur sortie, elles peuvent être une cause de célibat volontaire, quand les parents ne se préoccupent ni ne s'inquiètent, pour les rompre, de ces tendres intimités de jeunes filles, encore plus faciles à entretenir et à cacher que chez les garçons. Un baiser suffit à produire l'éréthisme et à entretenir la passion du saphisme. Elles se renouent facilement d'ailleurs avec d'autres, tant que dure le célibat. Toutes ces entrevues amicales entre adolescents du même sexe sont donc suspectes, si elles ont lieu dans le secret et l'isolement qui conviennent seulement à l'amour.

Le faute en est souvent aux parents qui provoquent et facilitent ces dangereuses intimités entre camarades ou amies. Trop rigides ou sévères, ils refusent la moindre liberté à leurs enfants, à l'âge où ils en ont le plus besoin pour le développement de leurs sentiments naturels. Sous prétexte ou par crainte de mauvaises connaissances, les garçons ne doivent pas sortir sans eux avant que la loi les appelle sous les drapeaux et ils refusent de conduire leurs filles dans le monde, afin de ne pas les rendre trop mondaines.

Ils permettent les entrevues ou les promenades avec le camarade choisi ou l'amie préférée qui ont leur confiance, parce qu'ils en connaissent la famille et l'honorabilité, la moralité. De là des visites fréquentes et réciproques entre les enfants. Tandis que les parents causent ou travaillent au salon, ils s'enferment dans leurs chambres, où ils peuvent aisément se faire toutes les confidences, les caresses et les démonstrations possibles. Tout est permis sous ce verrou de la prison et les parents sont tranquilles et rassurés dès qu'ils s'y trouvent. Étrange et aveugle sécurité, aussi fausse que dangereuse, et ne pouvant amener que de funestes résultats! Il est toujours préférable de les faire rester, causer et s'amuser en public. Des gestes ou des paroles suspectes qu'ils pourraient y surprendre seraient encore moins pernicieux que leurs secrètes confidences.

Si ces précautions sont utiles et nécessaires pour certaines natures trop impressionnables, elles sont dangereuses à la majorité des jeunes garçons et filles qui trouvent dans le mélange et le contact public des deux sexes les meilleurs éléments stimulants pour le développement normal de leurs sentiments réciproques. Caserner ceux-ci et cloîtrer celles-là, en les enfermant séparément et leur refusant de se rencontrer, se réunir et se mêler ensemble pour l'exercice de leurs plaisirs communs, jeux et danses, est aussi contraire à l'hygiène du corps qu'à la moralité de l'esprit. Dès l'âge de 16 à 17 ans, de quoi veut-on que les deux sexes, réunis séparément en toute liberté, s'occupent et s'entretiennent, sous l'influence des désirs et des pensées érotiques qui germent en eux? Ils se communiquent leurs impressions, leurs sensations et leurs réflexions réciproques à cet égard, parce qu'ils en sont obsédés. C'est la préoccupation maitresse de leur esprit et le plus hardi ou savant sur ce sujet enseigne ainsi ce qu'il sait au plus ignorant et réservé. De là leur instruction commune et souvent leur apprentissage de l'onanisme et ses différentes formes. Ils s'entendent et se comprennent à demi-mot, tandis que leur pudeur native les empêcherait, au contraire, d'en parler devant l'autre sexe ou du moins ils s'en préoccuperaient autrement.

**

Par un contraste frappant, des mobiles diamétralement opposés déterminent aussi parfois le célibat. Ce n'est plus la luxure même produite par la prédominance, le prurit de l'instinct génital, l'effervescence des désirs et des passions subjuguant l'esprit et la raison, mais l'anaphrodisie morale, un tempérament froid, torpide, religieux, laissant toute puissance à l'esprit, à la réflexion sur les sens. Des jeunes gens faibles, anémiques, à la puberté tardive, incomplè-

tement développés, craintifs et timorés, quoique très
-intelligents, à l'esprit rêveur, romanesque, comme
Werther, ou élevés dans les principes d'une morale
austère, sont restés dans un célibat persistant en
doutant d'eux-mêmes, de leurs forces et leurs désirs.
Entraînés dans des liaisons amoureuses, ils se font
des scrupules exagérés pour les mener à fin. Tout en
désirant se marier, ils hésitent sans cesse. De là leur
tristesse, leur mélancolie, des idées sombres, de suicide, qu'ils réalisent parfois dans leur désespoir et
leur isolement. Ils n'en sortent qu'en y étant amenés presque à leur insu par des parents ou des amis.
Plusieurs ont vécu ainsi dans la chasteté de longues
années et ont fini par le célibat religieux. C'est l'exception, comme les autres sont la règle; mais ces cas
n'en sont pas moins réels et devaient être signalés.

Sauf de rares exceptions, l'essentiel est donc de
mettre de bonne heure filles et garçons en présence,
pour éviter le trouble de leurs fonctions spéciales et
le dérangement de leurs idées ou de leur esprit. Il ne
s'agit pas assurément de surmener les filles, comme
le font tant de mères pour les marier plus tôt, en allant
constamment des magasins chez la couturière ou la
modiste; ne rentrant que pour sortir aussitôt, comme
les Benoiton, courant du concert au théâtre ou de
bal en bal en hiver; aux eaux, à la mer, sinon en
voyage en été. Cette vie à toute vapeur du plaisir au
plaisir, sans repos ni relâche, est précisément ce qui
trouble la santé et la vie de tant d'entre elles par la
surexcitation et la fatigue en résultant. De là l'anémie
et toutes les maladies nerveuses qui en sont la con-

séquence. Le travail dans une vie calme et tranquille, parsemée d'amusements, d'agréments raisonnables et intermittents, est tout ce qu'il faut.

Cette forme de célibat est souvent aidée en le partageant à deux, entre parents de sexe différent surtout, comme frère et sœur, père et fille, mère et fils et même nièce et oncle. Les exemples en sont assez fréquents. Son caractère est de n'être absolument ni volontaire ni forcé. La communauté des goûts et des intérêts le rend si facile, par la tolérance et les services mutuels, que nous en avons fait une forme spéciale et intermédiaire en en traitant séparément.

Les garçons timides, craintifs et impressionnables à l'excès y sont aussi déterminés par la pensée de rester en affront en ménage. Ceux qui ont abusé de la masturbation dans leur adolescence sont particulièrement enclins à cette crainte puérile. L'instabilité de leurs désirs, autant que le trouble de leur esprit et de leurs sensations, les exposent surtout à des faillites dans leurs essais de rapports sexuels plus ou moins hasardés. Qu'ils en éprouvent accidentellement ou que des pollutions nocturnes s'ensuivent, sinon un écoulement du sperme par la constipation, et les voilà effrayés ; ils se croient dès lors fatalement condamnés à l'impuissance ou à la stérilité. Beaucoup de célibataires de 25 à 30 et 40 ans hésitent à se marier par ce seul motif, en s'y croyant impropres, alors que des rapports normaux et réguliers, où président l'amour et une confiance mutuelle, comme dans le mariage, sont leur unique port de salut.

Il en est même d'assez naïfs et pusillanimes qui

refusent de se marier par crainte de s'épuiser en remplissant leur devoir conjugal. L'absence de désirs d'une part et leur continence prolongée de l'autre, en sont les motifs ordinaires ; mais surtout une éjaculation tardive, prolongée. Aucun n'est absolument valable, car si ces garçons sont plus prolifiques les uns que les autres, l'usage et l'occasion suffisent à exciter la fonction spermatique sans nuire au corps. « Je ne conseille pas, dit Platz, à des personnes bien constituées, de s'astreindre à une abstinence mal raisonnée, dans la crainte d'user leurs forces ; c'est au contraire un moyen de les affaiblir que d'exiger de la nature, c'est-à-dire l'organisme, un sacrifice auquel elle ne peut se prêter et qu'elle repousse, en raison des obstacles qu'on lui oppose. » (*De oblectamentorum incommodis*, Lips, 1740).

Un sentiment analogue, la crainte, la peur de la maternité fait aussi rester un certain nombre de filles dans le célibat. C'est le contraire de la majorité, se mariant surtout en vue de cette fonction inhérente à la femme et tout à son honneur. La plupart de ces exceptions sont des filles lymphatiques, simples, timorées et froides à l'excès. Tous les médecins accoucheurs ont rencontré de ces primipares, épouvantées en se voyant enceintes, contrairement aux femmes rachitiques, difformes, bossues ou boiteuses qui ne s'en inquiètent pas assez. Leur célibat n'est donc pas plus regrettable que celui des libertins et des débauchés par l'hérédité dont leur progéniture est menacée.

La même crainte existe pour la postérité de ceux qui restent volontairement célibataires par immora-

lité, égoïsme, intérêt ou tout autre mobile. Il faut en
effet que la cause déterminante, passion ou vice, ne
serait-ce que l'originalité ou l'entêtement, soit plus
forte que le penchant et le goût si naturels du mariage pour les neutraliser, les annihiler. Ce n'est
pas alors l'idée du célibat qui se transmet aux
enfants ainsi conçus, mais la passion même, l'excentricité qui le produit chez le père et la mère. Il
peut ainsi s'entretenir et augmenter, jusqu'à l'extinction des doctrines positivistes qui le provoquent,
le favorisent et la réforme des mœurs immorales en
résultant.

Il est difficile de citer ici des exemples à l'appui
de ce célibat par l'impossibilité même de convaincre
personne d'y être resté volontairement. L'avouer,
c'est proclamer son immoralité, ses vices, comme les
prostituées et les pédérastes. Si quelques frondeurs
déclarent effrontément, sans vergogne, leur goût
pour cet état, c'est plutôt en vue de se vanter impudemment de leurs prouesses et leurs bonnes fortunes
de libertinage que l'aveu de n'avoir jamais pensé au
mariage. Où est donc le libertin qui ne l'a pas invoqué près de ses victimes pour les séduire? Le nier,
c'est avouer que les femmes galantes ou de vulgaires
prostituées ont été leur seul point de mire. Ces faits,
ni probants ni convaincants, seraient donc inutiles,
superflus; on les prévoit assez.

Les filles ne reconnaissent jamais être restées volontairement dans le célibat par aversion ou mépris
du mariage; ce serait se condamner à la honte et au
mépris publics. Les hommes ni les mères ne leur

pardonneraient d'avoir menti à l'amour et au dévouement de leur sexe, de s'être refusées aux passions
qui le rendent si touchant, et surtout à la maternité
qui lui donne sa prééminence. Une cause adjuvante
est toujours invoquée à l'appui pour le justifier, serait-ce, à défaut de toute autre, leur réflexion, leur
liberté ou leur indépendance. Les parents en connaissant les raisons de leurs refus, pourraient seuls,
les en convaincre, s'ils n'étaient ordinairement aveu-
glés.

Les religieux, garçons et filles, l'avouent implicitement par leur excuse légitime. On verra au *Célibat
religieux* et *par amour* combien souvent elle est
fausse et erronée.

CÉLIBAT OBLIGATOIRE

IMPOSÉ, FORCÉ

Dès que la volonté de vivre seul n'est pas libre, spontanée, délibérée, le célibat est obligé, imposé ou forcé, comme le mariage l'est trop souvent aussi. La diversité d'interprétation de ces mots comprend tous les degrés intermédiaires entre ces deux formes principales, opposées, constituant la généralité des cas. L'absence ou l'indécision de cette volonté en est l'unique exception ; d'où le *Célibat par indifférence* formant la scission absolue.

La force ici diffère beaucoup. Il y a la force physique et la force morale ; la force de la volonté, de la conscience, du devoir ; celle de l'autorité et de la loi. Il y a des degrés dans celle-ci et bien des variations dans celle-là, suivant les individus, d'après la rectitude de leur esprit, leur raison et leur conscience, la délicatesse même de leur cœur.

Le devoir, l'obligation ne sont pas uniformes pour tous au sens moral, surtout en face d'un acte aussi grave et impérieux que le mariage. Une passion impétueuse comme l'amour, quand elle y préside, peut surtout en altérer et même en annihiler le sentiment. De là les nombreuses variétés de ce célibat.

Il est issu des coutumes féodales par l'institution du droit d'ainesse en faveur du premier-né mâle des grandes familles ou du second chez les Vénitiens. Tous les autres enfants étaient relégués dans un célibat forcé. Habitués au jeu, à la chasse, à la débauche, tous ces célibataires, jetés violemment dans une carrière antipathique : l'armée, la magistrature ou l'église, restaient des modèles d'incontinence, de mœurs déréglées et de libertinage, dans toute l'acception du mot.

D'après Marc, écrivant il y a un demi-siècle, le célibat comprenait seulement ceux que l'opinion religieuse y entraîne et ceux que l'inertie de leur tempérament y pousse. Une foule d'autres causes étrangères le déterminent au contraire, tandis que la frigidité, la timidité, des organes ou des sentiments imparfaits, ne suffisent pas toujours à y retenir ceux qui en sont atteints. Beaucoup d'estropiés, infirmes ou difformes, y sont notamment condamnés.

La limite en est parfois difficile à saisir, impossible même à fixer ; d'où sa confusion latente avec le célibat volontaire et l'importance de la dissipertout d'abord. L'obligation purement morale de ne pas abandonner un parent, un ami, un bienfaiteur, ou de ne pas leur déplaire par une cause quelconque, en se mariant, peut retenir les deux sexes dans un célibat prolongé et même indéfini, alors qu'un mariage projeté est désiré, convenu. Que de fiancés se sont patiemment attendus de la sorte réciproquement, au-delà du temps fixé et même du temps voulu ! Il suffit que la volonté d'observer sa promesse ou son devoir soit plus forte, énergique, que celle du mariage — diminuant toujours avec le temps, passé un certain âge — pour le retarder indéfiniment. Aussi ces fiançailles indéterminées existent surtout entre vieux ; sorte de célibat conditionnel, formant l'intermédiaire entre ces deux variétés distinctes, comme le *Célibat par indifférence.*

Il est volontaire si le mobile en est désintéressé, sans condition, par devoir pur, dévouement ou générosité. En le préférant au mariage, sans y être obligé, le célibataire montre qu'il éprouve plus de joie, de bonheur et de satisfaction qu'en remplissant sa promesse conjugale. L'obligation précisée, rémunérée ou intéressée, le devoir s'imposant par l'hérédité ou un don, rend le célibat obligatoire, forcé. Aussi est-il le plus souvent incertain, temporaire et mal observé, dans ces conditions. Des entrevues secrètes ou des rapports clandestins ont lieu entre les jeunes amoureux et le mariage triomphe bientôt du célibat. Un concubinage dérobé s'ensuit même à un âge avancé pour tenir plus sûrement sa promesse, comme il y en a de nombreux exemples.

Il est encore involontaire chez ceux qui le subissent par nécessité, la misère ou le soutien des parents ; certaines obligations d'études, de recherches,

de voyages, incompatibles avec le mariage. L'entrée
de quelques professions en est ainsi une condition
sine qua non pour en retirer tous les avantages ou
les honneurs en ressortissant. Les militaires, les
artistes et les savants sont particulièrement dans ce
cas ; mais ce n'est jamais là qu'une prolongation
plus ou moins limitée d'un célibat suspensif ou à
temps. Sa durée indéfinie est soumise bien plus au
caractère, au tempérament, à l'esprit de l'individu,
qu'à la profession. La preuve en est dans son défaut
d'observation absolue et sa cessation variable suivant ces conditions.

Il est obligé chez toute personne se reconnaissant
inapte à l'union conjugale par une conformation
vicieuse ou difforme des parties externes de la génération ; le pseudo-hermaphrodisme en particulier.
Par l'impuissance en résultant, elle s'expose à ne
pouvoir réaliser l'union sexuelle, à des souffrances
et des lésions personnelles, aux reproches de son
conjoint et jusqu'à l'annulation juridique du mariage.

Le plus radicalement forcé résulte de l'impuissance physique. Pas moyen de songer au mariage
en pareil cas. Un peintre suisse de 38 ans, parfaitement constitué en apparence, m'en offrait l'exemple
il y a trois mois. Masturbateur passionné jusqu'à
vingt ans, il n'avait cessé qu'à l'apparition de pollutions spontanées. Une blennorrhagie suivie de bubon,
contractée avec une prostituée dans ces conditions,
augmenta le mal. Il n'a pas cessé depuis en empêchant toute érection. La moindre pensée, regard, pa-

role ou toucher lubrique détermine aussitôt une pollution, même le jour, debout, assis, surtout en chemin de fer par les secousses et la dureté du siège. Aucune lésion locale appréciable. L'action topique de l'ergotine a amené une certaine amélioration, sans permettre encore de rapports normaux.

De même des filles non réglées ou mal conformées par un bassin difforme, rétréci, comme des garçons privés de testicules ou atteints d'aspermatisme. Tout en pouvant réaliser l'union sexuelle, la génération étant impossible, le célibat est licite et approuvé par les lois civiles et religieuses; l'exiger serait encore mieux.

Le célibat religieux conviendrait de préférence à tous ces infirmes; l'amour qui peut naitre en eux, parfois avec autant d'ardeur que chez les mieux constitués, aurait au moins un but. Leur âme trouverait son aliment dans l'amour de Dieu et il serait facilité et mieux observé par les conditions de la vie religieuse, énumérées à ce mot.

*
* *

Il est aussi exigé, imposé légalement à la plupart des militaires, jeunes et vieux, durant leur service actif, dans les divers États. L'obligation pour ceux-ci de venir au secours des veuves et orphelins de leurs soldats et officiers morts, en est le principal motif. Il est surtout prescrit en temps de guerre, tandis que Franck, en vue de celle-ci, conseilla le mariage en Allemagne pour augmenter sa population. La tolérance en était si grande en Espagne, en 1852, que sur

8.597 officiers et sous-officiers d'infanterie, 1879, soit le tiers, étaient mariés ou veufs. Devenu plus rigoureux depuis lors, il est toujours limité en formant le *Célibat prolongé*.

Tout en déplorant, dans sa *Médecine sociale*, ces grandes armées de célibataires entretenant les désordres inséparables du célibat, A. Garnier est d'avis qu'il est nécessaire, comme le docteur Sainte-Marie. Les habitudes domestiques et familiales différant de celles de la garnison, du bivouac et du campement, il a remarqué que les chefs et officiers mariés sont moins propres aux commandements actifs et périlleux que les célibataires. De là les entraves mises au mariage des officiers qui ont à justifier, pour en obtenir la permission, d'une dot de la femme équivalente à un revenu proportionné à son grade, de manière qu'en cas de mort, femme et enfants ne soient pas entièrement à la charge de l'État.

Il n'est pas nécessaire d'invoquer d'autres considérations sentimentales à l'appui. On comprend que la guerre ne soit pas précisément favorable au mariage ni aux soins paternels de la famille; mais en temps de paix, le militaire n'est-il pas aussi apte que tout autre à en remplir les devoirs? Le fait est que la plupart des officiers se marient avant leur retraite. C'est même une condition indispensable pour que la femme ait droit à la pension et les enfants aux avantages correspondants. C'est donc là un véritable encouragement. Ne pouvant être alternativement célibataire en temps de guerre et marié pendant la paix, le militaire ne semble pas plus voué au cé-

libat que les autres hommes, surtout depuis que les
guerres ne sont plus qu'un accident rare, passager et
très court dans sa carrière. Tout le reste de son temps
peut être consacré à sa femme et à ses enfants, con-
curremment avec ses devoirs militaires. Il y trouvera
le grand avantage de ne plus être réduit à employer
ses loisirs au café, à l'estaminet, à la mess, qui sont
les lieux ordinaires de réunion, comme les sous-
officiers et les soldats à la cantine.

Contre ce mariage, on a dit que les plaisirs du lit
conjugal, les douceurs de la famille, énervaient vite
l'énergie physique exigée pour le service militaire.
C'est précisément tout le contraire. En tempérant et
régularisant ces plaisirs, la vie conjugale n'expose
plus à la dissipation et aux excès de toutes sortes du
libertinage des célibataires. Les charges inévitables
du mariage imposent l'ordre et l'économie, et la
régularité de la vie d'intérieur est une garantie de
force et de santé. Le but de Platon, en prohibant le
mariage aux guerriers de sa république idéale, était
de rendre seulement femmes et enfants communs
entre eux. Ils appartenaient à tous et à personne en
particulier. C'était simplement la polygamie grecque.

Prétendre que le militaire laissant à la maison
une famille qui réclame son appui n'ira pas exposer
sa vie avec courage à la brèche; que l'agitation des
marches, l'embarras et l'incertitude en tout sont incompatibles avec le mariage qui condamne à la conservation, la prudence, la timidité, la soumission et
parfois l'esclavage, c'est ne tenir aucun compte des
conditions actuelles de la guerre. Le militaire com-

14.

battant, officier comme soldat, une fois engagé, n'a plus que le souci de triompher pour son pays, son foyer et ceux qu'il y a laissés. S'il y pense dans l'action, ce sera pour en être excité, stimulé, et s'en montrer plus digne pour leur honneur, leur profit et son propre avancement. Il y a plus de lâcheté à craindre du célibataire, n'ayant à penser qu'à lui, sans rien à conserver, surtout s'il est égoïste comme la plupart.

Est-ce que le mariage a empêché la plupart des Allemands mariés de la *landwher* d'envahir notre sol à l'envi en 1870? Pourquoi les Français n'en feraient-ils pas autant, en cas de nécessité d'une revanche? Ne sont-ils pas les fils des glorieux républicains de 92 qui, à l'envahissement du sol de la patrie par ces mêmes Allemands, ont tous couru aux armes, aux cris patriotiques de la *Marseillaise*? La patrie est au-dessus de la famille, et doit être plus chère à tout citoyen valide que père et mère, femme et enfants. Ceux-ci lui feraient même un devoir de les quitter pour courir à son secours. L'expérience contredit donc tous ces raisonnements en faveur du célibat militaire.

Il est, avec le service obligatoire actuel, comme celui des religieux, une cause puissante de dépopulation et de corruption des mœurs. L'envahissement des camps, des forteresses et des casernes par des prostituées, en est partout la preuve. De là des maladies vénériennes en résultant, des frais de traitement et des non-valeurs au rang. Il s'ajoute ainsi à la guerre et aux révolutions, aux famines et aux disettes l'insalubrité, les endémies et les épidémies, la misère ou paupérisme, le luxe et la corruption, pour décimer l'humanité.

Une modification notable tend heureusement à s'introduire à ce sujet, depuis les guerres récentes de la Prusse. L'obligation du service militaire pour tous les garçons valides de 20 à 40 ans, en commandant de laisser la faculté du mariage aux hommes de la réserve et de l'armée territoriale, à l'exemple de l'Allemagne, montre de plus en plus que celui-ci n'est pas incompatible avec le service, excepté en activité. Cette période étant diminuée de cinq à trois ans en France, tous les jeunes gens de 25 ans et même au-dessous seront libres, dès cet âge, de prendre femme, alors que cette faculté n'existait autrefois que vers 30 ans. Rompu à son nouveau métier et ayant oublié l'ancien, le soldat ou sous-officier, qui n'était pas rappelé dans ses foyers par un certain bien-être, contractait un réengagement ou se vendait comme remplaçant. Il en résultait des célibataires attitrés. La guerre de 1870 a changé toutes ces conditions; l'armée s'est démocratisée. Nouvelle application du proverbe : A quelque chose malheur est bon.

Un autre effet salutaire semble résulter de ce nouvel état de choses : c'est la diminution des maladies vénériennes et syphilitiques parmi les jeunes troupes. De 95 pour 1,000 hommes d'effectif de 1862 à 1869, la proportion des vénériens est descendue graduellement à 75 en 1875 jusqu'à 60 en 1878, d'après les statistiques du professeur Mathieu, du Val-de-Grâce. Avec le service obligatoire, les jeunes soldats, con-

stamment tenus en haleine par le service et des exercices toute l'année, n'ont plus les loisirs qui les en-
trainaient à la boisson et à la débauche, comme les
vieux soldats et sous-officiers d'autrefois. N'ayant
plus leur exemple, ils rentrent plus sains de corps
dans leurs foyers, fortifiés et en parfaite santé.

*
* *

Le célibat le plus rigoureusement forcé est celui
des marins au long cours, des militaires en campagne,
assiégés dans une forteresse ou une place forte. C'est
l'abstinence absolue pendant des mois, sinon des
années comme autrefois. Elle est pourtant moins
prolongée encore que pour les prisonniers des deux
sexes, condamnés à temps ou à vie et relégués séparément dans des prisons fermées ou des pénitenciers
dont ils ne peuvent sortir. Cette abstinence absolue des
condamnés jeunes et vigoureux, doit être encore plus
dure que les travaux forcés qu'ils subissent. Elle les
provoque et les entraîne fatalement à l'onanisme solitaire et à deux avec toutes ses suites. La rétention
du sperme, agissant comme excitant, peut même
développer le priapisme et le satyriasis chez les plus
chastes, comme le curé de Cours en est un exemple.
Les hommes nervoso-sanguins y sont les plus exposés. Les prêtres et les religieux chastes sont ainsi
réveillés spontanément plusieurs fois la nuit par
des érections violentes et douloureuses qu'ils ne peuvent calmer, éteindre, que par des aspersions locales
d'eau froide.

Ayant observé comme médecin, en 1849, une

centaine d'hommes de 20 à 50 ans, réunis pendant
six mois consécutifs sur un petit navire voguant
sur l'Océan, j'ai constaté à quel degré d'érotisme
le défaut de satisfaction des instincts génitaux, augmenté par l'oisiveté, peut porter des natures grossières et ignorantes. Une lubricité épouvantable, une
salacité dégoûtante, excitées par le priapisme et le
satyriasis dont quelques-uns étaient victimes, régnait
parmi eux. C'était à ne pas descendre dans l'entre-
pont.

C'est pis encore dans les prisons et les pénitenciers,
malgré la discipline rigoureuse qui y règne. Excités
par l'âge, les conversations et tout ce qui se voit et
s'entend, ces êtres corrompus et dégradés se livrent
isolément ou entre eux à toutes les souillures. C'est
là surtout que les natures semblables se recherchent
et s'excitent mutuellement. Comment des liaisons
d'hommes jeunes, ressentant tous les aiguillons de
l'instinct génital et le plus souvent sans conscience
ni espérance pour les réprimer, ne s'établiraient-elles
pas? Si la sodomie n'existait de toute antiquité, elle
eût été inventée dans ces lieux immondes. Un témoin
oculaire écrivait que le soufre et le feu qui détruisi-
rent Sodome et Gomorrhe ne suffiraient pas à puri-
fier la Nouvelle Calédonie. (*Temps*, 17 juillet 1879.)

Le type de ce célibat forcé est encore offert par les
époux judiciairement séparés. Il est aussi absolu et
indéfini, d'après la loi civile, que le célibat religieux.
Avant le rétablissement du divorce, c'était le concubinage organisé, à côté du mariage, avec toutes les
plus tristes conséquences du désordre et de l'immo-

ralité pour les bâtards. Par la tendance insurmontable des séparés à se remettre en ménage, comme les veufs et les divorcés, démontrée par la statistique, cette indissolubilité créait autant de bigamies de fait. Trois ouvriers, sur huit séparés, ont ainsi deux ménages. Les enfants bâtards sont multipliés hors de la famille et les adultérins dans la famille. Voilà le fait de la séparation, dit M. Legouvé. C'est un divorce déguisé qui, en laissant dans la société deux individus sans liens d'affection et unis indissolublement, les condamne à l'immoralité pour satisfaire des besoins naturels, et souvent même celui de la maternité, comme la statistique des causes de séparation le prouve page 46. Heureusement, le divorce rétabli tend à y mettre fin ; le célibat des séparés étant devenu volontaire — et c'est justice — comme celui des divorcés.

**
*

Les effets du célibat forcé sont parfois déplorables par la continence en résultant. Une abstinence trop rigoureuse amène souvent une exaltation de l'appétence sexuelle. Un premier rapport a-t-il lieu que les désirs croissent d'une manière si impérieuse qu'ils deviennent insurmontables. Que de célibataires conduits ainsi dans une maison de prostitution, pour satisfaire ce besoin, y reviennent forcément ensuite, au point de s'en faire une funeste habitude ! Après plusieurs années d'une vie chaste, des personnes distinguées se sont ainsi livrées aux excès les plus déréglés du libertinage. Ce fait s'observe surtout chez les femmes et tous les individus dont l'abstinence était involontaire ou forcée.

D'autres fois, au contraire, les personnes qui, contre leur tempérament ou leur habitude, renoncent absolument au congrès — comme après la mort d'une femme ou d'un mari aimés — contractent une propension à la mélancolie que l'on attribue exclusivement au chagrin, à la tristesse, à la solitude. Mais le même fait s'observe également chez les célibataires isolés. Sous l'influence de la prolongation de cette continence, leurs actions portent d'une manière croissante l'empreinte de l'égarement et de la faiblesse d'esprit.

Ces troubles, chez l'homme, ont été attribués spécialement autrefois à la rétention du sperme. Son abondance dans l'organisme, dit Zimmermann, produit des effets semblables à son épuisement. Baglivi déclare qu'à circonstances égales, les maladies des personnes chastes prennent un caractère plus grave que chez les autres. Frank assure même qu'elles se jugent par une excrétion spermatique chez les célibataires. Sa rétention amène la tristesse et l'épilepsie, suivant Haller, et il n'est pas rare que des pustules hideuses sur le corps et le front en particulier en soient le résultat.

Devant les affirmations catégoriques de maîtres aussi éminents dans l'histoire de la médecine, il serait téméraire de les révoquer en doute, comme en l'absence de faits à l'appui, il est impossible de les contredire. Elles sont pourtant en opposition formelle avec l'observation actuelle. Comment consta-

ter d'ailleurs cette rétention du sperme? La continence, ni la chasteté la plus rigoureuse ne suffit pas
à l'expliquer, puisque l'exonération s'effectue spontanément, et peut s'opérer toujours artificiellement
dans les garde-robes, sans traces apparentes. Les rétrécissements des canaux éjaculateurs et leur obstruction par les maladies de la prostate peuvent sans doute
la déterminer, comme ceux du canal de l'urèthre
s'opposent parfois complètement à l'émission de
l'urine; mais ces cas sont si rares et graves que l'on
ne s'en occupe guère qu'à l'autopsie.

En réalité, la rétention spermatique ne se constate
positivement que par la concrétion, l'épaississement,
la solidification du fluide séminal dans ses réservoirs
naturels. Il se rencontre ainsi sous forme de sympexions dans les vésicules séminales, comme deux
cas seulement en ont été rencontrés chez un suppli-
cié après sa mort et chez un garçon vivant. (*La
Stérilité humaine*, page 402.)

Quant à l'absorption par l'organisme du sperme
en nature retenu à l'intérieur, comme les anciens
l'admettaient, elle n'est prouvée ni par sa présence
dans le sang ni les autres liquides, pas plus que dans
les tissus, le cerveau en particulier. Ses principes
constituants, absorbés en excès par l'organisme, peuvent sans doute être nuisibles, comme ceux du lait
et de la bile. Mais l'abondance de ces sécrétions est
sans rapport avec la raréfaction du sperme et sa parcimonie. Aucune comparaison n'est donc possible
avec les effets morbides attribués par le vulgaire au
lait répandu, aux *épanchements de bile*, ni aux *réten-*

tions d'urine. Celle-ci étant surtout un liquide excré-
mentitiel doit produire, par ses éléments constituants
même, des effets infiniment plus graves, toxiques et
mortels que le sperme, principe essentiel de la vie.

D'où l'erreur d'attribuer ces phénomènes généraux
à la simple rétention locale et mécanique du sperme
par l'abstinence. Il importe donc essentiellement de
la détruire ici. La preuve en est faite par la femme,
privée de ce liquide et souffrant néanmoins plus que
l'homme de la répression de ses désirs vénériens. Sa
surexcitabilité nerveuse, mise en échec par les lois
et les convenances sociales, l'expose à une foule de
troubles et de désordres nerveux, sinon de maladies,
provenant de la chasteté. Les dérangements de la
menstruation, les pâles couleurs, les pertes blanches,
les attaques de nerfs, n'ont souvent pas d'autre cause,
comme on le constate chez les jeunes filles, les veuves
et surtout les religieuses.

Ces divers symptômes et tant d'autres, bizarres et
persistants, alarmants même, ayant cédé parfois à
quelques jours, semaines ou mois de mariage, on a
fait empiriquement de ce moyen une panacée pour
tous les cas de ce genre. Le père de la médecine, énu-
mérant les maladies auxquelles les vierges sont exposées, leur recommande de se marier le plus tôt possible. Venette regarde le mariage comme le plus
efficace remède contre la chlorose. (*Amour conjugal,*
page 357, Cologne 1696.) Tissot montre les suites
désastreuses d'une chasteté outrée par des convulsions violentes avec perte de connaissance, chez une
veuve de 40 ans, très ardente à remplir les devoirs

conjugaux pendant son mariage. Une friction énergique des parties génitales détermina un écoulement
qui la fit revenir de cet accès.

Des faits aussi légèrement observés ont entretenu
et accrédité longtemps la croyance à une éjaculation
spermatique de la femme; toutes les maladies spéciales dont elle souffre ont ainsi été faussement attribuées à la rétention de ce liquide, comme chez
l'homme. Cette erreur persiste même encore chez
les femmes galantes par les manœuvres directes faites
pour obtenir cette prétendue évacuation. La découverte des ovules et leur détachement, leur chute
spontanée de l'ovaire, expliquant la menstruation et
la génération, ont détruit cette supposition ; au contraire, la présence des petites glandes situées dans le
vagin pour favoriser le coït, en rend parfaitement
compte. Elles sont analogues à celles qui se trouvent
dans le canal de l'urèthre chez l'homme pour liqué-
fier le sperme.

Stimulées par les désirs vénériens chez les deux
sexes, ces glandes sécrètent un mucus incolore, clair
et filant, s'écoulant par leurs orifices dans les canaux où elles siègent, comme les glandes salivaires,
au goût ou à l'aspect d'un mets friand, appétissant,
versent la salive dans la bouche. Le coït, en les irritant d'une manière directe et mécanique chez la
femme, augmente encore cette sécrétion. Expulsée
tout à coup lors du spasme cynique, chez les femmes nerveuses, passionnées, elle simule une véritable
décharge, autant par son abondance que la sensation
voluptueuse en résultant. D'où le secret de cette mé-

prise, assez commune pour que de jeunes garçons et même des adultes inexpérimentés confondent le liquide prostatique, dès qu'ils en sont mouillés, avec le sperme, par l'impression voluptueuse qu'ils en éprouvent en l'absence d'aucune émission spermatique.

Beaucoup de femmes ont une foi si profonde et aveugle dans cette fausse éjaculation que tous les excès et les abus de coït sont commis dans cet unique but. Elle devient même une cause d'onanisme vaginal, soit seul, soit entre les deux sexes. Le saphisme entre femmes n'a pas d'autre but. A défaut de la main pour en obtenir l'effet voulu, désiré, celle-ci est remplacée par une foule d'objets ou d'instruments mécaniques : étuis, bobines, crayons, porte-plumes sont les plus usités, comme de nombreux exemples le prouvent. Mesué inventa un pessaire spécial, au siècle dernier, pour tenir lieu du pénis et très commode, dit-il, pour obtenir cette expulsion de la semence. Des phallus perfectionnés le remplacent aujourd'hui avec avantage. En cas d'insuffisance de ces moyens mécaniques, des femmes — et ce sont ordinairement des célibataires ou des veuves — vont jusqu'à recourir à la gueule de petits chiens, sinon à la langue d'hommes, de femmes ou d'enfants complaisants, afin d'obtenir plus sûrement cette exonération des glandes vulvo-vaginales par le spasme vénérien. Des cas authentiques de ces divers modes en sont relatés dans l'*Onanisme sous toutes ses formes et leurs conséquences*, Paris 1883.

La rétention de ce liquide n'est donc pas la cause des souffrances ni des maladies attribuées à la continence de la femme. L'abstinence surexcitant ses désirs non satisfaits et les exaltant en est la seule. De là les troubles et les perturbations de son système nerveux, les névroses et les névralgies en résultant. Tous les excès et les manœuvres mis en usage pour y suppléer augmentent encore ces maux. Le remède est dans les calmants et l'usage modéré du coït, souvent même dans une grossesse, pour éteindre ce violent prurit vénérien.

Des lésions locales ou sur place sont les seules à redouter de cette rétention. Surexcitées directement pour l'élimination voluptueuse du liquide qu'elles contiennent, les glandes vulvo-vaginales deviennent le siège de tumeurs, kystes ou abcès des lèvres, comme le sperme en détermine dans les testicules ou les voies séminales. L'altération de ces liquides, leur décomposition est seule susceptible d'infecter l'économie tout entière.

Ces longs détails, paraissant un hors-d'œuvre dans un livre sur le célibat, n'étaient donc pas inutiles pour éclairer les célibataires des deux sexes, veufs et veuves, sur ce point spécial. C'est la plaie secrète et mystérieuse de leur état dont la plupart des femmes chastes ont à souffrir par l'action indéniable de la continence sur leur système nerveux. Le défaut ou le mépris des pures jouissances de l'amour, en fermant le cœur et l'âme aux douces émotions et aux joies si vives qu'elles déterminent, y suffit bien. L'isolement, l'égoïsme et les passions apparentes ou cachées, les désirs concentrés, inassouvis, nourris par la plupart des célibataires, expliquent bien plus

rationnellement l'ennui, la tristesse, le chagrin, le
découragement, la mélancolie qui les accablent à la
longue par les regrets du passé et l'inquiétude de
l'avenir. Sur 20 personnes que le *tædium vitæ* ou
spleen, c'est-à-dire l'hypocondrie, porte au suicide
en Angleterre, plus de la moitié sont célibataires. La
même remarque a été faite en France et l'on a observé
à Gênes, au commencement de ce siècle, que la mortalité générale des hommes était proportionnellement
d'un tiers en plus parmi les célibataires que parmi
les mariés. *(Journ. de Paris*, 16 mars 1807.)

Inutile d'insister ici sur les autres conséquences
physiologiques ou morbides de cette forme de célibat. Elles seront bien mieux placées au *Célibat religieux* qui en est le type officiel, public, avoué et
reconnu partout où la religion romaine est pratiquée.
Ce n'est pas à dire qu'il soit exclusivement ni rigoureusement observé par ses ministres et ne se rencontre pas dans la vie civile. Au contraire, il est plus
fréquent ici que l'on ne pense, chez les filles en particulier, avec d'autant plus de mérite et de vertu
qu'il n'est pas obligatoire. Une bonne éducation
morale et religieuse suffit à une femme sérieuse, au
tempérament froid, à la vie retirée, occupée, fuyant
toute cause d'excitation sexuelle, bien pénétrée de ses
devoirs et dominée par orgueil ou respect humain,
passion ou devoir quelconque, à supporter aisément
ce célibat et échapper à ses funestes conséquences.

La preuve s'en rencontre tous les jours parmi les
filles, les veuves, les femmes séparées et divorcées.
Jeunes ou vieilles, avec ou sans enfants, il en est qui

ont une conduite exemplaire, une vie irréprochable.
L'instinct génital semble éteint, aboli, malgré leur
menstruation. Vouées à la mémoire de leur mari et
au nom qu'elles portent, au respect et à l'amour de
leurs enfants ou de leurs parents, elles sont protégées ainsi contre toute excitation sexuelle, dès que
leur tendresse innée peut se satisfaire légitimement
sur quelqu'un ou quelque chose. C'est le meilleur
préservatif. N'avoir rien ni personne à aimer, à s'attacher ou se dévouer, est le plus grand écueil du
célibat obligé de la femme. Il faut qu'elle aime!

CÉLIBAT

PAR INDIFFÉRENCE

A défaut de l'idée fixe, préconçue ou la volonté ferme et arrêtée de rester célibataire, l'indécision, l'irrésolution pour le mariage conduit parfois au même résultat. Les personnes lymphatiques, à l'esprit lent et faible, flottant, la volonté indécise, vacillante, au caractère froid, les sens torpides, sont les plus exposées à vivre ainsi involontairement dans le célibat, tout en désirant se marier sans plus de résolution. Indolentes et paresseuses à se décider pour tous les actes de la vie, elles vacillent d'autant plus pour le plus important. L'exercice de la pensée en est affaibli, annulé et la volonté amollie. Toujours incertaines, irrésolues de ce qu'elles veulent ou ne veulent pas, elles n'agissent que par habitude ou par force. Autrement, elles remettent invariablement pour se prononcer ou s'exécuter avec une puissance d'inertie indomptable, invincible.

Le mariage, en particulier, ne peut fixer l'attention de ces jeunes gens-là, garçons et filles, ni vaincre leur hésitation, quoiqu'en en parlant avec enthousiasme et paraissant le désirer vivement. Le bonheur des autres leur fait envie, et ils ont des phrases, des mots stéréotypés pour y applaudir ; mais ils deviennent hésitants et indifférents si on leur demande leur choix. Une proposition ferme leur est-elle faite dans ce sens ? ils deviennent soudainement sourds-muets et ne savent que répondre. D'abord, ils sont encore trop jeunes et ils ont le temps d'y penser. Plus tard, ils n'ont pas le loisir d'y réfléchir ; leur position n'est pas assurée, et il y a toujours ceci ou cela qui les empêche d'y songer sérieusement. Les presse-t-on de se prononcer devant une occasion à saisir ? ils éludent de répondre par des si ou des mais, et s'ils s'engagent... tacitement devant une condition d'âge, de temps, de dot ou de position, on peut être sûr d'avance qu'ils n'y satisferont pas pour mieux se dégager, ou trouveront un prétexte pour se déjuger en acceptant passivement toutes les objections, les suppositions qu'on leur suggère. Il est si facile de leur persuader qu'ils ont un devoir, une obligation à ne pas s'élever contre la volonté de ceux qui les en détournent, parents ou amis, qu'ils se résignent à obéir, tout en se plaignant de leur isolement. Des colères subites, inopinées, des révoltes d'enfants terribles peuvent bien se manifester dans ces occasions, sous l'influence de l'acuité du

sens génital, comme chez les animaux au moment
du rut; mais ils retombent aussitôt dans leur insouciance habituelle, constitutionnelle.

En raison même de leur sexe et par ses exigences,
les garçons sont moins susceptibles de ces tergiver-
sations indolentes que les filles; il en est pourtant,
et des mieux constitués physiquement, qui en offrent
l'exemple. L'un des plus remarquables et concluants
est rapporté au *Célibat à deux*, parce que la mère et
la sœur, veuves toutes deux, faisaient à cet indifférent un devoir de rester avec elles. C'est en vertu
de causes aussi futiles que l'indifférence n'est pas
accusée, alors qu'elle est la principale. En voici un
nouveau cas type.

Un notaire en herbe de province avait à peine
23 ans, que l'on pensait à le marier dans le petit
cercle de sa famille, en raison de sa fortune et de
son nom. Toutes ses connaissances s'empressaient
d'ores et déjà à le pourvoir, en désignant d'avance
es partis du voisinage qui pourraient lui convenir.
Sa mère, confidente de toutes ces vues d'avenir, ma-
nifestait discrètement ses préférences suivant la
famille, la fortune et la dot. Il semblait qu'aussitôt
pourvu d'une étude, son fils n'aurait qu'à parler
pour faire un brillant mariage. Plus de quinze ans se
sont écoulés depuis, et ce bel indifférent, toujours
soumis filialement aux avis de sa mère, n'est encore
ni notaire, ni marié, en tenant ferme pour ces deux
positions, dont il est parfaitement digne, sauf sa
nonchalance et son incurable indécision. A plusieurs
reprises, les occasions se sont offertes de réaliser

15.

l'une et l'autre à la fois. Filles et études paraissaient
le séduire ; des mariages ont même été convenus,
arrêtés à temps et sous condition d'un établissement convenable, lorsqu'un aléa d'âge ou d'argent,
surgissant aux yeux de..., la mère, son fils, malgré
son indépendance, ne voulant rien conclure sans son
assentiment, les choses sont restées en l'état. Ce
célibat, prolongé par défaut de résolution et indifférence, menace ainsi de s'éterniser par la volonté
prédominante de la mère sur la faiblesse de celle du
fils.

Certaines professions prédisposent ceux qui s'y
engagent sans fortune à vivre indifféremment ainsi.
Les artistes en sont particulièrement menacés. L'art,
moins encore que la science, ne hante les esprits
pratiques. Une foule d'amants passionnés des lettres,
de la musique, de la peinture et la sculpture, remplis d'imagination, sont livrés tous les jours aux
hasards de la vie matérielle. Réduits à compter sur
l'inspiration du moment, la plupart travaillent au
jour le jour, sans lendemain fixe ni assuré, autre que
la chance de la vente et le produit de leurs œuvres.
Comment songer au mariage dans ces conditions
précaires, même à l'âge le plus favorable? Ils y
restent ainsi indifférents. D'ailleurs, les amours de
passage s'offrent si facilement à tous les charmes de
leur esprit qu'ils rencontrent toujours une bonne
âme ou un tendre cœur de Musette pour égayer leur
solitude et partager leur triste sort. Habitués de
bonne heure à cette vie de bohème, escomptant la
veille, comme le joueur ses chances du lendemain,

ils parcourent ainsi leur carrière dans le célibat par indifférence, si le talent et le succès ne les aident à se marier tardivement. Beaucoup y résistent, malgré ses avantages, par l'habitude contractée de la vie célibataire.

Les filles sont surtout les victimes de cette espèce de célibat, à défaut de savoir se prononcer à temps en faveur de qui les recherche. Sous l'ascendant autoritaire de leurs parents, elles n'osent pas écouter leur cœur ni le faire parler, en attendant qu'ils leur présentent ou leur imposent un mari convenable accepté alors passivement. Sans une influence qui les domine ou une circonstance qui les entraîne à leur insu au mariage, elles vieillissent par habitude dans le célibat. Il suffit même qu'il se prolonge au-delà d'un certain âge, 40 à 50 ans par exemple, pour persister indéfiniment.

Tel est le célibat des indifférents, formant la scission nette et précise entre le célibat volontaire et celui qui est forcé. Il est à tort attribué au hasard, comme nous l'avons montré à la *Caractéristique*, pages 38, 44. Reconnaître cette indécision coupable, ce serait se condamner. C'est en faire preuve que de dire comme Voltaire : « Tout célibataire que je suis, j'avoue que vous faites très bien de prêcher le mariage. » Un certain nombre adoptent ainsi le célibat religieux comme s'adaptant mieux à leur passiveté, leur neutralité, que la vie active et militante du monde, où il faut toujours vouloir, penser et agir. Une douce béatitude, dont certains ordres offrent encore le type, ferait bien mieux leur affaire ; mais il faut alors une grosse dot pour en faire partie.

Sous cette indifférence apparente par timidité, indécision, atonie ou faiblesse du sentiment amoureux, de caractère ou de tempérament, lymphatisme, anémie, se cache parfois une anaphrodisie sexuelle ou morbide, sinon une neutralité engendrée par des difformités génitales incurables, empêchant absolument le mariage. Ces altérations physiques peuvent même déterminer l'anaphrodisie morale et l'indifférence pour le mariage. On sait combien certaines infirmités corporelles réagissent sur le moral de ceux qui en sont affligés. Il est donc urgent de les distinguer. L'indifférence idiopathique, sans lésions organiques coïncidentes, peut s'effacer et disparaître avec le temps dans certaines conditions favorables ; tandis qu'elle est fatalement incurable si elle en dépend. Un examen médical est donc nécessaire en pareil cas, surtout si les fonctions génitales ne s'accomplissent pas régulièrement et que ces indifférents n'aient pas prouvé leur aptitude au mariage. Ils peuvent en faire l'épreuve eux-mêmes avant de se soumettre à tout examen.

Des personnes vives, nerveuses, simulent aussi une indifférence spéciale aux propositions de mariage, alors qu'elles montrent une volonté de fer pour toute autre chose. Il est facile de les confondre en s'opposant, sous un prétexte quelconque, à leurs sorties, leurs promenades habituelles ou leurs rencontres, leurs rendez-vous, sinon leurs travaux. Si, au lieu d'obéir en restant passives, silencieuses, indifférentes, elles résistent, s'emportent, se mettent en colère et persistent violemment, soyez sûrs qu'elles cachent ainsi des intrigues amoureuses, sinon des goûts, des vices, des perversions inavouables, comme l'onanisme, le saphisme, etc. Elles deviennent violentes, furieuses, dès qu'elles ne peuvent les satisfaire. Tout soupçon à cette épreuve devient une certitude, il n'y a plus qu'à vérifier le fait. Le prétendu hasard de leur célibat n'est que pour mieux dépister les soupçons.

Le célibat à deux ou trois entraîne souvent cette indifférence au mariage. Dans quelque position qu'il existe : aisance, richesse ou misère, commerce, industrie, agriculture ou finance, dès qu'il s'écoule aisément et en parfait accord, sans récriminations ni disputes, entre étrangers, associés, parents ou amis, du même sexe ou différent, il atténue la tendance naturelle au mariage et augmente d'autant celle du célibat. On s'habitue insensiblement à vivre ainsi, soit par la communauté d'intérêts ou d'idées, de goûts ou de plaisirs, et l'on se dispose graduellement à se faire de plus amples concessions pour n'en pas changer.

L'aptitude au mariage diminue de la sorte jusqu'à disparaître complètement. A moins d'être accidentellement forcé, il devient une rare exception dès que ce célibat dépasse 40 ans. Il est trop tard, disent les deux sexes réciproquement, et ils y deviennent indifférents, sinon avec des jeunes, lorsqu'ils sont vieux. Ceux-là même qui auraient été les meilleurs époux finissent leurs jours dans l'isolement et l'égoïsme, pour avoir passé leurs plus belles années avec d'autres célibataires.

La *Maison des deux Barbeaux* en offre un exemple frappant. Deux frères de 40 à 50 ans sont restés célibataires jusque-là, en ayant à la tête d'une maison de commerce, en province, pour diriger leur intérieur, une vieille tante célibataire qui les avait élevés et soignés comme une mère. Un ordre parfait, une économie sévère régnaient dans cet intérieur réglé et compassé. Une cousine germaine oubliée survient alors avec sa fille unique de 18 ans. Restée veuve sans fortune à Paris, où elle vivait dans l'aisance, elle écrit à ses parents riches de lui trouver un logement pour se retirer et vivre près d'eux avec ses petites rentes. Aux souvenirs de famille évoqués par la tante, on accepte en rechignant et l'on s'aperçoit bientôt que l'éducation et le genre de vie sont tout différents. Tout en constatant les charmes de la jeune parisienne, aucun des Lafrogne ne songerait à la pauvrette, si la mort soudaine de la vieille tante, un an après, ne venait désorganiser la vie tranquille et égoïste des deux vieux garçons n'ayant plus personne sur qui compter pour avoir leurs aises et vivre avec ordre et économie.

Après un mois passé dans le chagrin, en constatant de jour en jour que leur maison s'en allait en désarroi, sans bien-être ni tranquillité, l'aîné dit au cadet, après un mauvais repas :

« Il faut prendre un parti.

— Lequel?

— Mettre une femme à la tête de la maison.

— D'accord ; mais où trouver une seconde tante Lénette?

— Il faut que l'un de nous se marie.

— C'est dangereux, le choix n'est pas facile.

— Nous l'avons sous la main, riposte l'aîné.

— Qui donc ?

— Notre cousine de Coulaines.

— La mère ou... la fille ?

— La mère est un peu mûre, je parle de la fille.

— Laurence ? elle a 19 ans à peine !

— Tant mieux ! nous la façonnerons à notre gré ; en la prenant dans notre parenté, notre fortune ne sortira pas de la famille et nous nous l'attacherons par le sang et la reconnaissance de la fortune. »

Affaire entendue, chacun se disant *in petto* qu'il ne s'agissait pas de lui. « Naturellement, c'est toi qui te maries, dit l'aîné au cadet, comme le moins âgé, et, entre nous, j'ai cru m'apercevoir que la jeune personne ne t'était pas indifférente.

— Peuh ! fit l'autre, j'avais du plaisir à la regarder et elle me plaira autant comme belle-sœur que comme femme. Tu es l'aîné et à toi revient l'honneur d'être chef de famille. »

Après avoir mis en parallèle leurs qualités et leurs défauts réciproques : Non, non, s'écria l'aîné, les femmes me font peur.

— Et moi je les épouvante, ajouta l'autre.

— Non, décidément je suis trop vieux, conclut le premier.

— Et moi trop grognon, dit le cadet. »

Ils résolurent ainsi, de guerre lasse, que le sort en déciderait. Deux bulletins portant leurs noms furent mis dans le chapeau, on appela la servante

pour tirer. Celui de (̶ ̶main sortit ; c'était le plus
jeune. Dès le soir, l'aîné alla faire les ouvertures et,
le lendemain, le mariage était conclu.

Ces unions disproportionnées n'ont pas lieu autrement : intérêt ou égoïsme. Tout alla bien pendant un
an, le mari satisfaisant toutes les fantaisies et les
caprices mondains de sa jeune femme. Il reprit ensuite
ses habitudes de garçon et commit la faute d'introduire un jeune avocat dans la maison de commerce.
Six mois après, la ruine du ménage allait être con-
sommée, quand une dénonciation anonyme permit
aux deux frères d'empêcher ce malheur. Une année
de séparation rigoureuse et exemplaire, en présence
l'un de l'autre, fut la punition efficace de cet acte de
légèreté et d'imprudence réciproques. Elle mit le
sceau à la réconciliation et l'amour des époux, sur
cette juste réflexion de l'aîné. « Nous l'avions prise
par égoïsme et non par affection. » C'est la morale du
célibat par indifférence. (*Revue des Deux Mondes*,
avril et mai 1878).

CÉLIBAT

ECCLÉSIASTIQUE ET RELIGIEUX

———

Imposé et même forcé, ce célibat est une simple
section du précédent. Il en offre même le type par le
refus fait en France, à tout prêtre consacré, de contracter un mariage civil et à plus forte raison religieux,
d'après le Concordat. Si l'abolition légale des vœux
indéfinis permet aux religieux séculiers des deux
sexes d'user de cette faculté, il est reconnu que très
peu en profitent malgré leur liberté. Le célibat religieux est donc à la fois volontaire au début et forcé à
la fin, le plus généralement suivi et le mieux observé,
du moins dans le clergé français, quoique des milliers de prêtres, de religieux et de religieuses soient
astreints à son joug.

Universellement reconnu et proclamé comme un
dogme par l'Église catholique romaine, ce célibat
perpétuel, absolu, imposé à des millions de jeunes

gens des deux sexes en embrassant l'état religieux,
n'est plus guère considéré, d'après l'histoire, que
comme une simple mesure de discipline ecclésiastique prise par les papes en vue de maintenir leur
autorité. Contraire à toutes les lois et les traditions
civiles et religieuses des anciennes civilisations :
païenne, juive et chrétienne, comme on l'a vu à
Origine, il n'est pas moins opposé aux idées religieuses de tous les temps en remontant jusqu'au
polythéisme mythologique.

Avant le christianisme, le célibat religieux existait
seulement à l'état d'exception. Les divinités, le représentant dans l'Olympe, y commettaient de fréquentes infractions : le fils de Vestale et Diane contemplant Endymion endormi en offrent l'exemple ;
Apollon et Mercure ne valaient pas mieux et leurs
ministres ont souvent suivi leurs leçons. Ces faits
n'ont rien d'étonnant ; ils sont la conséquence fatale
de toute résistance aux lois de la nature.

Il est aussi manifestement contraire à l'enseignement des Juifs, malgré l'analogie, la ressemblance et
la pompe du culte catholique avec les lois de Moïse.
Lévi, dont le nom est pris par les prêtres novices,
eut une nombreuse génération, d'où naquit Moïse
et Aaron. Tous deux se marièrent, le premier avec
Séphora et le second avec Etiscobah. Le grand sacrificateur Éléazar, leur fils, se maria ensuite avec une
vierge, suivant le commandement exprès de la loi.
Pourquoi donc les catholiques, qui observent si bien
à la lettre les lois de Moïse dans leurs cérémonies et
leurs vêtements sacerdotaux, ne suivent-ils pas égale-

ment celle du mariage ? Ce serait le plus sûr moyen de ne pas contrevenir à celle-ci en particulier et de la faire observer : « Si quelqu'un suborne une vierge qui n'était point fiancée et couche avec elle, il faut qu'il la dote, la prenant pour femme. Et si le père de la fille refuse absolument de lui donner, il lui comptera autant d'argent qu'on en donne pour la dot des vierges. » (*Exode*, XXII, 16 et 17.)

Le célibat n'est pas davantage à l'origine du christianisme ; son fondateur même recommande tout le contraire. Interrogé par les pharisiens, Jésus leur répond : « N'avez-vous pas lu que Celui qui créa au commencement du monde fit un homme et une femme ? C'est pourquoi il est dit : l'homme quittera son père et sa mère et s'attachera à sa femme et les deux seront une même chair. Ainsi ils ne seront plus deux, mais une seule chair. Que l'homme ne sépare donc pas ce que Dieu a uni. » (*S. Math.* XIX, 4 à 6.)

Jésus assistant aux noces de Cana, bénissant les enfants et pardonnant la femme adultère sont d'autres témoignages éclatants qu'il approuvait l'institution du mariage. Son origine est donc divine et le célibat n'est pas même chrétien. Sous prétexte de se conformer à l'exemple du Maître, en imitant son célibat, ceux qui font vœu d'observer la loi de l'esprit divin sont les premiers, par un étrange anachronisme, à la transgresser formellement sur ce point fondamental. Ils sacrifient le Père au Fils, c'est-à-dire l'esprit à l'homme, bien qu'il recommande lui-même « de ne pas sacrifier l'esprit qui vivifie à la lettre qui tue. »

Le célibat du Crucifié a été accidentel et momentané pour remplir sa mission d'initiateur de l'esprit de Dieu sur la terre. Le fils de Marie et du charpentier n'a jamais recommandé ni préconisé le célibat, tout en l'observant jusqu'à sa mort à 33 ans. Son esprit mystique et son ministère sacré lui en faisaient un devoir, à l'exemple de tant d'autres génies ou héros de l'antiquité païenne.

Aussi bien, les partisans du célibat religieux invoquent-ils de préférence les témoignages et l'exemple de S. Paul. « Je voudrais que tous les hommes fussent comme moi. Je dis donc à ceux qui ne sont point mariés et aux veuves qu'il leur est avantageux de demeurer comme moi. Mais, s'ils ne peuvent pas garder la continence, qu'ils se marient, car il vaut mieux se marier que de brûler. Or, je dis ceci par conseil et non par commandement. » (1 *Corinth.*, VII, 6 à 9.)

Cette doctrine toute personnelle d'un partisan du célibat, animé de la foi chrétienne, est-elle donc de nature à faire une loi de cet état pour tous les religieux? Au contraire, le grand apôtre libéral des Gentils, tout en recommandant, dans ce chapitre, le célibat comme le plus avantageux à l'homme et à la femme pour le service du Seigneur, a grand soin de réserver pour chacun « de suivre l'état que Dieu lui a donné en partage et dans lequel le Seigneur l'a appelé. C'est là ce que *j'ordonne* dans toutes les églises. » *(Verset 17.)*

Le mariage, qui pour lui est le symbole de ce qu'il y a de plus beau et de plus saint, n'est donc pas dé-

fendu absolument aux religieux. « Aimez vos femmes,
maris, comme Christ a aimé son Église, s'écrie-t-il
dans son lyrisme ; les docteurs qui proscrivent le
mariage sont des séducteurs répandant des doctrines
de démons. » (I *Timoth.* IV, 5.)

Il sied donc mal au catholicisme d'invoquer S. Paul
en faveur du célibat exclusif et absolu de tous
ses religieux. Ce dogme moderne est contredit et
infirmé par l'histoire même du christianisme naissant. L'Évangile parle de la belle-mère de S. Pierre
comme ayant souffert le martyre, d'après Eusèbe et
Clément, peu d'années après l'ascension de Jésus-
Christ. Cet apôtre était donc marié. La fille de S. Luc
l'était également et Origène, Tertullien et S. Am-
broise admettent aussi le mariage des apôtres. La
loi évangélique ne le proscrivait donc pas ; des prêtres et des évêques se marièrent pendant les premiers
siècles ; la plupart se soulevèrent même lorsqu'il
s'agit d'établir la doctrine absolue du célibat.

Tertullien fut l'un des premiers à s'élever contre
l'honneur et la dignité du mariage. La pompe et
l'éclat de son langage donnèrent un grand crédit à
ses exhortations aux chrétiens de surpasser leurs ad-
versaires en vertu, en pureté et toutes sortes de
sacrifices. Il en donna l'exemple en se séparant volontairement et publiquement de sa femme. renché-
rissant par là sur la célèbre maxime de S. Paul :
qu'il est mieux de ne pas se marier *sans brûler.* Il
avait peut-être d'excellentes raisons pour cela. Il
fut ainsi, avec S. Jérôme ensuite, dont la jeunesse
avait été aussi orageuse que la sienne, le promoteur

principal du célibat ecclésiastique. On invoqua même le stoïcisme des Grecs à l'appui et l'esprit du paganisme pour observer la chasteté. Telles sont les bases historiques du célibat religieux.

**

Néanmoins, l'usage du mariage était encore si commun, au commencement du quatrième siècle de l'ère chrétienne, que le concile de Néo-Césarée en 314 décréta que tout prêtre qui se marierait à l'avenir serait déposé et reprendrait la condition de laïque. Quatre ans après, un autre concile remplaça cette ordonnance par la faculté de déclarer, en entrant dans les ordres, si l'on voulait ou non se marier. Et c'est en abolissant cette sage réserve, sept ans plus tard, que le concile de Nicée provoqua la juste et fameuse réplique de Paphnuce, évêque de la Thébaïde : « que le mariage était honorable entre tous et le lit nuptial sans tache ; qu'une trop grande sévérité pourrait être dangereuse à l'Église, parce que tout le monde n'est pas capable d'une continence complète et que les femmes abandonnées ne garderaient peut-être pas la chasteté. » On se rendit à son avis et l'ancienne tradition fut conservée.

Cette décision solennelle d'un concile œcuménique, reçue et acceptée par toute l'Église en 325, montre donc que le mariage n'était pas incompatible avec l'épiscopat ni la prêtrise. Clercs et évêques avaient des femmes à volonté et même des enfants légitimes après avoir été élevés à cette dignité. Cette coutume persista si longtemps après le concile que S. Gré-

goire de Nazianze naquit en 328, l'année même où
son père fut élevé à l'épiscopat. Il fut ainsi l'aîné
de dix enfants dont Pierre de Sébaste fut le dernier.
Cette nombreuse postérité des évêques n'était pas
plus rare alors que celle des pasteurs protestants aujourd'hui. S. Hilaire de Poitiers, né païen et devenu si célèbre entre les premiers évêques des Gaules
en 359, était marié et entraîna la conversion de sa
femme et de sa fille en étant dans l'épiscopat; ses
successeurs l'en ont loué et plusieurs l'ont imité
comme Fortunat. S. Athanase parle de beaucoup
d'évêques et même de moines ayant des enfants,
sans aucun blâme et comme d'une chose toute naturelle de son temps où le mariage des ecclésiastiques
était très commun. Le code Théodosien signale diverses lois des empereurs jusqu'en 438, accordant
des privilèges et des immunités aux prêtres, à leurs
femmes et à leurs enfants. Sidoine Apollinaire fait
même l'éloge de Simplicius, celui de sa femme et
l'éducation donnée à leurs enfants, pour le faire
élire évêque de Bourges. Grégoire de Tours et tous
les historiens parlent aussi de prêtres et d'évêques
mariés.

Le christianisme ne commença donc pas son règne
universel par le célibat de ses ministres ni de ses
adeptes. Ne pouvant abolir le concubinage qui
régnait dans l'empire romain, il le toléra pour étendre son influence et en donna même le droit explicite à ses clercs aux IIIe et IVe siècles. « Celui qui,
n'ayant point de femme légitime, tient une concubine, dit le concile de Tolède, ne sera pas exclu de

la communion. » Deux siècles plus tard, cet usage existait encore au témoignage d'Isidore, disant qu'il était permis aux chrétiens d'avoir une seule femme, épouse ou concubine. Au xiiie siècle, les clercs coupables d'adultère étaient proclamés impardonnables, en pouvant avoir une concubine. Ce fut le concile de Trente qui mit fin à cette tolérance en privant les récalcitrants des bénéfices ecclésiastiques. Jusque là, le concubinat des clercs fut la règle et non l'exception, d'après l'histoire et tous les auteurs du moyen âge. La prêtresse, la femme du prêtre, désignait ainsi sa concubine, comme on dirait aujourd'hui sa servante.

***

La vie monastique naquit, d'après M. Renan, aux iiie et ive siècles de l'ère chrétienne. L'Église devenant dès lors impuissante à gouverner l'empire romain, et le royaume de Dieu, tel que Jésus l'avait prêché, étant impossible à réaliser dans le monde, avec toutes ses perversités païennes, il se fonda de petits royaumes de Dieu isolés dans ces premiers cloîtres où il n'est pas douteux, dit-il, que l'on ait trouvé le bonheur des premières réunions chrétiennes.

Aussi est-elle indispensable à l'Église, selon le grand philosophe. Il exprime cette opinion avec beaucoup de force et à plusieurs reprises dans ses *Origines du Christianisme*. « Le couvent, dit-il, est la conséquence nécessaire de l'esprit chrétien; il n'y a pas de christianisme parfait sans couvent, puisque l'idéal évangélique ne peut se réaliser que là... Le couvent est l'Église parfaite, le moine est le vrai chrétien. Aussi les œuvres les plus efficaces du christianisme ne se sont-elles exécutées que par les ordres monastiques. Ces œuvres, loin d'être une lèpre qui serait venue attaquer par le dehors l'œuvre de Jésus, étaient les conséquences intimes, inévitables de cette œuvre même. »

L'ancien séminariste de Saint-Sulpice, dont le calme de la cellule a été si favorable à ses recherches et à ses méditations, a évidemment confondu ici, sous l'influence de sa première éducation religieuse, l'idéal catholique avec l'idéal chrétien. *Abes, semper abes,* dit-il.

Les ascètes et les moines sont bien plus les continuateurs et les disciples de Jean-Baptiste, le grand anachorète du désert, que ceux du Christ. Celui qui n'a pas craint de vivre parmi les péagers et les gens de mauvaise vie, n'a jamais enseigné que l'existence devait se passer dans une béate contemplation, loin du monde et de ses erreurs. Au contraire, il a vécu au milieu de ses compatriotes, leur donnant l'exemple d'une vie active et utile. Et si, à de rares instants de son ministère, il a recherché la solitude, c'était pour se retremper dans le recueillement et la prière et revenir au combat plus fort et plus vaillant.

La vie de Jésus fut essentiellement militante et publique pour combattre l'égoïsme et l'erreur, se donner tout à tous, surtout aux faibles et aux petits, en leur enseignant la voie de Dieu. Ses apôtres immédiats et leurs disciples n'en suivirent pas

d'autre, comme l'exemple de S. Pierre et S. Paul en
témoigne authentiquement. Après avoir fondé et
établi la primitive Église en Grèce et à Rome, en
réalisant la vie chrétienne suivant l'exemple du divin
Maître, ils l'imitaient jusqu'à mourir, comme lui,
pour leur foi. La messe ni aucun des dogmes et
des rites fondés depuis ne leur furent nécessaires.
C'étaient des apôtres, des missionnaires, des martyrs
et non des moines.

C'est par une déviation aux préceptes évangéliques
que, l'égoïsme aidant, il a paru plus simple de faire
son salut dans la solitude. Sous l'influence des doctrines catholiques, formulées et promulguées par les
premiers papes, régnant alors avec toute l'autorité
spirituelle et temporelle, on imita les bouddhistes.
parmi lesquels un stage de moinerie était en usage
longtemps avant Jésus. On vit ainsi, dès les premiers
siècles de l'ère chrétienne, des solitaires se retirer
dans les charmants îlots de la Méditerranée et y fonder un royaume de Dieu en miniature. Ils goûtent à
l'aise la paix du cloître et chantent, dans des accents
mélodieux, la beauté des sites, la vie paisible et heureuse. A la même époque, des chrétiens plus soucieux de leur nom, vraiment disciples du Maître
jusqu'à la mort, expiraient dans les tortures en con-
fessant leur foi. Le sang des martyrs et leur exemple
ont incontestablement plus servi à la propagation
des idées chrétiennes que la sainte béatitude et la
solitude égoïste et impuissante des solitaires de
Lérins.

Sans doute, les ordres monastiques ont produit de

grandes choses, et la solitude du cloître a enfanté des
chefs-d'œuvre. Mais l'idéal pour un vrai disciple du
Christ ne sera jamais la vie conventuelle, monacale
ni contemplative. Se réduire au célibat et à l'isolement, en s'enfermant uans le silence du cloître pour
fuir le monde, éviter ses vices et ses erreurs, est une
lâcheté, car c'est déserter la lutte sans combat. Se
cacher et se confiner dans un couvent pour y mener
une vie sainte et béate avec ses pareils, afin d'en
jouir plus tranquillement, c'est préférer l'insouciance
et le calme aux vicissitudes de l'existence ordinaire
et les chagrins qu'elle entraîne. C'est faire acte de
profond égoïsme, en vue de son salut personnel.
Les prélats, les prêtres et tous les religieux, en
se désintéressant de la vie, de l'exemple et de la
prédication publique, au profit de la messe et de
toutes les cérémonies et les pompes idolâtriques de
leur culte, font ainsi le vide de la foule autour d'eux.
La vie du missionnaire, prêchant et exhortant par la
parole et par l'exemple, est bien plus méritante et
efficace. Le vrai chrétien, à l'exemple du divin
Maître, accomplit son salut et aide à celui des autres,
en vivant au milieu de ses semblables, par le dévouement aux pauvres et aux affligés, par le travail, la
charité et l'enseignement d'une vie pure et honnête.
Si le célibat religieux conférait ces vertus, on pourrait y souscrire ; mais ces exemples sont malheureusement trop rares parmi le clergé pour admettre
qu'il ait aucune efficacité à cet égard.

**
* *

Il parait dès lors assez probable que la moinerie,
en entraînant forcément le célibat, ait déterminé
celui des prêtres. Il commença surtout à prévaloir
sous le pontificat d'Innocent X. Regardé comme un
signe de sainteté, il fit redoubler de vénération pour
ceux qui l'observaient, au détriment des mariés, à ce
point que le concile de Gangres fulmina des anathèmes contre ceux qui refusaient de recevoir la
communion de ceux-ci.

S. Jérôme fut le principal apôtre du célibat ecclésiastique. Avec sa fougue, son éloquence et son goût
pour la vie ascétique, il en fit le signe de la virginité, en altérant jusqu'à l'étymologie du mot *cœlebs*
avec *cœlum*, ciel. Il se servit de cette belle raison
contre Jovinius pour dire que les célibataires sont
seuls dignes du ciel, en les comparant à des personnes célestes, vivant comme des anges. D'où la fameuse figure de Bossuet, le montrant comme une
imitation des anges. C'était affaire à ces deux grands
orateurs.

L'opprobre couvrit bientôt tous les ecclésiastiques
non séparés de leurs femmes, d'après cet argument :
« Puisque S. Pierre veut qu'on honore sa femme,
c'est l'honorer que de s'en abstenir et lui faire outrage que de s'échapper avec elle à d'autres libertés. »
Cet avis, émanant peut-être d'un anaphrodite comme
il y en a eu de tout temps, équivalait au conseil
de S. Paul : « Celui qui ne marie pas sa fille fait
mieux que de la marier. » (I *Corinth.*, VII, 38.) Tou-

tes ces assertions exclusives contre le mariage n'ont évidemment d'autre valeur que le mérite et le sentiment personnel de leurs auteurs. Il est permis de faire prévaloir son opinion, mais en tenant compte de l'avis opposé de S. Paul : « Avant de condamner le mariage — pour éviter l'impudicité — que chacun ait sa femme et que chaque femme ait son mari. » Voilà le conseil essentiel, l'autre ne vient qu'ensuite ; à chacun d'adopter celui qui lui convient le mieux. La solution de cette question toute individuelle est donc dans la liberté de se marier ou non, selon son goût, ses idées, son caractère et son tempérament. Telle est la vérité, la raison absolue, dans la vie religieuse comme dans la vie civile.

Tous les plus violents anathèmes des partisans exclusifs du célibat ecclésiastique ne purent ainsi empêcher, pendant de longs siècles, le mariage de quelques prêtres avec enfants, malgré les censures des évêques romains. L'Allemagne résista surtout à la papauté et aux conciles. Tout l'Occident fut ainsi divisé jusqu'à Grégoire VII, qui réduisit un grand nombre d'églises sous le joug, sans en donner l'exemple. Au contraire, il excitait partout des troubles pour la continence, en traînant avec lui sa chère Mathilde, qu'il appelait la fille de S. Pierre pour mieux sanctifier sa passion amoureuse. La violence fut employée pour faire cesser les résistances au XIVe siècle, alors que, par le relâchement des mœurs, les prêtres violaient presque partout la loi du célibat, dit Chateaubriand. Tous les fabliaux et histoires du temps signalent les exploits impudiques des prêtres et des évêques, sans que l'Église romaine pût en triompher. Au contraire, elle se montra de plus en plus indulgente pour leur concubinage, tant la révolte du clergé inférieur était violente contre les exécuteurs de ses volontés despotiques.

Le régime féodal ne contribua pas moins activement à l'établir, en accordant tous les droits héréditaires à l'aîné de la famille, à l'exclusion des autres enfants n'ayant que l'armée ou les ordres religieux pour se faire une carrière. Le cadet seul était tenu de se marier pour perpétuer le nom, et sa femme devait lui donner des enfants quand même et par tous les moyens possibles. Ainsi s'introduisirent l'incontinence, le luxe et le dérèglement dans les couvents et parmi le haut clergé. A Venise, par exemple, le célibat était regardé comme l'état le plus heureux, en permettant de se livrer au jeu, à l'amour et l'intrigue, qui étaient alors les trois grandes passions locales.

Le mariage ecclésiastique fut encore agité très vivement, dit Fleury, au concile de Trente, qui y mit fin au XVIᵉ siècle. On était encore tellement persuadé des inconvénients moraux de son interdiction et même de son injustice, que Charles-Quint le permit par l'*Intérim* et le pape même l'aurait volontiers accordé, si les cardinaux ne l'en eussent détourné par des raisons politiques. Le savant évêque Dudith, du plus grand mérite, soutint avec chaleur et éclat la liberté du mariage dans deux harangues où il tenait pour méprisable et suspecte la doctrine du concile et constatait que celle qu'il condamnait était bien plus conforme à la parole de Jésus-Christ. Il rappela en vain celles de S. Paul et les décisions de l'Église chrétienne primitive sur l'opportunité d'une seule femme pour les évêques; l'arrêt définitif fut prononcé et exécuté. Arbitrairement et contrairement à la doctrine du Christ, on a fait une loi de contrainte du simple conseil de S. Paul.

Le célibat religieux est donc exclusivement l'œuvre du catholicisme et non de la doctrine chrétienne. Contrairement au mariage, il n'est pas plus d'essence divine que légale. Rien dans l'Écriture ne l'établit plus que dans la loi. Il fut d'abord une coutume et devint peu à peu un dogme, une loi positive décrétée par l'autorité romaine. On allègue même en sa faveur qu'aucun texte de l'Écriture n'imposant l'obligation du mariage, l'Église a pu l'interdire à ses ministres. Ses conciles et ses papes ont éliminé celui-ci, parce que leur célibat est aussi indispensable au maintien de la hiérarchie ecclésiastique qu'à sa discipline despotique et sa prétendue infaillibilité.

Ainsi procède le catholicisme par une interprétation variable et hypocrite de l'Évangile, suivant ses desseins et les besoins de sa cause. Le divorce, répudié par Rome aujourd'hui, a été réclamé au concile de Nicée par ses ministres les plus autorisés pour introduire le célibat ecclésiastique dans ses dogmes. Il exigeait que ses prêtres et ses évêques, mariés avant d'entrer dans les ordres, abandonnassent publiquement leurs femmes et leurs enfants pour continuer leurs fonctions. Soi-disant immuable dans

ses dogmes, cette Église varie donc suivant les nécessités du temps. Elle refuse d'accorder ce qu'elle
s'est octroyée *motu proprio*.

C'est pourquoi les chrétiens grecs, comme les juifs
et les chrétiens protestants, dont les religions et le
culte sont exclusivement basés sur l'ancien et le
nouveau Testament, n'ont pas imposé le célibat à
leurs ministres. Il fut facile à la Réforme, en réagissant dès 1517 contre le trafic vénal des indulgen-
ces et tous les excès et les abus du catholicisme romain, de réfuter les sophismes de son dernier jugement et d'en obtenir raison pour le mariage de ses
pasteurs. Tous les esprits libres, non inféodés aveuglément au système catholique, reconnaissent que
ce célibat est surtout dangereux pour le clergé séculier, fait pour se mêler au monde. La vertu n'est pas
dans le célibat, mais dans l'homme. « Un humble
mariage est préférable à une virginité orgueilleuse »,
dit S. Augustin, et son honnêteté sera toujours
et partout moins choquante que les extravagances
d'un S. François se faisant une femme de neige
pour éteindre les flammes amoureuses qui le brû-
laient. Il eut été plus édifiant de voir un prélat marié
que plongé publiquement dans un commerce scandaleux, comme il y en eut tant d'exemples autrefois,
surtout à Rome et dans les pays les plus catholiques,
où prêtres et religieux des deux sexes pullulent.

***

Voici les raisons de ce célibat. Considérant l'instinct si doux et impérieux qui réunit les deux sexes

comme une profanation du ministère sacré, le catholicisme en défend et proscrit l'exercice à tous les membres de son clergé séculier et régulier, hommes et femmes, malgré les ressorts puissants mis dans leur cœur par Dieu même pour le rendre à jamais impérissable. Son but de la procréation humaine à perpétuité, explicitement révélé par son commandement suprême, est donc méconnu, violé, transgressé, par ceux-là même qui devraient l'observer le plus fidèlement. Le prêtre donnerait par là une leçon d'obéissance et un exemple des vertus conjugales, comme le fit S. Hilaire à ses ouailles, célébré dans les vers suivants :

> Ne t'a point nuy d'avoir lignée
> Ni une femme à ton côté;
> Car Dieu n'étoit lors si farouche,
> Et n'avoit encore rejetté
> Les nosces, les bers, ni la couche.

Contraste frappant. Pour éluder ce principe sacré de la loi de Dieu, qui a créé l'homme et la femme pour vivre ensemble et n'être qu'une seule et même chair, afin de perpétuer leur espèce, la famille et la société, l'Église romaine invoque des raisons toutes morales pour justifier sa défense absolue d'accomplir cette loi physique. L'idée d'impureté, attachée aux fonctions sexuelles, a été imaginée spécialement pour commander ce célibat et observer plus sûrement la chasteté, exigée de ceux qui se consacrent au service des autels. Théories insaisissables, émanant du mystère et de la grâce divine pour prescrire et imposer l'abstinence absolue d'un acte tout matériel ! Et c'est à des jeunes gens entrant dans la vie que cette prescription impie est faite, sans consulter les goûts, les aptitudes, les vocations, ni le tempérament même du plus grand nombre, destinés à vivre dans le monde sans aucun préservatif, pour ne pas tomber... dans l'impureté et l'impudicité !!!

L'imitation de la loi juive, prescrivant aux sacrificateurs de se séparer de leurs femmes durant tout le temps de leur service au temple, est ici manifeste, évidente, avec une exagération sans pareille. La même coutume existait chez les païens, d'après Tibulle. Au sacrifice des animaux, s'est substitué celui de l'homme même.

Dans la crainte, sans doute, que ces femmes ne devinssent une tentation invincible dans l'intervalle, Rome a préféré n'en pas accorder à ses prêtres. Mais à quels dangers bien plus redoutables ne les expose-t-elle pas, par la répression, l'anéantissement même d'un désir que tous les sens excitent, et que les organes, le cœur comme le cerveau, nourrissent et entretiennent sans cesse !

Bien dignes de compassion et de sollicitude sont donc ces jeunes gens, garçons et filles, qui, entraînés par un zèle aveugle, des suggestions intéressées ou un emportement irréfléchi, se vouent irrévocablement à l'état sacerdotal ou religieux, à un âge où l'on ignore encore toute la puissance des lois naturelles. L'inexpérience de la jeunesse, l'enthousiasme d'une foi vive et sincère, le fanatisme, aussi bien que les contrariétés et les déceptions, le désir surtout pour les garçons d'échapper au service militaire, peuvent bien conduire à prononcer de pareils vœux, sans prévoir les démentis réservés par l'avenir, ni compter avec eux.

L'âge de 20 ans pour les filles, de 24 pour les garçons, ne permet pas de déterminer avec assurance si l'accord entre le physique et le moral est assez solidement établi pour ne pas donner lieu à la résolution de ces vœux; celle-ci est surtout rendue probable après le noviciat passé et employé dans les études abstraites de théologie, l'isolement, la prière, le jeûne et les exercices religieux, si propres à engourdir le sens génésique dans son éveil.

Invoquer la liberté individuelle et la majorité légale pour justifier des engagements si graves, c'est ne tenir aucun compte de ces conditions physiologiques de l'instinct génital. C'est un subterfuge de dire, pour en atténuer les rigueurs, que le célibat religieux ne prive le prêtre ni de sa liberté, ni des plus douces inclinations de sa nature.

D'après ses partisans, il a sa famille dans l'Église destinée à absorber toutes ses affections; ses paroissiens sont les enfants auxquels il doit prodiguer tous ses soins. L'amour qu'il donnerait à son épouse serait de moins pour ceux-ci et partagé, de la sorte, entre sa famille naturelle et celle de la religion. L'éducation de ses enfants le distrairait de celle de ses paroissiens, à moins de les négliger l'un et l'autre, etc., etc.

A ces spéculations sentimentales d'un autre âge, la vie publique des pasteurs protestants, des rabbins et la conduite exemplaire de leurs familles en général, répondent assez hautement aujourd'hui partout pour rendre toute contestation superflue. En admettant que des dissensions arrivent parfois dans ces familles, est-ce que le scandale en résultant est de nature à porter atteinte à la morale et à la religion autant que les actes immoraux, les crimes commis par certains prêtres et religieux dans l'exercice de leurs fonctions et contre le célibat même? L'Église ne peut cependant ni les révoquer ni les punir, autrement que par un changement, toujours scandaleux, tandis que, mariés, ils subiraient la loi commune de la destitution d'une fonction mal remplie ou la ressource du divorce si le tort est du côté de la femme. Invoquer la morale pour justifier l'immoralité, c'est chercher sa propre confusion. « L'homme vertueux non marié, dit Florian, n'est vertueux qu'à demi. »

Le même exemple répond aussi victorieusement à l'objection que la modique rétribution du prêtre ne saurait lui permettre de secourir l'indigence et de faire la charité, s'il avait une famille. Si le rapport des riches cures ou paroisses avec leur casuel ne peut suffire à cet effet, que deviendraient les ministres du culte réformé avec leur traitement annuel de 1,600 francs sans aucun casuel obligé? Ils ont pourtant, eux aussi, à assister leurs pauvres, élever les orphelins, secourir les vieillards et l'on sait qu'ils remplissent largement ces devoirs et surpassent beaucoup les catholiques à cet égard par la prédication incessante de la charité, comme le plus grand commandement, après l'amour de Dieu, d'aimer son prochain comme soi-même. En alléguant cette objec-

tion contre la famille, les catholiques ne sont pas
animés d'une foi bien vive en la Providence, pour
qui fait son devoir. Que dirait donc l'instituteur,
placé à côté d'eux, pour élever la sienne avec ses
maigres ressources ?

Quant à prétendre, en faveur de ce célibat, que
l'homme peut renoncer facilement à l'exercice de
l'instinct reproducteur, soumis à l'éducation et à la
volonté, c'est une subtilité casuistique formellement
contredite par les lois de la physiologie, l'expérience
journalière et l'observation des faits. Si les religieux
cloîtrés, les moines, rigoureusement astreints à un
régime physique et moral approprié à amener un
changement dans leurs pensées et leurs sentiments,
peuvent en ressentir des modifications favorables —
surtout s'ils y sont soumis à un âge avancé, après l'é-
preuve et souvent les troubles, les désillusions de la
vie commune, comme les Chartreux et les Trappistes — il n'en est plus de même du prêtre libre.
L'abbé Corbière a dit vainement que « celui que rien
n'oblige à cet isolement mesure d'avance ses forces
en examinant l'empire dont il est doué sur lui-
même, et la confiance qu'il peut avoir dans la persévérance de ses résolutions et se rendre compte de
l'énergie dont sa volonté est capable, » etc. C'est
impossible, en n'ayant pas la liberté de confesser
avant sa consécration, car c'est là son plus grand
péril, l'épreuve la plus redoutable de son ministère
à ce point de vue.

Aussi bien, peu d'années suffisent, au contraire, à
amener un changement étrange dans son caractère

moral, comme l'a dit et constaté le savant médecin légiste Marc. « Les impressions religieuses, qui germent avec tant de facilité dans un jeune cœur, sont souvent effacées par la résistance des organes parvenus au comble de leur développement et excités par un nouveau genre de vie et d'alimentation. Beaucoup de personnes, à la fleur de la jeunesse, se sont dévouées au service des autels par dépit amoureux, par la force ou des insinuations perfides, croyant, après un court noviciat, avoir acquis toute la force morale nécessaire à leurs fonctions. En embrassant la carrière choisie, ils croient en connaître toutes les obligations et pouvoir s'y conformer, d'après les luttes pacifiques du sens génital. Ils s'exposent toujours par là à enfreindre des vœux témérairement contractés. On ne mesure pas bien, à cet âge, toute la difficulté des engagements que l'on s'impose. On comprend mal, dans ce premier élan de ferveur religieuse, avant que les aiguillons les plus poignants de la chair se soient fait sentir, toute la force de résistance qu'il faudra déployer et tous les tourments, les accidents même causés par cette abstinence absolue du mariage. L'âge mûr n'a pas tardé à leur donner la certitude pénible qu'ils s'étaient flattés d'un stoïcisme auquel se refuse la moindre de leurs fibres. Trop tard, cette funeste erreur fait couler leurs larmes ; trop tard, ils regrettent un serment insensé ; une profonde tristesse s'empare d'eux, les maladies les accablent et, de bons époux qu'ils eussent été, ils deviennent de mauvais prêtres. »

« Il serait injuste de les accuser d'avoir prononcé des

vœux si imprudents, dit P.-L. Courier ; ils ne se font pas ce qu'ils sont. Elevés par la milice papale, séduits, on les enrôle ; ils prononcent ce vœu abominable, impie, de n'avoir jamais femme, famille, ni maison, sachant à peine ce que c'est ; novices adolescents, ils sont excusables. Quiconque ferait un vœu de la sorte avec connaissance de cause mériterait d'être saisi, séquestré en prison ou relégué au loin dans quelque île déserte. Ce vœu fait, ils sont oints et ne s'en peuvent dédire. Si l'engagement était à terme, certes peu le renouvelleraient. Aussitôt, on leur donne filles, femmes ; on approche du feu le soufre, le bitume, ce feu ayant promis, dit-on, de ne point brûler. Quarante mille prêtres ont le don de continence pris avec la soutane, et n'ont, dès ce moment, ni sexe, ni corps. Le croyez-vous ? Des sages, il en est ; si l'on peut dire sage qui combat la nature. Quelques-uns triomphent, mais combien, relativement à ceux que la grâce abandonne dans ces tentations ? La grâce est pour peu d'hommes et manque même au plus juste. Comment auraient-ils, eux, ce don de continence dans l'ardeur de l'âge, quand les vieux ne l'ont pas ? »

Les déserteurs ont démontré qu'un certain nombre d'entre eux, après une première expérience faite, abandonneraient la vie religieuse comme leur étant intolérable, pour se marier, si leurs serments leur permettaient de quitter la soutane, comme aux religieux leur robe. La preuve en est par tous ceux qui renoncent à l'exercice du service divin pour se livrer de préférence à l'instruction publique ou privée. Cette liberté serait aussi juste au point de vue religieux qu'au point de vue civil. Tous les jeunes gens engagés dans l'instruction publique, par l'exemption du service militaire, sont ainsi libres d'en sortir, comme les militaires élevés dans les écoles du gouvernement, à l'expiration du terme fixé par leur engagement. Elle donnerait au moins la mesure exacte de la légèreté du célibat ecclésiastique, si vanté par ses partisans.

Au contraire, il dure fatalement, si lourd et insupportable soit-il, toute la vie du prêtre. Les officiers de l'état civil français refusent impitoyablement de le marier, dès qu'il a été engagé dans les ordres. Aucun article du Code ne le défend explicitement, mais l'observation du Concordat l'exige. Il peut jeter le froc aux orties, changer d'habit et de profession, sans perdre son état civil; il reste prêtre et comme tel soumis à Rome et dépendant du pape, c'est-à-dire condamné au célibat perpétuel, tant qu'il n'est pas relevé officiellement de son caractère sacré ou déclaré indigne par son chef hiérarchique, ce que Rome ne fait guère en vertu de son infaillibilité. Il lui est ainsi impossible de contracter un mariage légal sans changer de nationalité, comme le fameux prédicateur Hyacinthe en a fourni l'exemple en se séparant de l'Église romaine.

Il est cependant le plus difficile à observer. Vivant dans le monde, au milieu de la société, les prêtres sont plus exposés que les religieux cloîtrés à en ressentir les excitations et les besoins charnels comme les autres hommes. L'intimité du confessionnal leur créé surtout un danger redoutable de plus. Comment, dans ces conditions spéciales, ne ressentiraient-ils pas l'affectionnivité intersexuelle, les aiguillons de l'érotisme suivant les lois physiologiques et pourraient-ils observer la chasteté et la continence absolue prescrite par l'Église ? Celle-ci est donc en contradiction manifeste avec la science, comme en voici les preuves.

* * *

Toute fonction dans l'organisme a sa raison d'activité, quand les organes sont sains et normaux. La nature n'a rien créé sans but. Un organe sans emploi, une fonction physiologique sans utilité répugnent à l'esprit et ne se voient pas. Dieu a fait de l'accomplissement régulier de toutes les fonctions du corps vivant la condition de la vie et de la santé. Les deux sexes sont donc soumis aux mêmes lois, dans quelque position soient-ils. Les différences individuelles de constitution, de tempérament, d'occupations, de régime et de genre de vie peuvent en modifier les exigences ; en empêcher la manifestation, jamais.

Les organes génitaux dont la fonction spéciale, la génération, est la plus élevée, n'échappent pas à cette loi. Provoqués par la sécrétion séminale s'opérant insensiblement en dehors de la volonté, comme celle de la salive et des larmes, ces organes ont une impulsion soudaine, involontaire, pour son excrétion. Cette sécrétion est sans doute atténuée, diminuée par le genre de vie, celui de l'étude et du cloître surtout, comme elle est excitée, augmentée par les conditions opposées du mariage ; elle n'est jamais suspendue, arrêtée, annihilée sans maladie. Sous peine de gêner et de provoquer des accidents par sa rétention, comme les crachats dans les bronches, elle doit être expulsée régulièrement, suivant que le besoin s'en fait sentir, par les relations sexuelles qui en sont la seule voie normale. Tout ce qui s'en écarte est artificiel, comme le vomissement suppléant la toux, chez les enfants et les vieillards, pour l'expulsion des crachats.

Cela est si vrai, que pour soutenir la thèse contraire le docteur Duffieux, l'un des médecins casuistes qui ont cherché à justifier le célibat religieux, a été obligé d'intervertir, de falsifier l'ordre et le rôle des fonctions naturelles. « La menstruation est, d'après lui, un moyen institué par la Providence, chez la femme, pour maintenir l'équilibre de l'économie, en éliminant les matériaux de la génération lorsqu'ils ne sont pas employés par la nature ; elle préviendrait ainsi les maladies qui pourraient résulter de l'afflux du sang vers les parties génitales ou de sa surabondance dans l'organisme tout entier. Il invoque donc ce phénomène en faveur de la virginité des religieuses et une autorisation donnée par la nature à leur célibat, en témoignant que la virginité n'est pas incompatible avec la santé et ne peut lui nuire. » (*Nature et Virginité*, considérations philosophiques sur le célibat religieux, Lyon, 1854.)

L'inanité de cette interprétation antiphysiologique et sacrilège est si frappante, que des adhérents les plus décidés du célibat religieux, comme le doc-

teur A. Mayer, ont dû la désavouer hautement.
« Eh quoi, s'écrie-t-il, la nature, dans le retour si
régulier du phénomène, n'aurait pour but, Pénélope
nouvelle, que de détruire en un jour ce qu'elle a
mis un mois à accomplir? Appelez alors du nom
d'excrément ce pollen flottant dans les airs, lettre
chargée que la nature saura bien faire parvenir à
son adresse ! Taxez de vile décharge cette multitude
d'œufs que la femelle des poissons épanche annuellement sur le sable ! Libre à vous de n'y voir qu'une
précaution providentiellement ordonnée pour lui
faciliter la continence. Nous qui remarquons que le
mâle ne tarde guère à passer après elle, nous soup-
çonnons que ce pourrait bien être dans un tout autre
but que de vous fournir un argument. »

La vérité, rendue évidente par l'observation, est
que les religieuses sont précisément atteintes, plus
que les femmes mariées, des troubles ou dérangements de cette fonction et exposées à de graves
maladies en résultant, signalées plus loin. C'est
donc là une vue toute systématique, faite dans l'intérêt de la doctrine du célibat religieux de la femme
pour appuyer celui de l'homme.

En effet, l'auteur élève à la hauteur de cette fonction naturelle, intermittente et régulièrement périodique de la menstruation, les pertes séminales nocturnes, observées particulièrement chez les hommes
continents. « C'est là, dit-il, une excrétion providentiellement ordonnée pour faciliter la continence, parce
que Dieu n'a pas voulu que la maladie ni la mort
fussent la punition de celui qui enfreint le pré-

cepte de l'accomplissement des fonctions organiques
en gardant la continence absolue. » La contradiction irréligieuse est ici des plus flagrantes. N'est-
ce pas abuser de Dieu et sa providence que de les
faire intervenir aussi improprement en pareille matière? On a vu que le célibat n'est pas d'origine
divine; celui-ci en particulier est purement l'œuvre
des conciles et des papes, en dehors même de l'inspiration de l'esprit de Dieu, puisqu'il défend d'accomplir son commandement le plus explicite et universel.

Il y a là plus qu'un sophisme, c'est une accusation
portée contre ce célibat en découvrant la grande
plaie qu'il cache. Tous ces pauvres continents, les
meilleurs prêtres et les plus chastes religieux, sont
donc en proie aux pertes séminales intermittentes,
dont tout homme a honte et dégoût, que l'on se
reproche presque, quoiqu'involontaires et qui laissent après elles un profond et durable sentiment de
tristesse. On le soupçonnait bien; mais vous l'avouez
et le confessez sans vergogne, en faveur de leur
virginité, leur chasteté. Or il est avéré que ces
pollutions nocturnes ne s'effectuent — ce que vous
ne dites pas — qu'au milieu de rêves, de songes
lascifs, d'idées lubriques, d'images amoureuses.
De là la déception, la tristesse et la honte du réveil.
C'est au prix de cette excrétion matérielle et immonde que l'organisme s'exonère d'une cause puissante de stimulation qui le tourmentait. Il faut que
le vœu de la nature soit satisfait pour que le calme
renaisse et l'on préfère le conseiller et l'obtenir, de

cette manière involontaire et artificielle, que suivant la loi naturelle des pures et légitimes jouissances de l'amour.

Ce besoin est si justement l'ennemi secret, le fléau des religieux et des prêtres chastes que le P. Debreyne, médecin trappiste distingué, ne s'en occupe pas en casuiste, pour l'escamoter comme son confrère de Lyon et le mettre au profit du célibat religieux, mais en hygiéniste expérimenté pour le combattre sérieusement comme une plaie redoutable. « Si ces pensées déshonnêtes, devenues très importunes, proviennent d'une imagination légère et mobile, ou de certains souvenirs qui se retracent vivement dans la mémoire, on s'appliquera à y faire diversion en forçant l'esprit, par quelque travail intellectuel, comme un calcul difficile et compliqué, qui absorbe toute l'attention. Si les mauvaises pensées proviennent d'un tempérament érotique ou d'une pléthore spermatique, les meilleurs moyens seront ceux tirés de l'hygiène physique et morale : la pratique de la tempérance, une exacte sobriété, le travail manuel, l'exercice corporel, une occupation matérielle ou mécanique incessante, la fatigue. même la chasse, ont produit les meilleurs et les plus étonnants résultats. Diane, comme on sait, est l'ennemie née et naturelle de Vénus. Un exercice violent étouffe les sentiments érotiques, en faisant naître des sensations plus impérieuses encore, comme une faim excessive avec une propension irrésistible au repos physique. » (MÆCHIALOGIE; *traité des péchés contre les sixième et neuvième commandements du Décalogue*, p. 160.)

17.

Les conséquences de cet état anormal sont faciles à prévoir. Au lieu de cette tranquillité d'esprit et du corps, cette douce paix de l'âme et du cœur, attribuées faussement à la vertu du célibat ecclésiastique, comme une condition nécessaire à l'accomplissement des fonctions et des devoirs sacrés, quels orages, quels troubles le sens génital, ainsi perturbé et révolté. ne doit-il pas soulever entre le cœur et la conscience du pauvre prêtre et du religieux !, Eux seuls pourraient en faire la description, mais la discipline le leur défend et la plupart sont réduits à endurer ces maux en silence ou à y chercher un remède en violant leurs vœux. On ne sait que trop publiquement les excès où se laissent aller ceux que leurs désirs emportent pour juger du reste. Quant aux plus vertueux et aux plus chastes, ils sont souvent les victimes innocentes de ce régime forcé. Qui ne connaît les tentations de S. Antoine dans le désert ? L'histoire de toutes les religions montre de ces martyrs de leur foi, dont S. Jérôme est resté le type dans l'Iliade chrétienne par sa continence et sa chasteté. « J'ai été fidèle à mon vœu de chasteté, disait à Courier un vieux chanoine de 70 ans, mais je ne voudrais pas revenir à vingt ans pour passer par les mêmes épreuves. Dieu me tiendra compte, j'espère, de ce que j'ai souffert, mais je ne recommencerais pas. » L'histoire du curé de Cours, mort à 32 ans d'un satyriasis produit par sa continence, est un autre exemple authentique de ses tristes effets. Et il y en a bien d'autres par les maladies locales que les médecins ont tant d'occasions de constater. Plusieurs curés, religieux et religieuses, livrés à l'onanisme sous différentes formes, sont ainsi venus s'en accuser par les effets morbides et les accidents qu'ils en éprouvaient, comme un cas en est relaté page 320.

page 320

#.#

Toutes les prétentions humaines à la continence volontaire sont donc infirmées par ces révélations. Dès qu'un organe existe, sa fonction est inévitable; il faut qu'elle s'exécute d'une manière ou de l'autre, à moins de supprimer l'organe. Vouloir l'empêcher, c'est s'opposer à ce que le cœur batte. « Coupez-le, si vous ne voulez pas vous en servir », disait cyniquement le docteur Caron, et l'on sait que des religieux, pour se soustraire à sa domination intolérable, ont employé ce moyen extrême de la castration pour conserver leur chasteté. L'un des premiers disciples de S. Jérôme, Héliodore, dans un élan de ferveur et ne se sentant pas de force à toute épreuve contre les tentations, imita Origène en se mutilant, malgré les défenses de l'Église qui punissait alors ce crime volontaire de l'interdiction du sacerdoce. Cela ne l'empêcha pas d'être élu évêque d'Altino, quelques années plus tard, ce qui montre qu'il est avec l'Église catholique de grands accommodements. Des parents vouant, dès le berceau, leurs enfants à la vie monastique, par ambition, cupidité ou égoïsme, les émasculaient de même autrefois pour les engager plus sûrement dans la carrière ecclésiastique, comme moyen d'acquérir des bénéfices et des postes éminents.

La continence prescrite est donc une impossibilité radicale, à moins d'en faire, au sens littéral du mot, une *immolation de la chair, un sacrifice humain;* S. Bernard a qualifié ainsi cette abdication de soi-même en la comparant à la castration. Autrement, ce célibat n'est plus qu'un grossier trompe-l'œil pour les simples et les ignorants, cachant une nécessité indispensable au maintien de la hiérarchie et l'auto-rité de l'Église. Elle est surtout un danger pour la plupart en entraînant les uns à l'onanisme et en y condamnant ceux qui ne veulent pas enfreindre leurs devoirs religieux. Ils en sont d'ailleurs avertis avant de prononcer leurs vœux, car ce vice est aussi fréquent et commun dans les grands séminaires que dans toute agglomération d'hommes jeunes et vigou-reux, de 20 à 24 ans, pour suppléer aux folies amoureuses de cet âge, dont les étudiants du quar-tier latin offrent le type.

Sans doute, la continence n'est pas absolument impossible à certains hommes; il en est dans le monde, si limité qu'en soit le nombre, qui l'obser-vent passivement. A plus forte raison celui que la foi et la religion guident et que son genre de vie protège; mais tout dépend du tempérament, de la constitution et non de la vie religieuse, même la plus sévère. Elle n'a pas d'influence spéciale sur la chas-teté ni la virginité. Au contraire, ceux qui l'obser-vent en sont les victimes préférées, d'après l'apho-risme italien : *Chi vive più castamente é più sotto posto*

all' amore (Maffei). Si la continence abat les désirs
de quelques-uns, elle les excite, les augmente chez
d'autres. La volonté n'exerçant pas son empire la
nuit comme le jour, les stimulations de la chaleur
du lit, du décubitus sur le dos, les rêves ou les souvenirs et toutes les excitations, internes et externes,
physiques et morales, ont beau jeu en son absence
pour se jouer des plus vertueux et avoir raison des
plus chastes. Voilà la vérité d'après l'observation.
Seul, un poëte, comme Lamartine, a pu émettre l'avis
opposé. Forcée, la continence détermine, comme les
excès vénériens, des convulsions épouvantables, jusqu'au priapisme et au satyriasis chez l'homme, la
nymphomanie chez la femme. Démonstration évidente de sa nocuité.

Il est parfaitement admissible qu'il y ait plus de
filles chastes et vertueuses parmi les religieuses que
chez les prêtres et les religieux. Celles-ci ne se rencontrent pas tant dans les couvents et les congrégations que dans la vie libre, isolée, solitaire des
champs. Vouées librement et par conviction au culte
des autels, elles ont pour tout idéal d'aimer, prier et
adorer Dieu; ce but suffit à remplir leur cœur, leur
âme, leur esprit, lorsque leur corps est occupé et
fatigué aux durs travaux de la campagne. Elles
vivent ainsi saintement, repliées sur elles-mêmes, en
dehors des bavardages, des caquets, des médisances
du clocher, partageant leur vie entre leurs occupations, la charité et la prière.

Un exemple s'en trouve au lieu de ma naissance.
Cette vénérable fille, parvenue à 94 ans, n'a jamais

donné lieu, jeune comme vieille, à la moindre critique ni au plus léger reproche. Dernière survivante de sa famille, elle a accepté tous les malheurs qui l'ont frappée sans se plaindre, avec patience et résignation; tout en déplorant les actes répréhensibles, les méfaits commis autour d'elle et par ses proches, elle les a supportés sans les juger ni les condamner. Tombée dans la gêne aujourd'hui, par suite de l'état précaire de l'agriculture, elle se plaint d'une seule chose: c'est de ne plus pouvoir donner le surplus de son nécessaire aux malheureux.

La règle analogue des Chartreux et des Trappistes, vivant dans le travail manuel, la prière, l'isolement et le silence, peut seule mettre à l'abri des dangers du célibat religieux. Le contact du monde est le plus redoutable par tout ce qu'ils y voient et entendent. C'est pourquoi les prêtres sont les plus menacés de l'enfreindre. Ceux des ordres enseignants, comme les Jésuites et les frères des Écoles chrétiennes, n'en sont pas exempts; des cas trop fréquents le décèlent tous les jours devant les tribunaux pour le mettre en doute.

⁂

Avec le célibat de leurs membres, les divers ordres religieux sont encore plus menaçants et désastreux, au point de vue social le plus important, que pour la morale et l'individu, en formant un socialisme sans mariage, ni famille, ni propriété. C'est une sorte de communisme, entre sexes séparés, s'attaquant à la propriété, dans un intérêt commun, qu'ils immobilisent indéfiniment sous un nom fictif et n'appartenant à personne. Elle ne se transmet ni par succession, ni par donation; elle est immuable, séculaire, entre les mains de l'ordre, la congrégation ou la communauté. Tous ses membres meurent et disparaissent sans payer aucun droit à l'État, comme ne possédant rien nominativement, alors que toute leur vie a été consacrée à augmenter le capital social. Ils se remplacent et se succèdent par milliers, d'âge en âge, comme s'ils étaient un seul individu, sans que la société ni l'État profitent autrement de leur activité et de la protection qui leur est accordée.

De nombreux systèmes ont été préconisés et même expérimentés pour établir ainsi la société en dehors de ses fondements. Avec la liberté individuelle que chacun a de vivre à son gré, suivant ses goûts et ses aptitudes, et même de faire partager à d'autres sa manière de voir, par la persuasion ou par l'exemple, des novateurs modernes ont ainsi rejeté la liberté, la propriété et la famille. Adoptant la solidarité pour devise, ils se proposaient tous, malgré leurs divergences, de décharger l'individu de sa responsabilité personnelle, en substituant à sa prévision, son industrie et son activité, l'activité, l'industrie et la prévision de la société tout entière. Aucune de ces tentatives n'a réussi. Le communisme, le fourriérisme et le saint-simonisme ont échoué, comme le mormonisme est en voie de décadence et de désorganisation aux États-Unis. Seules, les institutions religieuses des deux sexes, dont les membres sont voués au célibat ou à la vie monastique, prospèrent sous la protection des lois à peu près dans tous les pays de l'univers.

Plusieurs raisons expliquent ce succès. C'est d'abord le recrutement particulier de ces communautés s'opérant exclusivement sur des personnes libres, exemptes de la dépendance d'aucun maître et de toute infirmité ou difformités physiques, nées d'un mariage légitime, d'après leur acte de naissance. Il faut, en outre, avoir 20 ans accomplis, être sans aucune dette et justifier du consentement de ses parents. Telles sont les conditions absolues de leur admission.

Toutefois, il en est qui quittent ou abandonnent leur famille, malgré elle ou à son insu, par un acte de volonté personnelle pour se désister aussitôt de celle-ci et accepter passivement une direction étrangère. Tout cela soi-disant par vocation et pour l'amour de Dieu, alors que souvent c'est par dépit, misère ou pauvreté, abandon, un amour contrarié, des suggestions étrangères, sinon la force, le fanatisme ou la simplicité. Que ce soit pour se consacrer à la vie monastique ou à l'enseignement, au service des malades, des enfants ou des vieillards, ils échappent également aux principaux devoirs et aux charges de l'État. Faisant à la fois vœu de chasteté et de pauvreté, ils sont dispensés du service militaire et ne paient pas d'impôt, même personnel ni mobilier, étant sans propriété ni liberté. Le produit de leur travail appartient à l'ordre ou à la communauté dont ils font partie.

L'esprit religieux, de discipline et de soumission

absolue à la règle commune, établie dans tous ces
ordres, en est une autre. Un noviciat plus ou moins
prolongé, exigé des candidats avant l'admission, en
permettant de juger préalablement de leur volonté
bien réfléchie, leur décision, leurs facultés, leurs
aptitudes et leur santé, est surtout une épreuve décisive garantissant l'avenir. Toutes les précautions
sont prises d'avance pour s'assurer si les postulants remplissent bien les conditions d'admissibilité et
ont les qualités voulues pour le rôle particulier qui
leur est destiné. A défaut d'aptitudes spéciales, une
dot variable suivant la position, et pouvant s'élever
jusqu'à la fortune, facilite toujours l'admission. Autrement, les éliminations ne sont pas rares. N'est
pas reçu qui le veut dans la congrégation ou la
communauté. Si des entrants se retirent bientôt volontairement, en ne pouvant supporter la rigidité de
la règle, la plupart sont exclus, éliminés, comme
n'étant propres à rien dans l'ordre. Son autorité, sa
réputation, comme son intérêt et son avenir, dépendent de cet examen scrupuleux dont chaque membre
actif est solidaire par son avis. D'où le grand nombre
des réformés et l'excellence des admissions.

Tout cela serait insuffisant néanmoins au succès
de l'œuvre, sans la condition essentielle, *sine qua
non*, du célibat indéfini. Comme le prêtre, le religieux s'engage à le garder et l'observer rigoureusement par son détachement absolu du monde, auquel
il est pourtant mêlé très souvent activement par ses
fonctions. Ses supérieurs ont dès lors toujours son
unique volonté passive à conduire et à diriger, sans

qu'une personne ni aucun intérêt étranger puissent
y mettre obstacle. Placé, de loin comme de près,
sous l'autorité, la direction et le contrôle d'un chef
immédiat, le célibataire ne peut s'écarter un moment de son devoir et de sa règle sans être exposé
à être immédiatement réprimandé, changé, trans-
porté au besoin dans une situation toute opposée à
celle qu'il n'a pas su remplir ni conserver. Libre en
apparence, le religieux ne l'est jamais en réalité;
comme le prêtre, il dépend toujours de quelqu'un
qui, à la moindre infraction, le rappelle à la raison.

Voilà le secret du succès des ordres religieux. En
s'affiliant les recrues de leur choix après la majorité
et en les plaçant selon leurs aptitudes spéciales, ils
jouissent de toutes leurs forces vives : actives, physiques et morales, au service de l'association. Leurs facultés ne peuvent être distraites un jour, un moment
de son intérêt et son progrès, dans le présent ni l'avenir. Sans perdre leur qualité civile, tous ses membres
concourent ensemble à un but unique : augmenter
sa fortune de tous les legs, donations, héritages ou
successions qu'ils peuvent recueillir, en ne laissant
rien eux-mêmes à leur décès, puisqu'ils sont censés
ne pas posséder. Ils se personnifient dans leur
œuvre, et comme il faut toujours aimer quelqu'un
ou quelque chose en ce monde, ils lui laissent tout
ce qu'ils ont possédé, en le transformant d'avance en
valeurs mobilières ou immobilières à son nom.

C'est donc là un véritable socialisme sous une
forme différente par la séparation des sexes. S'il n'a
pas l'immoralité de l'autre, ce communisme entre

hommes et femmes, par dérogation aux lois de l'hygiène, de la nature et de la société humaine, en a tous les dangers spéciaux. Des millions d'individus y vivent ainsi sur la surface du globe, en immobilisant des valeurs et des richesses immenses, des propriétés considérables, au détriment de la société et au préjudice de l'État qui les autorise ou les tolère. Ils portent surtout la plus grave atteinte à la population française par leur célibat, celui des femmes en particulier étant avec la prostitution le principal échec à la natalité.

Les vœux des ordres séculiers n'ont plus, il est vrai, qu'une valeur temporaire, très limitée par la loi civile française. Il est plus facile de s'en délier que de les prononcer, et l'on sort aussi librement du couvent que l'on y est entré. Mais la discipline sévère, exercée sur les jeunes adeptes, ne produit-elle pas une contrainte morale sur leur esprit qui en affaiblit la liberté et l'indépendance ? Le fait est que, malgré tous les actes immoraux dont les tribunaux ne révèlent qu'une faible partie par les procès scandaleux qui en sont la conséquence, on voit rarement de ces religieux rentrer dans la vie civile, dès qu'ils en sont sortis. L'étroite solidarité cléricale existant entre toutes les congrégations et les ordres, beaucoup mieux q. ntre les confréries et les associations laïques, même fraternelles, permet toujours à leurs membres de se sauver du naufrage. Ils s'entr'aident et se soutiennent, et les plus indignes sont encore recueillis ici ou là, en changeant de nom, de profession, d'habit, de patrie même au besoin. Ils se soumettent et se

plient aux plus dures exigences et à toutes les privations, en raison de leurs vœux, à l'exemple de
Celui au nom duquel ils les ont prononcés.

Sans qu'aucun fait soit nécessaire à l'appui, tant
ils sont communs, la récente application de l'article 7,
sur les congrégations non autorisées, est une démonstration évidente et péremptoire de ce qui précède.
De tous les cloîtres secrets, ouverts par la force publique, et de ces nombreux religieux évincés, qui
semblaient devoir se trouver à la porte, sans abri ni
aucun moyen d'existence, en est-il un seul qui, réduit à cette extrémité, soit rentré dans la vie civile ?
Leurs bâtiments peuvent rester fermés ou sous séquestre, avoir été vendus et même démolis, comme
celui presque neuf des Barnabites à Paris, aucun de
ceux-ci n'a cessé d'être religieux et la plupart occupent ici ou ailleurs, en France ou à l'étranger, des
positions équivalentes sinon supérieures à celles
qu'ils avaient conquises avant leur expulsion. Les
Jésuites n'ont pas même déposé les armes. En se laï-
cisant en apparence, leurs instituts sont restés pros-
pères. L'attention et la persécution dont ils ont été
l'objet leur a fait, dit-on, plus de bien que de mal;
ce qui semble rendre l'État impuissant à dissoudre
les communautés religieuses.

*
* *

Si antinaturel est ce célibat que, pour l'autoriser
et le justifier, une disposition toute mystique et invincible est invoquée comme la cause essentielle. C'est
la vocation ou l'inclination à la vie religieuse, dispo-

sition de l'âme plutôt que de l'esprit et de la raison. Cette tendance à la vie congréganiste, monacale ou ecclésiastique, doit être ratifiée par son exercice, comme celle de l'étude, de l'enseignement, de la prédication, du soin des malades. Des aptitudes, un tempérament spécial sont indispensables à cet effet. Elle ne peut être spontanée et résulte seulement de l'expérience. De là le noviciat exigé. Mais est-il assez prolongé, dans la plupart des ordres, pour devenir une épreuve suffisante? Les fréquents changements d'état et de profession dans la vie civile, après les vocations les plus accentuées et persistantes dans la jeunesse, montrent qu'elles ne sont pas indéfinies. Des avocats, des médecins, des ministres de l'Évangile, des pasteurs même, abandonnent leur carrière. Les exemples qui s'en offrent dans la vie religieuse catholique, et les écarts si nombreux à leurs devoirs dont se rendent publiquement coupables tant de leurs membres, dénotent qu'ils les délaisseraient de même, si le célibat n'était à la base de leurs vœux, leurs engagements.

Comment une règle aussi absolue a-t-elle pu s'établir dans un âge tendre, sans l'intervention de la science et l'avis de ses représentants? Une consultation du médecin serait au moins nécessaire, indispensable, pour en décider, d'après les antécédents des postulants, leur constitution, leur tempérament, leurs prédispositions et leur santé. Imagine-t-on que des jeunes gens des deux sexes, menacés héréditairement de phtisie pulmonaire, comme tant de filles chloro-anémiques, hystériques, y sont prédisposées, se consacrent à l'état religieux sans l'avis d'un médecin ? Quand la vie libre et l'exercice au grand air sont les meilleures conditions pour s'en préserver, cet engagement serait un fatal arrêt de mort.

L'examen moral est non moins indiqué. « J'ai vu, dit l'auteur de *l'Homme et la Femme, considérés physiquement dans l'état de mariage*, la directrice d'un monastère donner cet exemple salutaire. C'était une de ces femmes vertueuses qui ne croient pas adoucir leur joug en le faisant partager. Après avoir étudié le caractère des novices, elle consultait le médecin qui avait sa confiance, et dont la probité égalait les lumières, sur celles qui se destinaient à la vie religieuse. Ils s'attachaient surtout à en découvrir la constitution dominante et s'occupaient ainsi utilement de séparer du monde celles qui en présentaient une vocation forte et raisonnée, ou d'y renvoyer celles qui en offraient tout l'esprit, les aspirations et les goûts. »

La prolongation du noviciat peut donc seule justifier le célibat religieux. S'il est aussi doux et facile que le soutiennent ses partisans, il n'en doit rien coûter aux prosélytes d'y rester sans y être définitivement engagés. L'âge de 40 ans pour les hommes et de 32 pour les femmes était fixé par les capitulaires de Charlemagne pour entrer dans la vie religieuse. S. Léon ne voulut pas que les filles prissent le voile avant 40 ans. Le tempérament est alors définitivement fixé, stable, et si jusque-là un sexe a pu vivre isolément sans l'autre, exempt de souffrances et de révoltes, un engagement définitif peut être souscrit en

toute sécurité. Les Jésuites reçoivent des novices
très jeunes, mais ils ne les engagent définitivement guère avant 30 ans et souvent plus tard. Les
Trappistes et les Chartreux agissent de même, et
ce n'est pas sans raison.

Embrasser irrévocablement l'état sacerdotal à 24 ans,
quand les passions, contenues jusque-là par la retraite
du séminaire, des études abstraites, un régime sobre, vont prendre tout leur essor, au milieu de la
liberté du monde et le secret en tête-à-tête au confessionnal, c'est s'exposer à tous les inconvénients
et les dangers du célibat. Les plus grands abus ont
été commis autrefois à cet égard par l'Église romaine, quand sa puissance prédominait sur toutes les
autres. Une part en étant déléguée à chacun de ses
ministres, ils pouvaient aspirer, comme dans l'armée
aujourd'hui, aux premiers rangs de la hiérarchie par
la valeur, le zèle et surtout l'habileté ; la cléricature
était pour un père la première dignité à donner à
ses enfants. Les plus grandes et nobles familles y pla-
çaient ainsi leurs cadets, l'aîné prenant à la fois noms,
titres et biens. Des enfants furent ainsi castrés, mutilés dès leur berceau, pour ne pas échapper à cette
destination.

Dès la fin du ive siècle de l'ère chrétienne, trois
vices principaux existaient dans l'Église : la luxure,
la gourmandise et l'avarice. Palladius les signale
dans le clergé byzantin avec prédominance de la
luxure ; Jean Chrysostome trouva celle-ci si répandue
à son arrivée à Constantinople, qu'elle infectait, dit le
grand évêque, toute la chrétienté de l'Orient comme

de l'Occident. Elle menaçait de passer à l'état d'institution dans l'Église, tant le concubinage des clercs et la prostitution des vierges étaient flagrants et résistaient à toutes les lois civiles et religieuses, censures et anathèmes. S. Jérôme était exilé de Rome pour les avoir combattus et Chrysostome se préparait un sort pire en les démasquant dans ses écrits, comme il les condamnait hautement et sévèrement en chaire. Il était ainsi représenté dans une fort belle toile au Salon de 1884, fulminant contre les mœurs licencieuses de l'impératrice Eudoxie présente, pour flétrir sa conduite. Les tableaux qu'il a laissés de ces ménages interlopes de clercs et de sœurs agapètes montrent combien ces mœurs se sont purifiées depuis, bien qu'il en reste encore des traces.

La *prêtresse* est signalée, en effet, dans les fabliaux du xiiie siècle, comme la femme légitime ou la concubine du curé. Appelée *comadre* ou commère en Biscaye, elle était considérée comme une caution pour la sécurité des maris. On n'en recevait pas de bon œil sans elle. De là les fréquents différends à ce sujet, entre les évêques et leurs subordonnés. Assemblés à Londres en 1229, pour réduire les prêtres à la continence, « les prélats anglais, dit l'abbé Vély, ne purent en obtenir raison par les grosses sommes qu'ils fournirent au roi. Toute la différence entre eux était que ceux-ci entretenaient publiquement leurs concubines à la maison, sous le titre de servantes, tandis que les prélats les avaient en ville. »

De là un fameux fabliau du temps, mettant ces

mœurs à nu entre un curé de Bayeux et son galant évêque. Endiablé par sa jeune et jolie servante, Aubérée, le premier ne savait rien refuser à tous ses caprices ; ils couchaient sur de doux matelas, buvaient du vin et mangeaient de grasses oies ensemble. De là vertes réprimandes successives de l'évêque à toutes ces infractions à la règle, avec défense absolue de continuer. Sur ces entrefaites, Aubérée découvre que monseigneur vient passer ses nuits chez une maitresse, non loin du presbytère ; elle dépêche d'autorité son curé à celle-ci pour lui demander de le cacher dans sa chambre lorsque l'évêque y viendrait. La donzelle y consent et lorsque celui-ci veut se coucher auprès d'elle, elle l'arrête en lui demandant une bénédiction solennelle, comme il la donnerait au fils d'un roi à tonsure. Une bénédiction, dit-il en riant, vous plaisantez. Mais la belle s'obstinant, il est obligé d'entonner son *oremus*. Il finissait son *per omnia secula seculorum*, lorsqu'une voix forte lui répond : *amen*. « C'est moi, dit le curé en sortant de sa cachette, moi à qui vous avez défendu de coucher sur un matelas et qui suis venu pour vous voir administrer les ordres à ma voisine. — Ils sont administrés, dit l'évêque en riant; va, mon ami, mange de l'oie, bois du vin et reste avec Aubérée ; mais pour le moment, laisse-nous. »

La *Vessie du curé*, composée à la même époque, flétrissait spécialement l'avidité des moines. Malgré leur vœu de pauvreté, ils demandaient ou plutôt mendiaient, au lieu de suivre le commandement de S. Paul à ses disciples : le travail et le désintéressement. Ils prenaient même au lit de mort des malades riches, quand il s'agissait de l'intérêt de leur couvent. Deux Dominicains, ayant l'inquisition en main, visitent un curé qu'ils trouvent au lit hydropique et condamné à mort. Ils lui réclament un don pour leur couvent, mais le malade a déjà disposé de ses biens en faveur des pauvres et de sa famille. Ils le pressent néanmoins et demandent pour eux la substitution de l'un de ses legs, sans quoi il ne recevra pas la miséricorde divine ni le secours de leurs prières. Il leur promet alors le seul joyau dont il n'ait pas disposé : ce fut sa vessie, qu'il supposait être le siège de son mal.

Ce délire était encore si général à la fin du xiie siècle que le pape Clément II fut obligé d'interposer son autorité pour faire cesser ces mutilations des garçons par des défenses expresses d'actes aussi contraires au bien public. Il est vrai qu'en ce temps, le clergé, si nombreux et puissant, n'était pas plus vertueux; ses dévergondages de toutes sortes sont attestés jusqu'à la cour pontificale par un témoin oculaire : « Je crains bien, écrivait Vettori, ambassadeur de la République de Florence à Rome, le 5 août 1513, à son ami Machiavel, que le Turc ne tombe sur nous, par terre et par mer, pour nous châtier, malheureux chrétiens, et ne fasse sortir *ces prélats-ci de l'ordure dans laquelle ils se vautrent* et les autres hommes du sein des lâches voluptés où ils sont plongés. Le plus tôt sera le meilleur, car j'ai peine à supporter le dégoût que ces prêtres m'inspirent. » (*OEuvres compl. de Macchiavelli*, t. II. p. 627.)

*\
* *

L'égoïsme particulier à tous les célibataires de parti pris et de propos délibéré est surtout spécial au prêtre. S'il n'en forme pas toute la vocation il en est un effet incontestable par la manière de vivre du plus grand nombre : gourmand, aimant ses aises et ne se dérangeant qu'à ses heures en véritable épicurien. Sous prétexte de se consacrer entièrement à Dieu par son ministère, lorsqu'il devrait l'être à tous, il ne se dévoue ni ne se sacrifie, pas plus qu'il ne se donne à rien ni à personne; il vit pour lui seul, tout en se croyant le plus fidèle disciple du Christ, mort sur la croix pour le salut de l'humanité. Le contraire est une rare exception.

Personnifié par Balzac, dans le *Curé de Tours*, il n'aspire à rien tant qu'au bien-être, au confortable, au repos, en attendant le paradis. De là son bonheur d'être mis en possession du logement de son ami le chanoine Chapeloud, qui lui en légua la jouissance en mourant. Il avait tant admiré, envié, convoité ce séjour en voyant le chanoine jouir de son vivant, avec une félicité si parfaite, de sa galerie, sa bibliothèque et tous les soins et les attentions que lui prodiguait la propriétaire, mademoiselle Gamard, qu'il se croyait parvenu au ciel. Il reste ainsi au foyer de son hôtesse tant qu'il y prend plaisir, s'en amuse et en jouit; à son tour, celle-ci, flattée dans son amour-propre de vieille fille et son orgueil de dévote de la préférence qu'il lui accorde, le soigne et le dorlotte par calcul ou réciprocité. Ils sont dès lors satisfaits et contents l'un et l'autre.

Mais Birotteau est bientôt las, ennuyé, dégoûté, de ce milieu roturier, uniforme et monotone ; il retourne à sa société aristocratique et y passe toutes ses soirées, sans s'apercevoir de l'isolement où il laisse sa maitresse... de pension. Il devient aussitôt la victime de sa haine et de sa vengeance félines. Jalouse comme toutes les vieilles filles, elle le fait attendre à la porte, malgré la sonnette, lorsqu'il rentre le soir à dix heures. Elle le laisse grelotter par une soirée froide et pluvieuse d'automne, afin de l'exposer plus sûrement à prendre un accès de goutte dont il souffrira..... pour son salut. Il ne trouve ni lumière ni feu pour se réchauffer et se sécher en rentrant, sans que la servante, couchée, se présente pour lui rendre ce service. Mademoiselle l'ordonne ainsi.

Graduellement forcé dans les derniers retranchements de son égoïsme sensuel, Birotteau devait succomber. Son linge ne sentait plus l'iris, il ne trouvait plus ses pantoufles à leur place, ni

> Son lait de poule
> Et son bonnet de nuit.

Sevré de tous les petits soins de cette vieille fille, qui avaient rendu sa vie si douce pendant quelques mois, il ne put lui résister. Le testament de Chapeloud lui donnait seulement l'usufruit de son logement, *à condition de l'habiter*, sinon il rentrait tout meublé en la possession de la propriétaire, pour reconnaître ses bons soins. Birotteau ne fit pas attention à cette clause, visée surtout par la propriétaire

rancuneuse pour le forcer à la retraite, mort ou
vivant, en ne cessant de le persécuter par toutes
sortes de médisances et de tracasseries. Pour se soustraire à ces embûches croissantes, semées sur ses pas,
— au point de ne plus l'attendre pour dîner, lorsque
ses devoirs ecclésiastiques le retenaient à la cathédrale — il alla passer huit jours à la campagne de son
amie, Mme de Listomère. La vieille fille en pro-
fita aussitôt pour lui signifier son congé du logement, en le dépossédant non seulement du mobilier
de son ami, mais de celui qu'il y avait apporté. Par
respect pour l'Église et surtout le *souci* de sa considération et sa tranquillité, il n'eut pas recours à la
justice et passa condamnation. Réduit à l'hospitalité
de ses amis, il n'en subit pas moins les suites de
cette affaire scandaleuse, connue dans tous ses détails
par l'abbé Troubert, second commensal de celle
qui l'avait si bien *roulé*.

Toute la morale du célibat religieux n'est pas dans
cet égoïsme; l'envie, la jalousie et la calomnie, même
entre collègues, en sont les effets ordinaires, comme
Balzac, qui s'y connaissait bien, en donne l'exemple
dans cet abbé Troubert. Logé depuis douze ans au
rez-de-chaussée de la maison Gamard, il ambitionnait
de monter au premier, après la mort de son collègue
Chapeloud. Les dispositions testamentaires de ce
dernier en faveur de Birotteau, en renversant ses
plans, l'aigrirent aussitôt contre celui-ci. Il se ligua
dès lors avec sa propriétaire pour l'évincer. Grand,
sec, au teint jaune bilieux, les yeux orangés, cet ambitieux irascible, digne fils de Loyola, avait réussi à

cacher toutes ses convoitises dans la majesté de sa
taille et ses yeux baissés, malgré ses cinquante ans,
par une vie retirée, le silence et un air mystérieux.
Il affectait un détachement de la terre par une apparence de préoccupation constante et de sainteté. De
là sa trahison indigne envers celui qu'il appelait son
frère, comme un congréganiste.

Appelé à faire l'intérim du vicaire général, tombé
malade, il ne tarde pas à nuire à Birotteau pour
son canonicat et, devenu vicaire général, il en nomme
aussitôt un autre à sa place. D'accord avec sa propriétaire, il s'installe bientôt dans son propre logement, en lui tendant toutes sortes d'embûches, et
le dépossède ensuite de sa place de vicaire de la
cathédrale en le nommant curé dans la banlieue de
Tours. C'était la mort du pauvre égoïste. Trouvant
qu'elle ne venait pas assez vite, Troubert devenu
évêque ne le laissa pas même mourir tranquille dans
ce modeste poste. Par la plus persistante des vengeances, monseigneur lui donna le coup de grâce,
avant son départ pour son diocèse, en le faisant interdire, sous un faux prétexte, par son archevêque.
Telle est l'âme noire d'un mauvais prêtre.

*
* *

Toutes ces satires contre les mœurs cléricales du
temps pourraient être renouvelées en partie contre la
rapacité et la captation, surtout dans certains ordres,
comme Eugène Sue en a donné l'exemple dans le
Juif errant. L'égoïsme et l'envie n'ont pas varié
depuis Balzac et si les mœurs sont moins ouverte-

ment dissolues, elles sont loin d'être irrépréhensibles, malgré toutes les atténuations. Il serait trop long et fastidieux d'en rechercher tous les cas rendus publics; il suffit de citer une récente lettre de Nouméa pour contredire et infirmer péremptoirement les prétendus bienfaits du célibat religieux dont les liens sacrés remplacent, suivant les casuistes, ceux du mariage. Cette lettre, du 27 août 1881, annonçait que, parmi les condamnés arrivés par le *Tage* à la Nouvelle-Calédonie, se trouvaient avec Abadie et Gilles, les deux jeunes assassins, Guillo, le curé de Dijon, condamné à vingt ans de travaux forcés pour attentats à la pudeur, entouré d'un lot de frères des écoles chrétiennes, condamnés pour la même cause. N'est-ce pas assez édifiant?

Sauf de rares exceptions et des conditions physiques particulières, prêtres et religieux ne peuvent donc pas plus se soustraire à la fonction génitale que les laïques. Comme tout animal mâle — assujetti à ce tyran du rut, qui le rend fou s'il n'est pas satisfait, — ils sont exposés à des pertes séminales intermittentes, volontaires ou involontaires, sous forme de pollutions nocturnes, qui troublent la santé, altèrent l'esprit et la raison, comme les aveux et les exemples cités en déposent irréfutablement.

« Elles sont si fréquentes et forcées chez les célibataires, dit l'illustre chirurgien anglais, sir J. Paget, dans ses *Clinical lectures*, que je n'en ai jamais rencontré un qui ne m'ait répondu affirmativement. Elles varient suivant le climat, le régime, les habitudes sociales, de une à deux par semaine ou d'une

seule tous les deux ou trois mois, également compatibles entre ces deux extrèmes avec une bonne santé.
Il n'y faut donc pas faire attention. »

En voici un nouvel exemple type, décrit par le pé-
nitent lui-même, pour montrer au contraire qu'il est
nécessaire et utile d'y faire attention:

« Depuis trois ans au moins, je ressens dans les
organes génitaux, tous les quinze jours à trois semaines, une sorte de fatigue dans la verge ou plutôt
de petits élancements qui augmentent pendant trois
à quatre jours et je sens un grand besoin et surtout
un grand désir d'expulser le sperme. Je le sens comme
à l'extrémité de la verge. Quand il n'y a pas de pollution nocturne à bref délai, je ressens de cette présence du sperme une gêne générale, des maux de
tête et le sommeil en est troublé. Je ne puis m'endor-
mir qu'avec peine et je confesse que de temps à
autre, pour me débarrasser de cette gêne locale et
générale, je me couche sur le ventre et une minute
de cette posture, en remuant le corps, suffit pour
amener l'éjaculation. Tout de suite, je suis délivré;
il me semble qu'on m'ôte un poids de dessus la poitrine et le sommeil revient. »

On ne peut dépeindre plus simplement et exactement les effets de la continence forcée chez les
hommes voués à la chasteté, dans la force de l'âge et
de la vigueur, comme celui-ci, âgé de 33 ans et religieux depuis huit ans environ, sans avoir transgressé
autrement ses vœux. Il demandait si un traitement
anodin ne pourrait pas empêcher cette exonération
artificielle et si elle n'était pas plus dangereuse et

nuisible à l'organisme que les souffrances dont elle était le remède. Avec le régime physique et moral habituel d'un couvent bien ordonné, il n'y avait à ajouter que des calmants anaphrodisiaques et la continuation du manège... au besoin, comme le moins nocif des divers modes d'onanisme.

Ces ardeurs génésiques, en appelant le sang dans les organes, les congestionnent et déterminent fréquemment des maladies locales des voies séminifères, de la prostate et la vessie. Le cerveau en reçoit aussi l'influence nocive. De là des hallucinations, du délire. Des cas de folie, sans hérédité appréciable, ont même été constatés. C'est la folie de la continence dont les exemples les plus frappants et irrécusables sont les religieux qui se sont mutilés pour mieux l'observer. Un acte aussi abject et effroyable, une résolution si impie sont des preuves éclatantes d'aliénation. Il n'y a pas lieu de la mettre en doute en en faisant remonter les cas aux origines du christianisme. Ce crime affreux de la castration religieuse se remarque encore de nos jours, comme un effet du célibat prescrit par l'église catholique, pour mieux conserver la chasteté.

Une secte religieuse d'hommes et de femmes, bien connue en Russie sous le nom de *Skoptzy*, châtrés, a pour dogme principal l'opposé de la secte polygame des Mormons. Condamnant l'œuvre de la chair et faisant de la continence absolue la vertu suprême, à l'exemple du catholicisme, elle ne se contente pas du célibat pour l'observer. Sachant bien que la chair est souvent plus forte que l'esprit, malgré tous les vœux

possibles et l'efficace de la grâce, elle n'a pas trouvé
de meilleure garantie contre les tentations que l'abla-
tion, la mutilation des organes de la génération chez
les deux sexes. Victimes de l'ignorance et du fanatisme religieux, ses adhérents se soumettent volontairement à la castration, comme les moines d'autrefois et les eunuques de l'Orient. Les femmes se font
surtout enlever les mamelons, sinon le sein tout
entier.

Leur nombre, sans être exactement connu, s'élevait à 5,444 en 1871 dont 3,979 hommes et 1465 femmes. En butte aux poursuites du gouvernement, les
adeptes, pour y échapper, ne sont connus que des
initiés. La plupart sont des illuminés, des candidats
à la folie, qui se font émasculer à la puberté par
la résection des bourses ou scrotum. Comme les
eunuques incomplets, ils ont ainsi la faculté d'entrer
en érection, sous l'influence de leurs excitations
mécaniques, de danses effrénées, nocturnes, appelées
radenije, et d'idées lubriques. Aussi beaucoup de ces
hommes usent et abusent, malgré leur doctrine, de
la faculté qui leur reste en se livrant entre eux à
l'onanisme anal, c'est-à-dire la sodomie, dont les
stigmates ont été constatés chez plusieurs.

*
* *

Le célibat perpétuel des ordres religieux est encore
plus contraire à la santé des femmes qu'à celle des
hommes. Autant au point de vue physique que moral,
la jeune vierge dans le cloître est en proie à des
affections cruelles qui l'emportent souvent prématu-

rément. Observez ces jeunes filles chlorotiques, langoureuses, semblables à des fleurs pâles, étiolées, attendant les rayons fécondants de l'astre qui les anime. Leurs journées passées dans la retraite, le recueillement et la prière, sont tristes sans les feux de l'amour qui couve sourdement en elles. Aimer est un besoin si essentiel de la vie morale de la femme, que sa santé physique est compromise dès qu'il n'est pas satisfait. C'est l'attribut de son exquise sensibilité et de sa tendresse. Il faut qu'elle aime quelqu'un ou s'y dévoue pour servir d'aliment à son âme aimante. A défaut d'un mari ou d'un enfant pour absorber son cœur et épancher ses sentiments, elle choisira un amant ou une amie, si elle ne se dévoue à sa famille ou à l'un de ses membres. Beaucoup moins que l'homme, distrait par ses occupations actives, elle ne peut vivre dans l'isolement et l'égoïsme; il faut qu'elle se donne pour vivre selon son cœur; autrement, sa vie est flétrie et n'est souvent qu'une mort anticipée.

De là les chants passionnés, composés par les directeurs de toutes ces jeunes vierges, à l'adresse du divin Sauveur Jésus. Connaissant bien le pressant besoin de leur cœur d'aimer, d'épancher leur intarissable amour en quelqu'un, ils leur ont présenté, pour mieux les satisfaire que l'esprit de Dieu, un dieu-homme, homme comme celui qu'elles pourraient aimer, sous les traits divins du Sauveur. L'illusion est ainsi complète. Elles peuvent le voir, le contempler, le toucher même, en lui adressant leurs ardentes protestations de dévouement et d'amour

et lui offrant leurs adorations et leurs embrasse-
ments!!!...

Mais toutes ces brûlantes prières, adressées du fond
du cœur dans l'exaltation, l'extase, le ravissement
de l'âme, ne sont qu'un vain palliatif. Elles augmentent le besoin de la réalité et rendent plus intenses
les exigences du corps. L'adoucissement offert ainsi
est plus dangereux que le mal. C'est jeter de l'huile
sur le feu, sans pouvoir éteindre la flamme qui dé-
vore toutes ces pures victimes. Si sacré soit-il dans
leur célibat perpétuel, ce feu rallumé tous les jours
dans leur cœur et leur corps ne fait que les consumer
plus sûrement. De là les maladies de consomption,
dont les religieuses sont si souvent atteintes. Les
plus vertueuses sont les plus exposées à ces conséquences. Qu'une diathèse latente existe et elle ne
tardera guère à éclater sous cette influence par la
chloro-anémie qui règne à l'état endémique dans
ces institutions, suite de la vie cloîtrée, recluse, que
l'on y mène dans le recueillement et la prière. Les
affections de poitrine et du cœur y sont ainsi très
fréquentes, surtout chez les jeunes nonnes.

*
* *

Comme on juge de l'arbre à ses fruits, il est bien
permis de mesurer la valeur de ce célibat à ses effets.
Ils sont déplorables, révoltants, d'après les faits et
les détails précédents. Il n'est donc pas étonnant
que les arrêts les plus sévères et toutes les foudres
de la justice, de la vérité et du bon sens aient été
lancés contre son institution. Il est curieux de remar-

quer combien l'Église a essayé, par tous les moyens, de propager la loi du célibat, « loi si profondément immorale à mon avis, » a dit Louise Colet; et George Sand d'ajouter : « Le jour où l'Église a condamné ses lévites au célibat, elle a créé dans l'humanité un ordre de passions étranges, maladives et impossibles à tolérer. » La loi civile française a donc aboli justement tous les vœux séculiers entraînant le célibat perpétuel, en réduisant leur valeur légale à un temps très limité.

Autrefois, le célibat religieux était utile à l'autorité et à la grandeur de la religion catholique, en fixant et développant l'aptitude et les qualités de ses ministres sur le point essentiel et capital de leurs facultés. Il faisait scintiller leurs vertus comme leurs vices. Hildebrand et Alexandre VI, voire même Jules II et Sixte-Quint, ont ainsi pu saisir le sceptre universel de la triple couronne papale. Bien d'autres grands hommes l'ont suivi depuis, pour obéir plus sûrement à leur vocation d'apôtres, de prédicateurs ou de moralistes, qui en est peut-être l'indication la plus rationnelle. Des poètes, des peintres, des savants illustres, adonnés tout entiers à leur génie, ont pu le garder toute leur vie, sans aucune vertu sanctifiante analogue à celle de la consécration.

Aujourd'hui, cette Église a cessé d'être une puissance politique et n'a plus à absorber les forces des solitaires. Il est inadmissible d'ailleurs, comme on l'enseignait autrefois, qu'une continence absolue augmente l'énergie morale, l'étendue et la perfection des facultés. Elle n'a jamais eu pour effet de rendre les hommes plus spirituels ni courageux, et l'abondance du sperme dans ses réservoirs est sans influence sur l'imagination. Comment cette accumulation agirait-elle sur le cerveau, quand aucune communication directe n'existe que par le sang, alors que la densité, la concressence des principaux éléments spermatiques s'oppose à leur solubilité? Au contraire, la rétention lui est souvent nuisible et préjudiciable. Si tant d'hommes de génie ont pu vivre dans la continence, c'est que leurs travaux, soutenus avec enthousiasme et ténacité, absorbaient tous leurs sentiments par l'exercice de leurs facultés. Beaucoup d'ailleurs sacrifient les douceurs du mariage à leur passion dominante, leur idole, sans rester continents.

Deux fonctions aussi prééminentes et transcendantes que la pensée et la génération, l'esprit et la matière, ne peuvent guère être remplies, exécutées avec une égale perfection. Leur étroite sympathie, en donnant également lieu à un produit nouveau, les empêche de s'équilibrer : l'excès de l'une nuit toujours à l'usage normal de l'autre. L'exercice trop actif et fréquent des organes génitaux et les pertes séminales et nerveuses en résultant, nuisent essentiellement aux facultés intellectuelles. D'où la gravité des pollutions involontaires chez les hommes d'étude. Les exceptions à cette règle sont très rares et momentanées. C'est une loi commune à l'organisme. Une extrême contention d'esprit ne coïncide guère avec l'exercice normal et régulier des fonctions sexuelles; mais celui-ci est parfaitement compatible avec les actions d'éclat et les œuvres d'un grand mérite.

Il est dès lors admissible que le célibat convienne particulièrement aux ecclésiastiques et aux religieux voués à la prédication, l'étude, les recherches de bénédictin. Les anaphrodites ou les mal sexués, atteints de difformités incompatibles avec le mariage, n'ont que des bienfaits à en recueillir. Mais que les individus les plus simples, ignorants et même grossiers des deux sexes, dont l'organisme sensuel est seul impressionnable, y soient soumis uniformément et sans examen par la loi ecclésiastique, c'est un non-sens révoltant, impie et antisocial. Les mesures sévères, rigoureuses, du silence et du jeûne, de la nourriture exclusivement végétale, du travail manuel, du sommeil interrompu pour la prière en commun et tant d'autres macérations, employées chez les solitaires de la Trappe et de la Chartreuse, attestent les efforts nécessaires pour combattre et vaincre la chair chez ces vénérables frères. Grâce à ce régime, les plus solides peuvent ainsi atteindre un âge avancé. Que penser, par comparaison, des prêtres et des chanoines, des évêques et des cardinaux, faisant bonne chère, vivant au milieu du monde et de la société, avec toutes ses pompes et ses œuvres?

Sans ajouter foi à tous les effets morbides de la continence, admis autrefois, il est évident, par la démonstration certaine et positive des nombreuses et graves maladies résultant des abus vénériens, que la continence absolue doit en produire de même. La santé résulte de l'exercice hygiénique de cette fonction. La rétention du sperme détermine des douleurs et des altérations locales; elle réagit sur le système

nerveux en le troublant, le perturbant jusqu'à la folie.
Il n'est donc pas exact de dire avec le docteur Mayer
que le commerce des sexes peut être réfréné sans
péril. Les exemples en sont si rares, même sous l'habit religieux et dans le célibat, qu'il n'a pu faire la
preuve de cette assertion par la comparaison de la
mortalité parmi les religieux et des ouvriers du même
âge aux deux périodes extrêmes de la vie génitale.

Sur 100 religieux des deux sexes, pris dans différents ordres faisant vœu de chasteté, et 100 laïques
exerçant diverses professions, il est mort:

De 16 à 25 ans 2,68 religieux et 1,48 seulement d'ouvriers.
De 31 à 40 ans 4,40   —   2,74   —   —

Ces résultats, conformes à ceux de Deparcieux, publiés en 1476, confirment donc la nocuité du célibat
et de la continence. Si, d'après les tableaux de Casper,
sur 100 individus exerçant des professions libérales,
42 ecclésiastiques arrivent à 70 ans, tandis qu'il n'y
a que 29 avocats, 28 artistes, 27 professeurs ou maîtres
et 24 médecins, cela prouve que les premiers, à
l'abri des soucis, des peines et des périls de la vie civile et familiale, en jouissant de tous ses avantages,
peuvent vivre plus longtemps.

Cette longévité des ecclésiastiques est confirmée
par Descuret. Sur 757 morts à Paris de 1823 à 1842:

106 avaient plus de 60 ans.
271   —   —   70   —
157   —   —   80   —
17   —   —   90   —
6 dont l'âge n'était pas fixé.

Sur 302 religieuses carmélites, mortes à Paris dans leur maison de la rue d'Enfer durant le même temps :

60	avaient	plus de	60	ans.
59	—	—	70	—
23	—	—	80	—

Avec les 160 dont l'âge n'est pas fixé, c'est donc une durée moyenne de la vie à 57 ans 4 mois, ce qui n'a rien d'extraordinaire. On ne peut l'attribuer « aux douceurs de la retraite et de la contemplation mettant à l'abri des passions mondaines qui agitent et consument, » comme disent les partisans de cet état. Prétendre que cette privation est dans la nature, d'après l'exemple unique des Trappistes et des Chartreux, c'est confondre volontairement l'exception avec la règle. Elle est antiphysiologique et rend la vie anormale et artificielle. L'Église catholique ne peut le faire tolérer et en montrer les avantages, s'il en a, qu'en donnant à ses prêtres comme à ses religieux la liberté de se marier en renonçant à leurs vœux. Autrement, sa chaîne est comme celle de la séparation judiciaire des époux, les réduisant à vivre réciproquement dans l'immoralité ou le concubinage. Tout en respectant la liberté pour chacun de vivre à sa guise, la loi ne doit pourtant pas tolérer ni protéger celle qui entraîne des résultats aussi dangereux au progrès et la prospérité du pays, que la prostitution publique.

Il suffit bien, encore une fois, de l'immoralité et la criminalité même, entretenues dans l'Église par ce célibat, pour le condamner et le détruire. Dans l'impossibilité de recueillir ni d'énumérer tous les

attentats aux mœurs dont les prêtres et les congréganistes se rendent journellement coupables, la constatation officielle du fait qu'ils en commettent *six*
fois plus que les autres hommes montre assez toute
la réprobation qu'ils méritent et le danger qu'ils
offrent. Sans compter tous les cas ignorés, qu'ils
réussissent à cacher mieux que personne et restant
ainsi impunis. Le crime du prêtre Léger, enlevant
une jeune fille, la violant et la tuant ensuite pour
boire son sang, n'est-il pas fait pour abhorrer ce
célibat en pensant que le sacrifice divin, la communion, la confession et l'instruction de la jeunesse
peuvent être confiés à de tels monstres, en vertu
même du célibat ecclésiastique !!

Mais il n'y a pas à se faire illusion, comme nous le
disions en 1879 dans le *Mariage*. L'Église romaine
n'abolira jamais le célibat ecclésiastique ; elle ne le
peut pas ! *Non possumus*, répond-elle invariablement,
malgré les brèches faites de toutes parts à son intégrité. Il est indispensable à sa constitution, son indépendance, son existence même. Ce n'est pas à la
religion que cette abolition serait préjudiciable, mais
à la hiérarchie et la discipline de l'Église. Que le
prêtre ait une famille et il n'en sera que plus moral
et plus religieux ; mais il échappera du coup au ré-
seau qui, isolé et dépendant, l'enserre et le captive
dans ses paroles et ses actes. Marié, il redevient libre
et échappe au joug romain.

C'est donc à la loi civile de faire ce que l'Église ne
peut pas. Qu'elle affranchisse le prêtre de ses vœux, à
l'exemple des religieux séculiers ; qu'elle le reçoive

au mariage quand il le demande et elle favorisera
ainsi l'accroissement de la population et la puissance
de l'État. C'est son droit et son devoir. Hésiter à rompre cet anneau d'alliance avec le Concordat, c'est ac-
tiver et précipiter la séparation violente de l'Église et
de l'État qui brisera entièrement ce célibat.

*
* *

Différentes mesures préventives pourraient alors
être édictées spécialement contre l'extrême fréquence
de ce célibat et ses dangers. Elles se distinguent en
fiscales et sociales, car outre le droit à accorder aux
prêtres de pouvoir se démettre de leurs fonctions,
après dix ans de ministère, comme tous les élèves
des Écoles supérieures du gouvernement, il en est
d'autres à accorder à ceux qui préfèrent y rester indéfiniment.

Mesures fiscales. De même que toute donation
entraîne des droits fiscaux envers l'État par l'acte
qui la consacre, pourquoi ceux qui entrent au couvent en sont-ils dispensés, en les faisant en argent
ou en valeurs mobilières transmissibles de la main à
la main ? Il ne suffit pas que ces valeurs paient un
droit annuel à l'État, leur transmission devrait être
constatée par un acte, comme tout apport dans une
association civile, commerciale ou industrielle, avec
un droit équivalent. Il ne doit y avoir aucun privilège
dans une République démocratique et tous les biens
de mainmorte doivent disparaître.

En connaissant mieux, par cette première mesure,

la fortune approximative de chaque ordre ou association religieuse, l'État pourrait exiger un droit de succession au décès de chacun de ses membres. Puisqu'ils ont enrichi la congrégation, n'est-il pas juste que celle-ci paie un droit à l'État, comme héritière de sa quote-part dans la communauté? En les soumettant toutes ainsi au droit commun, il n'y aurait pas tant de fortunes particulières qui s'y enseveliraient, et dès lors moins de membres pour s'y enfermer.

Mesures sociales. La première est de soumettre uniformément tous les séminaristes et les novices religieux à la loi du recrutement, comme les divers étudiants de leur âge, soit qu'ils s'en exonèrent par le volontariat d'un an, soit qu'ils l'acceptent en tirant au sort. Ce devoir civique de tout Français ne devrait comporter aucune exception que les infirmes ou les incapables; chacun pouvant être utile en temps de guerre pour un service quelconque. Combien de vocations ecclésiastiques et religieuses s'évanouiraient aussitôt par cette entrée dans la caserne et l'essai de liberté en résultant! Cette vocation ne serait d'ailleurs que fortifiée par cette épreuve pour ceux qui y résisteraient, et c'est alors qu'au jour du danger, ils pourraient sinon porter les armes, au moins ramasser et panser, consoler fraternellement les blessés, avec les secours de la religion et leurs services au besoin. C'est en se démocratisant que la religion se fait respecter et aimer de tous.

Droit d'adoption. A défaut du mariage des ecclésiastiques, il est un autre moyen d'adoucir leur célibat
et d'en atténuer la solitude : c'est de leur reconnaître
légalement le droit d'adopter un enfant, commun à
tous les Français des deux sexes, célibataires ou mariés, à l'âge et dans les conditions fixés par la loi. Physiologiquement, la vue, le contact incessant d'un jeune
adolescent dont on a pris la responsabilité devant
Dieu et la société, est un sédatif, un calmant bien
plus efficace que tout autre remède pour combattre
et réprimer les révoltes involontaires des sens produites par le célibat. L'usage du bois d'agnus castus,
du nénuphar, des bains, saignées, des lotions
froides, du jeûne, des macérations du corps, n'ont
pas plus d'influence locale, directe, sur le sens génital, que les études abstraites, absorbantes, mathématiques, l'exercice corporel, la chasse, recom-
mandés par les plus savants casuites, reconnaissant
implicitement par là que la grâce était sans action à
ce sujet chez les plus purs et les plus chastes. La santé
seule peut être troublée, altérée par toutes ces pratiques antihygiéniques. On porte atteinte par là au
corps, à la vie et l'existence dont chacun est respon-
sable devant qui la dispense pour la rendre aussi
utile et profitable que possible, suivant les lois de la
solidarité humaine. Y attenter par le jeûne, les privations, les macérations, en vue d'empêcher une
fonction de s'accomplir, est donc un véritable suicide,
un crime, tandis que les soins paternels rendus à
l'orphelin sont une grâce sanctifiante et le plus
grand bienfait.   19.

Aussi n'est-il pas rare de voir les meilleurs prêtres, ayant conservé l'esprit de famille, s'entourer dans leur isolement d'un parent : neveu ou nièce, pour surveiller leur instruction et leur éducation ; frère ou sœur, sinon père ou mère lorsqu'ils sont veufs. C'est le préservatif souverain contre l'ennui, les passions occultes ou les vices cachés, qui atteignent trop souvent le prêtre dans son isolement, comme la luxure, la gourmandise, l'ivrognerie, sinon la paresse et toutes les maladies et les infirmités qui en sont la conséquence. En le transformant en chef de famille, cette qualité lui crée de nouveaux devoirs qui, en l'occupant, le rendent meilleur et plus sociable. Là est le principal avantage du célibat en général. comme on l'a vu, page 153, et au *Célibat à deux*. Un prêtre franciscain du Mexique avait conservé une si tendre affection pour son jeune frère, qu'il l'éleva, le maria et le conserva ainsi toute sa vie dans son presbytère. Il s'empressa de lui donner tous ses soins quand il fut atteint d'un ramollissement de la moelle à 42 ans et lorsqu'il succomba, après deux ans de traitement ici et là, il se chargea de ses deux petits orphelins. Sanctifié ainsi par la fraternité, ce célibat est respectable, digne d'éloge et d'encouragement.

Avec ce droit d'adoption, tout prêtre, à défaut de famille, pourrait ainsi se charger d'un enfant. Mais la morale des casuistes s'y oppose. Réalisée par un ancien prêtre catholique qui avait quitté son ministère depuis longtemps et qui n'avait pas pris cette qualité dans l'acte d'adoption, celle-ci avait été

confirmée par deux jugements rendus en 1845, en
première instance et en appel, d'après les motifs
suivants : Ce que la loi ne défend pas explicitement
est permis ; aucune loi civile ni aucun canon reçu en
France depuis le Concordat n'interdit cet acte au
prêtre. Néanmoins, la Cour de cassation a infirmé
cette jurisprudence par un arrêt longuement mo-
tivé établissant qu'elle encouragerait l'immoralité du
prêtre et la sanctionnerait en pouvant légitimer à
son gré ses bâtards, en leur donnant son nom et
son héritage par l'adoption. Ce serait le pseudo-célibat organisé et toléré, à l'instar de la prostitution, a
dit M. de Cormenin, sous le pseudonyme de Timon,
le célèbre pamphlétaire du gouvernement de Juillet.
Le remède serait pire que le mal, dit-il dans sa
défense.

Au point de vue de l'Église romaine, c'est possible ;
mais quoi de plus juste et naturel qu'un père reconnaisse son enfant en quittant le ministère sacré ?
Est-il donc préférable, pour la justice divine, que ce
père indigne reste dans les ordres avec des enfants
abandonnés et ne puisse expier sa faute en les
élevant ? O logique ecclésiastique !

Un accommodement plus simple et religieux se
présente. Il est offert par *l'Abbé Constantin*, roman…
historique de L. Halévy. C'est un type à imiter par
le curé de campagne, aux croyances simples et
fermes comme tout pasteur protestant, formant un
modèle de charité chrétienne, d'union et de concorde
entre le riche et le pauvre. Au lieu de vivre pour
lui-même, confiné dans son presbytère et son église,

au milieu de quelques vieilles dévotes, veuves ou
célibataires — formant avec elles une espèce de sanhé-
drin contre tout ce qui se dit et se fait autour d'eux —
il visite tous ses paroissiens et exerce son ministère en
leur enseignant la morale chrétienne par son exemple,
ses entretiens familiers et en leur faisant pratiquer par
ses actes. Il est l'ami des riches pour les intéresser
aux misères des pauvres, des déshérités, des malades,
des blessés, qu'il connait et visite particulièrement pour
les consoler, les soulager. Il les soutient, les récon-
forte, non seulement au nom de Dieu, en leur répétant les sublimes paroles du Christ, mais il devient
leur providence en leur distribuant les secours qu'il
recueille, collecte secrètement ou qu'il fait donner
publiquement. C'est l'exemple moralisant et salutaire,
le ministère efficace qui fait du curé de campagne le
représentant de Jésus sur la terre, au nom même
des principes éternels de charité et d'amour qu'il a
promulgués.

Chacun comprend la religion en présence de tels
exemples ; elle devient perceptible, évidente à tous,
savants et ignorants, dans sa forme la plus pratique,
bien mieux que par l'administration des sacrements.
C'est la religion du cœur qui le fait l'intermédiaire
entre ses paroissiens pour les apprendre à s'aimer,
s'entr'aider, se réconcilier et se pardonner réciproquement ; il la prêche bien plus éloquemment ainsi que
dans un prône ou une savante homélie théologique.
Elle s'impose alors, dans la prospérité comme dans
l'indigence, la misère, la joie ou le deuil.

Pour mieux suivre encore cette douce parole du

Maître : « Laissez venir à moi les petits enfants, » l'abbé Constantin les aimait et s'y attachait particuliè- · rement à cause de leur cœur pur. Il voulut ainsi être le parrain de l'unique enfant de son meilleur ami, le docteur Réynaud, son puissant auxiliaire près des malades et des blessés et qu'il avait appris à connaître, de père en fils, au lit des malades. Aussi, lorsque le père de Jean tomba mortellement frappé d'une balle perdue, en pansant les blessés de Souvigny sous les murs de Villersexel, dans la fatale guerre de 1871, et qu'à cette terrible nouvelle, la mère en tomba foudroyée de douleur, l'orphelin de 14 ans devint le véritable enfant de l'abbé Constantin. Il le recueille au presbytère et ne cesse de veiller sur lui avec une affection, un dévouement, un amour tout paternels, sans que personne pensât à s'en formaliser. Ceux qui dédaignent de l'imiter eussent seuls pu en médire par jalousie. Sa vieillesse en fut tout occupée, remplie et embellie par les succès de son filleul et il eût même la douceur d'aider inconsciemment à lui désigner une compagne et de bénir leur mariage pour couronner cette belle carrière du curé de campagne.

N'est-ce pas là un magnifique exemple et un modèle à suivre pour tous les vrais prêtres, pénétrés de leurs vœux de chasteté et qui veulent les observer religieusement ? Cette tâche d'un filleul à élever, à instruire, à établir, par les rapports constants que ces devoirs imposent, remplirait bien mieux leur vie et leur cœur que la solitude et la contemplation béate où beaucoup de religieux vivent encore en croyant honorer Dieu. Aimez-vous les uns les autres, n'est-il pas le plus grand précepte de la religion chrétienne? Quelle leçon plus moralisante à donner par le prêtre que d'élever un orphelin à ses côtés, sous son toit! On ne dirait plus qu'il est sans enfant, s'il prenait ainsi à sa charge les pauvres abandonnés!

CÉLIBAT PROLONGÉ

TRANSITOIRE OU LIMITÉ

Avec la latitude laissée au début du célibat en général, soit plus de 30 ans en moyenne pour les garçons, aucune date précise ne peut être assignée à celui-ci. Néanmoins, il doit être distingué du célibat indéfini, par ses causes fugaces, passagères. Il est relatif, sans rien d'absolu, et subordonné à la gêne, la privation, la souffrance que l'on éprouve à n'être pas marié. La prostitution publique et privée des villes supprime, il est vrai, ce critérium par la rapidité des communications, mais les unions libres, immorales, qui se forment alors en restent la démonstration suffisante.

Si, pour la majorité des jeunes gens du jour, 30 à 35 ans est la limite naturelle de la vie de garçon, pour bien en jouir sans peines ni soucis et s'amuser librement, il en est encore beaucoup, comme il y a un demi-siècle, à qui cette vie pèse dès 25 ans. Prenant leur titre d'hommes au sérieux et préoccupés de montrer qu'ils en sont dignes, en commençant activement leur carrière, ils aspirent dès lors à se mettre en ménage. Cette impulsion est si naturelle et physiologique, que peu y échappent. Ceux qui n'y cèdent pas légitimement, publiquement, le font en cachette, d'une manière occulte, immorale.

Le jeune homme, à cet âge, n'éprouve plus en effet, comme à 20 ans, le besoin impérieux de courir, jouer, sauter, danser et se dépenser ; il se calme et tend à se ranger. Peu font exception à cette règle ; ce sont les paresseux, les libertins, les débauchés. Parvenu au développement complet de son organisme et de ses facultés, de ses forces physiques et morales, en possession de tous les avantages de la vie, tout garçon raisonnable veut être pris au sérieux. La plupart, ayant un métier ou une profession, cherchent alors à en tirer tout le profit possible, en rapport avec leur activité, leur adresse ou habileté. Ouvriers et employés de tout genre en justifient par les exigences rémunératrices de leurs travaux ou leurs services. Ils dictent et imposent leurs conditions. Personne n'a plus le droit alors de les traiter en enfants, en mineurs. A la moindre observation des parents ou la plus légère remontrance pour faire respecter leurs droits d'expérience et d'autorité : « Ne suis-je pas un homme ? » répondent-ils fièrement aussitôt.

Il faut immédiatement les prendre au mot, d'autant plus que les premiers à tenir ce langage sont d'ordinaire les plus extravagants. S'ils sont hommes, ils doivent en accepter les charges, en remplir les devoirs et les obligations. Cessez donc, parents, toute subvention bénévole à leurs plaisirs, leurs dissipations, leurs jeux et leurs folies de garçon. Laissez-les aux prises avec leurs propres ressources pour mieux leur apprendre à en reconnaître l'insuffisance et juger de leurs forces pour mener joyeuse et libre vie de célibataire, sans soucis ni tracas.

Toutes les carrières permettent au garçon sérieux et raisonnable de se marier de 25 à 28 ans, aussi bien dans l'industrie et le commerce que dans l'agriculture. Les professions libérales, malgré les longues études et le noviciat exigé, ne font pas exception, sinon pour ceux qui s'y engagent par vocation, sans aisance ni fortune, surtout s'ils ambitionnent et aspirent, par leurs facultés supérieures, à conquérir les premières places. Dans la lutte des concours qui s'établissent avec leurs rivaux, ils doivent se consacrer tout entiers à leur spécialité pour arriver sûrement au but et en obtenir tous les avantages. C'est une maîtresse jalouse qui souffre rarement une rivale. Le célibat prolongé est exceptionnellement légitime dans ce cas et souvent même indéfini.

Ainsi le font tous les garçons sensés à cette époque favorable de la vie pour inspirer l'amour et le faire partager. Avec le jugement et la réflexion que la raison donne, l'homme est dans les meilleures conditions pour choisir mûrement une compagne de 20 à 22 ans, suivant ses goûts, ses desseins, sa profession et qui puisse le seconder dans ses affaires. Exempts de tout attachement sérieux et regrettable, car il ne s'agit guère que d'amourettes jusque-là, ils peuvent se donner et s'abandonner l'un à l'autre dans toute la pureté de leur cœur et de leurs sentiments. Ce sont les gages des meilleures unions; tandis que la prolongation du célibat amène fatalement des relations illicites, frauduleuses ou de contrebande, source de concubinage, de libertinage et de débauche.

Pour beaucoup d'artistes des deux sexes, le célibat prolongé ne cesse souvent que par un mariage forcé, comme celui de Panurge. L'exemple de Molière en est le plus frappant. Entraîné, surmené par ses triples fonctions d'auteur, d'acteur et de régisseur de sa troupe, il se laissa aller à des amours faciles avec ses actrices favorites jusqu'à 40 ans. Le grand poète comique crut alors faire sagement, après une carrière si agitée et si tourmentée, d'épouser une jeune femme, qui pouvait être sa fille, comme on l'a dit malicieusement. Elle semblait devoir rajeunir et embellir la fin de sa vie dans le calme, la paix et le bonheur domestique. Au contraire, la coquetterie et l'indifférence d'Armande Béjart fut une source nouvelle de tourments, de chagrins et de jalousie qui empoisonna et abrégea les jours de ce grand génie. Conséquence fréquente du célibat prolongé; on croit rester jeune en vivant hors du mariage et de la famille où l'on se fatigue et l'on s'use le plus. On prétend recommencer la vie lorsqu'elle commence à s'éteindre et elle s'évanouit dès lors plus rapidement.

Les indifférents les plus faibles et timorés finissent souvent de même quand, après de longues années d'un triste et morne isolement, quelqu'un vient s'emparer, non de leur cœur dont ils manquent, mais de leur esprit pour le dominer. Les plus sots mariages, des unions disparates se font ainsi sur le retour; ceux-ci en s'alliant à une servante maîtresse, celles-là à de vieux routiers, d'anciens militaires ou veufs qui les prennent pour les servir, quand ce ne sont pas de jeunes drôles convoitant leur magot pour s'amuser et les abandonner ensuite. Tel est le couronnement ordinaire du célibat prolongé.

*
* *

Les causes en ont bien changé depuis un demi-siècle; de forcées qu'elles étaient, comme nous l'avons montré à l'*Origine*, la plupart sont devenues volontaires ou facultatives pour le plus grand nombre. L'égalité des droits des enfants aux biens de leurs parents n'y retient plus guère, comme sous la législation du droit d'aînesse, une foule de puinés des familles nobles, forcés d'entrer dans les ordres religieux ou l'état militaire, à défaut de pouvoir se marier selon leur naissance et leur éducation. Malgré la persistance légale de ce droit aristocratique dans certains États monarchiques, comme l'Angleterre et l'Allemagne, cette coutume s'affaiblit et tend à disparaître du fait même des parents, comprenant mieux leur devoir de laisser en mourant, sinon une part égale à leurs enfants, du moins proportionnée à leur position.

Le régime ancien des *familles souches* et la situation *d'héritier associé*, qui retenaient tant d'individus dans le célibat prolongé par la difficulté de s'établir, ont aussi disparu sous le souffle de la liberté et de l'indépendance universelles. Elles ne persistent plus qu'à l'état d'exception dans certaines contrées victimes de la conquête, ayant conservé ces habitudes par esprit de nationalité et comme une protestation vivante contre leurs oppresseurs. Tels sont les *Zadrugas* ou associations agraires, visitées en 1884 par M. de Laveleye, chez les Slaves du Sud, en Croatie. Là, des familles patriarcales vivent en communauté sur un domaine collectif et indivisible, sous la direction d'un chef élu, le plus âgé ou le plus capable. Chacune représente une personne civile pouvant agir en justice et d'une durée perpétuelle. Aucun membre n'a le droit d'en demander le partage, d'en vendre, ni d'en aliéner une portion. Le droit de succession n'y existe pas plus que dans les communautés religieuses; mais chaque famille a sa part égale des produits et les enfants héritent à la mort des parents de leurs effets mobiliers et personnels. Ils se marient entre eux et la fille reçoit une dot, tout en vivant en commun au nombre de 34, couchant tous dans la même pièce en hiver, afin de profiter de la chaleur du poêle, placé dans le mur mitoyen avec la salle à manger. Chaque couple et veuve avait sa petite chambre séparée en été, dans un bâtiment parallèle en arrière. Comme une sorte de ruche, ces cellules s'ouvraient sur une galerie couverte; le bâtiment s'allongeant à chaque nouveau mariage.

Plus primitives sont encore les habitudes dans les grandes exploitations en Hongrie. Toutes les femmes des ouvriers, des bouviers et valets de ferme, habitent

la même pièce avec leurs enfants et y préparent isolément la nourriture de la famille. Les maris seuls
ne sont pas admis dans ce gynécée. Ils couchent dans
les écuries, les étables et les granges. Les enfants
cependant ne manquent pas.

Tels sont les derniers vestiges de la communauté
de famille qui a existé dans le monde entier aux
époques primitives. C'est le γευος des Grecs, la *gens*
romaine, la *cognatio* signalée par César chez les Germains, le *lignage* des communes du moyen âge. Les
constructions colossales, divisées en cellules comme
les alvéoles des ruches d'abeilles, trouvées au Mexique lors de la découverte du nouveau monde, sous
le nom de *pueblos*, étaient la même chose. (*Revue des
Deux Mondes*, juin 1885.)

Ces communautés de famille ont existé dans tout
le centre de la France jusqu'à la Révolution française
et ce régime ancien se retrouvait encore dans quelques villages de Champagne, lors de la révolution de
1830, par la réunion dans une pièce unique, conte-
nant trois à quatre lits, de cinq à six vieilles filles
sœurs n'ayant pu se marier. Ailleurs aussi, notamment en Bretagne, où les mœurs et les habitudes
changent le moins, ces vieilles coutumes familiales
persistent encore. La veuve d'un ancien marin a conservé autour d'elle jusqu'à sa mort, arrivée récemment à 85 ans, ses quatre filles célibataires, dont
l'aînée avait soixante-trois ans. Après la mort de
ses parents, le fils aîné d'un vieux serviteur de l'État
dans la marine est également resté dans le célibat prolongé avec ses deux sœurs. Compositeur distingué,

il a préféré leur servir de Mentor, après en avoir été le maître, que de s'en séparer. Le goût de l'indépendance, qui pousse à l'individualisme à outrance, n'a donc pas encore éteint partout le sentiment de solidarité de la famille.

Le mariage présente cependant une particularité remarquable, étonnante dans cette province. Les habitudes de moralité qui y règnent dans la jeunesse, comme on l'a vu aux *Effets*, sembleraient devoir rendre le célibat rare et les mariages précoces. Au contraire, le nombre des célibataires est très considérable. Il est, d'après les statistiques de M. Loua, plus élevé qu'en Normandie, où la crainte exagérée d'avoir charge d'enfants parait devoir le rendre plus fréquent. Il y a 198 mariés en Normandie contre 100 célibataires, tandis qu'il y en a seulement 132 en Bretagne sur le même nombre de célibataires. Le mariage moins fréquent ici est aussi plus tardif; c'est-à-dire à un degré exceptionnel dans presque toute la province. Après les départements méridionaux des Hautes et Basses-Pyrénées, c'est dans celui d'Ille-et-Vilaine que l'on se marie le plus tard : les garçons à 34 ans en moyenne, les filles à 29, comme dans celui des Côtes-du-Nord.

Le mariage dure ainsi moins en Bretagne qu'en Normandie; ici vingt-neuf ans en moyenne et seulement vingt et un là. Il n'est pourtant pas exact d'opposer, comme on le fait, la prévoyance normande à l'imprévoyance bretonne. La famille rurale en Normandie abuse de la prévoyance après le mariage, tandis qu'en Bretagne elle en use avant par la constitution d'une économie, l'achat ou la location d'une petite terre.

La fécondité de ces mariages tardifs est frappante par l'augmentation rapide de la population, d'autant mieux que les enfants nés hors de la famille sont très rares. La période de 1874 à 1878 présente ainsi 88,165 enfants légitimes et 2,903 naturels, villes maritimes comprises. Dans les mariages, la fécondité de la femme bretonne de quinze à quarante-cinq ans est par rapport à celle de la femme normande presque comme 100 est à 60. Aussi l'accroissement de la population est-il constant, excepté dans les Côtes-du-Nord, où des causes spéciales l'ont mis en suspens depuis quelques années. Il était de 57,972 dans le dernier recensement quinquennal de 1876 à 1881 et s'était élevé à 180,369 habitants durant les vingt années précédentes de 1856 à 1876 ; ce qui en portait le chiffre total à 3,021,000 individus, près d'un million de plus que la Normandie, dont la perte de 133,142 habitants résultait en grande partie de l'excédent des décès sur les naissances.

Les lois en vigueur, il y a moins d'un demi-siècle, pour prohiber le mariage à tout garçon sans moyen d'existence, dans certaines parties de l'Allemagne, sont aussi tombées en désuétude. Les mineurs du Hartz ni les ouvriers de la Carniole ne se soumettraient volontiers actuellement à des mesures aussi contraires à la liberté humaine. Ce qui persiste, ce sont les mœurs déplorables produites par ces règlements attentatoires à la dignité de l'homme. Ne pouvant se marier à l'âge où la nature leur en faisait un besoin, ces ouvriers contractaient des unions libres, illicites, que, par un renversement de leurs devoirs, les parents des jeunes filles étaient obligés de tolérer. Ils devaient même les favoriser par l'impossibilité de condamner leurs filles au célibat. Ils se chargeaient dès lors des enfants en provenant et une sorte de concubinage s'établissait ainsi dans leur foyer, sous leurs yeux, sans que ces enfants pussent être légitimés avant l'âge où le mariage était permis. Ce fait s'observait surtout dans le district de Solanges.

Une tradition immorale est résultée de ce fait en Allemagne. C'est la tolérance de l'illégitimité. Elle est de 21 sur 100 enfants en Bavière, au lieu de 6 à 7 en France et en Belgique, où ces obstacles au mariage n'existent pas. La fille-mère n'est pas là comme ici méprisée et montrée au doigt par la société qui l'entoure. Ce cas est si commun, que l'on y fait à peine attention. On excuse celle-ci, on plaint celle-là et l'on ne tient aucun compte de la multitude. La fille-mère peut élever publiquement son ou ses enfants dans sa famille, sans avoir à subir ni reproches, ni mépris, ni honte de sa faute. Cela ne l'empêche ni de se placer, ni de se marier plus tard avec un autre que le père putatif de son enfant.

Le service militaire même n'est plus guère une cause de célibat prolongé que pour ceux qui le veulent bien. Avec la réduction graduelle du service actif de sept à cinq ans et même de trois en perspective, l'homme est toujours libre à 25 ans de rentrer dans ses foyers pour se marier. Les filles l'attendaient bien jusqu'à 28 ans, avant les récentes lois de 1872 sur le service obligatoire et réduit pour tous. Admettre qu'il entraine au célibat prolongé de vingt à vingt-cinq ans 385,025 garçons en France n'est pas sérieux. Ce noviciat au mariage est nécessaire pour fortifier leur constitution et en faire de bons et valeureux générateurs, s'ils n'abusent pas de leur virilité précoce. Le mariage avant cet âge les y expose fatalement et, pour n'être qu'une exception, ces mariages prématurés se distinguent ordinairement par une génération chétive et rare. Le célibat prolongé n'est donc plus imposé, forcé, par ces diverses causes légales, comme autrefois.

Elles sont bien plutôt volontaires et sociales. *L'immigration si considérable des ruraux dans les villes* le favorise principalement: d'une part, en rendant moins nécessaire la vie intérieure, le ménage, pour les immigrés, la plupart du sexe masculin; d'autre part, en déterminant dans les départements d'où proviennent ces immigrés, en particulier dans la Savoie, la Creuse, le Cantal, un excédent de filles qui trouvent difficilement ou tardivement à se marier. La préférence accordée par les chefs d'administration et les maîtres de maison aux employés et domestiques non mariés, entraine aussi la prolongation du célibat.

L'inscription maritime et les voyages au long cours retardent les mariages, particulièrement en Bretagne. *L'émigration lointaine des natifs*, en séparant les habitants des mêmes localités, semble retarder les mariages, spécialement dans les Pyrénées. Les longs apprentissages, les nombreux examens, les stages

prolongés ou surnumérariats, empêchant d'obtenir
promptement une position sociale suffisante pour
subvenir aux besoins d'un ménage, prolongent le
célibat. Les nombreuses formalités, les frais, les
délais exigés pour le mariage paraissent parfois mo-
tiver et prolonger le célibat de nos compatriotes, et
surtout des étrangers établis en France. (*Remarques
démographiques sur le célibat en France* par le docteur G. Lagneau.)

Beaucoup de personnes sont encore retenues dans
le célibat transitoire par nécessité et devoir. La misère, le défaut de ressources, le soutien des parents
vieux ou infirmes, la difficulté d'une position indépendante, des raisons de santé, comme une faiblesse
de constitution, l'opposition des parents pour se marier à son gré, sont des causes parfaitement légitimes,
autorisées et avouables, de sa prolongation. Certaines
obligations et des professions incompatibles avec le
mariage, comme celles de militaire, marin, commis-
voyageur, peuvent encore le justifier, tant qu'il est
obligatoire, forcé.

Il est même indiqué à temps, aux jeunes gens
blonds, lymphatiques ou strumeux, pâles, froids,
anémiques, dont la puberté a été lente, tardive et
peu accentuée par les signes caractéristiques du développement de la barbe, des poils, et l'accroissement marqué des organes génitaux. Ceux qui
restent efféminés à cet âge par la peau fine et blanche, la taille svelte, mince, élancée, à la voix aiguë
et flûtée, *eunuchoïde*, avec une grande timidité,
n'ayant que des désirs sexuels vagues, incertains,

passagers, des érections éphémères, incomplètes, sans pollutions, n'ont pas à s'engager légèrement dans les liens du mariage. Ils doivent toujours attendre que les signes opposés se manifestent, surtout s'ils se sont livrés préalablement à la masturbation.

Une complexion faible, délicate, efféminée et un tempérament lymphatico-nerveux, dénoncés par la remise d'un an ou deux au conseil de revision pour le service militaire, entraînent la même indication. La plupart de ces garçons sont engagés bien à tort dans les sciences, les lettres, les arts, sinon des professions sédentaires analogues, à défaut de pouvoir déployer la force et l'activité nécessaires dans l'industrie, l'agriculture et le commerce, ou bien ils sont placés dans les bureaux. Leurs goûts studieux, des habitudes solitaires, une imagination vive ou une vocation précoce en sont ordinairement les motifs déterminants. Assidus au travail, préoccupés de leurs études, leurs conceptions, ils ont le cerveau en excitation permanente, au détriment du système musculaire, surtout s'ils ont des occupations sédentaires, sans exercice dans l'intervalle. Que l'anémie s'ensuive et les voilà aussitôt menacés de faillites dans leurs amours, surtout si elles n'ont pas lieu dans des conditions parfaitement normales, s'ils ont commis des excès ou des abus antérieurs. Leur cerveau surexcité et surmené ne les laisse plus libres, ni maîtres d'eux-mêmes par le trouble de l'imagination. Une simple faillite intersexuelle suffit à déterminer alors une faiblesse génitale, résultant de l'im-

pressionnabilité morbide de leur système cérébro-
spinal.

Tous ceux dont les sens atones, paresseux, en-
gourdis ou de mauvaises habitudes ne leur font
pas sentir le besoin impérieux du mariage ne doivent pas se marier, sans s'être préalablement assurés
de leur virilité près des femmes ou du médecin,
notamment lorsqu'ils sont tristes, nostalgiques, misanthropes, mélancoliques, hypocondriaques. La
masturbation chez ces individus est souvent suivie
d'aberrations génésiques ; un certain nombre sont
ainsi frappés d'anaphrodisie morbide excluant absolument le mariage, comme l'anaphrodisie sexuelle
dont le tableau et les exemples sont relatés dans
l'Impuissance physique et morale.

Les maladies aiguës et chroniques, surtout celles
des organes génitaux, spécifiques et contagieuses,
exigent impérieusement de prolonger le célibat jusqu'à guérison complète. Il doit cesser immédiatement au contraire pour ceux qui entretiennent des
intrigues cachées, des relations honteuses, embar-
rassantes et coupables, comme l'adultère et le concubinage. Autrement, on s'expose aux plus graves
conséquences de cet état illégal en encourant le
danger de le rendre indéfini. Il est à désirer, seulement pour tous ceux qui se sentent éloignés du
mariage par leurs passions et leurs vices ou qui s'y
savent inaptes. Si tous ces gens-là en faisaient plus
volontiers le sacrifice, il y aurait moins d'adultères,
de séparations scandaleuses, de divorces immoraux
et de mariages stériles.

*
* *

La prolongation du célibat en entraîne fatalement
l'habitude et sa plus redoutable conséquence est d'y
rester indéfiniment. On s'y accoutume d'une manière
insensible et le besoin du mariage diminuant d'autant,
on en arrive graduellement jusqu'à le redouter par les
accrocs dont on s'est rendu coupable ou dont on a
été témoin ou complice ; les mauvais ménages observés ou rencontrés étant de plus en plus nombreux
en avançant en âge. Le célibataire sur le retour ne
connaît guère les bons, n'y ayant pas accès pour
cause. On s'autorise dès lors tacitement d'y persévérer
et, l'âge arrivant bientôt, on s'en fait un prétexte pour
y rester. Les indifférents, les libertins et les débauchés n'ont souvent pas d'autre raison à donner, en
disant qu'ils y sont restés par hasard, faute d'une
occasion favorable pour se marier. La plupart finissent leur vie dans le concubinage ou des relations
occultes et prolongées, dont on peut accuser presque
à coup sûr ceux qui parlent ainsi, quand ils ne sont
pas anaphrodites ou onanistes.

Un autre danger réel est de ne plus rencontrer
l'occasion de se marier à un certain âge. Dès que
celui-ci est passé, pour les garçons comme pour les
filles, ce n'est pas précisément une recommandation
pour être agréé, accepté, ni recherché ensuite. On
perd toujours certains avantages essentiels, même en
en gagnant d'autres avec le temps. On se dit réciproquement que pour avoir tant tardé, il doit exister
des causes de refus; à défaut de les connaître, on les

soupçonne et les deux sexes restent ainsi dans le célibat faute de s'entendre.

Une conséquence plus immédiate, c'est la démoralisation, par les abus, les excès ou les privations, causée par l'isolement et les maladies, la folie, le suicide, c'est-à-dire la mort en résultant. La statistique montre qu'à partir de 22 ans environ, le garçon présente une plus grande mortalité que le marié, approximativement comme 3 est à 2. Le suicide est aussi plus fréquent chez le célibataire que chez le marié. Il est surtout commun chez la jeune fille, par suite de séduction et de délaissement. La folie est aussi plus fréquente. Sur 100,000 garçons, on compte 38 criminels et 18 seulement sur le même nombre de mariés. Les séductions, les adultères, la plupart des avortements, des infanticides, des abandons d'enfants, sont les conséquences de relations extra-matrimoniales. Le célibat en 1881 a donné naissance à 70,079 enfants illégitimes et à 74,118 en 1885. Or à 21 ans, âge de l'appel à l'armée, alors que sur 1,000 garçons légitimes, il en survit 658, sur 1,000 illégitimes, il n'en survit que 260. La mortalité des premiers de 342 par 1,000 de 0 à 21 ans, s'élève à 740 pour les seconds. Le célibat est le principal motif de la prostitution et de la propagation des maladies vénériennes très fréquentes et trop souvent transmissibles directement et héréditairement. (LAGNEAU, *loco citato.)*

C'est le plus grand danger de ceux qui se marient ensuite ou plutôt de celles qui les épousent. Des reliquats de maladies contagieuses, contractées longtemps avant et auxquelles on ne pensait plus, reparaissent parfois chez les viveurs et les libertins par les excès même du mariage avec une jeune femme. Les intrigues compromettantes, les mauvaises connaissances sont aussi à redouter comme essentiellement nuisibles dans le même pays, la même ville. Beaucoup de parents n'y font pas assez attention. L'habitude suffit à rendre ces unions suspectes. Le garçon de 30 à 40 ans, par exemple, parvenu à cet âge en cherchant toutes les occasions de s'amuser, comme on dit, vivant avec l'une et l'autre, brune ou blonde et parfois noire ou rouge, n'en conserve-t-il pas toujours quelques restes après être marié? S'il ne les cherche plus en étant blasé ou éreinté, est-il admissible qu'il les évite, les manque, lorsqu'elles se présenteront? Non. Fuyez le naturel, il revient au galop. C'est là un danger réel pour le bonheur futur des mariages contractés dans ces conditions. Plus le célibat s'est prolongé et plus le danger est grand. On ne rompt pas facilement avec ses habitudes de galanterie à un âge aussi avancé.

On s'expose donc de plus en plus à toutes ces tristes conséquences par la prolongation du célibat volontaire, sans pouvoir même les éviter en se mariant ensuite. Si tant de vieux meurent rapidement en épousant des jeunes filles et réciproquement, la cause n'en est souvent que dans leur célibat prolongé. Hâter le mariage, quand rien ne s'y oppose, préviendra tous ces accidents. La prophylaxie en est donc facile et sûre en protégeant le physique et le moral à la fois. A cet effet, voici les mesures pro-

posées par M. Lagneau pour atténuer ces conséquences du célibat prolongé.

Abréger le plus possible la durée du service militaire, en réunissant les jeunes soldats dans des camps
d'instruction où ils échapperont plus facilement aux
maladies vénériennes, à la tuberculose et à la fièvre
typhoïde, si fréquemment contractées dans les caser-
nements urbains.

Restreindre l'immigration des ruraux dans les
villes, où ils se marient moins et plus tardivement,
en limitant les travaux publics qui, par l'élévation
des salaires, attirent campagnards et étrangers.

Faciliter la prompte obtention d'une position
sociale permettant de se marier, en hâtant l'apprentissage par des écoles professionnelles, en diminuant les trop nombreux et trop encyclopédiques
examens, les trop longs stages et surnuméraires.

Simplifier les formalités, diminuer les frais, abréger les délais relatifs au mariage entre nationaux et
entre nationaux et étrangers, si nombreux dans
notre pays.

Protéger davantage par la loi la jeune fille contre
la séduction et le délaissement.

Obliger le père naturel à subvenir, par une pension, à l'entretien de l'enfant illégitime, comme dans
la plupart des pays étrangers.

Pourvoir à l'entretien des enfants trouvés, abandonnés, assistés, secourus, la plupart illégitimes,
par une surtaxe prélevée, comme anciennement à
Rome, sur les célibataires qui les procréent.

CÉLIBAT PAR AMOUR

Aimer et être aimé étant l'incitation primordiale
du mariage et la condition essentielle de sa réalisation, comment l'amour peut-il être une cause de
célibat? Cela semble un paradoxe, une antithèse.
Rien de plus naturel, quand on s'aime à deux, de
s'unir par le mariage. Tous les amoureux, garçons
et filles, l'entendent bien ainsi. « Je t'aime, tu
m'aimes; unissons-nous », est un refrain devenu
trivial à force d'être répété. C'est pour le suivre trop
à la lettre, en faisant dévier ce sentiment si pur du
cœur en une vulgaire passion des sens, que tant de
gens des deux sexes restent célibataires dans des
unions libres.

Méconnaître ce fait évident et positif, c'est fermer
les yeux. L'amour le plus pur et idéal conduit et
entraîne au célibat, comme le plus vulgaire et grossier, monstrueux même. Les exemples en abondent
et frappent tous les regards, comme on dit par indulgence, pour mieux les tolérer. Il suffit, pour les
apercevoir, de ne pas confondre tous les cas où

l'amour entretient le célibat, en distinguant le célibat par amour, tout à fait exceptionnel, du célibat
amoureux, devenu la règle presque générale parmi
les garçons de 20 à 35 ans.

De cette foule d'adolescents et d'adultes des deux
sexes qui affluent dans les grandes villes pour y
trouver du travail, l'instruction ou le plaisir, et dont
Paris est le principal centre, est-ce que la majorité
n'y fait pas aussi l'apprentissage de l'amour? N'est-ce
pas le but de ces promenades, ces réunions publiques, bals, concerts, théâtres, où l'on se coudoie pêle-
mêle sans se connaître et où tout se rencontre pour
l'exciter et le provoquer? Les étudiants du quartier
latin n'en sont plus les seuls stagiaires accrédités
comme autrefois. La démocratie a tout envahi; elle
règne en souveraine par le nombre, là comme partout, et marque chaque jour son empire par l'accroissement de la prostitution publique et surtout clandestine ainsi que l'illégitimité.

Tous ces nombreux célibataires ayant des désirs
érotiques et des besoins sexuels à satisfaire, dont
la fleur de jeunesse se fane on ne sait où ni comment, n'est-ce pas aussi à la prostitution qu'ils ont
recours, aux unions clandestines, illicites, aux relations adultères, sinon abjectes, comme les souteneurs, les pédérastes, les sodomistes, les saphistes, *et
tutti quanti?* De là le célibat du libertinage, du concubinage et de l'abjection, où se réfugient et restent
indéfiniment la plupart de ceux qui ont vécu de la
sorte. Tout en étant l'amour de ces gens-là, ce serait
profaner ce nom que de les comprendre sous ce titre

et de l'appliquer à des liaisons coupables, immorales, dégoûtantes, monstrueuses, quoique très fréquentes.

En apparence, ces amours impures du libertinage, de la débauche et du vice, seraient plus justement reléguées au pseudo-célibat décrit plus loin. Mais il est incontestable que l'amour vrai, pur, sincère, peut y avoir présidé par exception. Les sens, la bête ont pris le dessus ensuite et en ont amené les plus déplorables conséquences signalées à ce mot. La preuve en est dans le célibat qui en résulte directement parfois chez les deux sexes, les filles en particulier.

***

Déçu, trahi ou trompé, l'amour pur et idéal conduit au célibat perpétuel une foule de personnes par la fidélité même, le chagrin ou le désespoir. Sous l'influence du sentimentalisme exagéré du siècle dernier, provoqué par le romantisme du temps, notamment les œuvres de Gœthe et de Mme Cottin, beaucoup de garçons et de filles n'avaient pas d'autre raison pour l'observer. Les filles y sont particulièrement sensibles. Elles aiment si profondément et sont d'ordinaire si fidèles à un premier et légitime amour, qu'il ne s'efface jamais de leur cœur, surtout lorsqu'on y met obstacle ou qu'il est soudainement rompu, brisé par la mort, le départ ou la trahison. Lorsqu'elles n'en sont pas frappées par la maladie ou la mort, beaucoup préfèrent rester filles que de se donner à d'autres. Les plus nerveuses et impressionnables en conservent un état de tristesse et de langueur qui les mine.

Une dame de 40 ans, dans cet état, faisait remonter

ses souffrances au profond chagrin qu'elle avait éprouvé, douze ans auparavant, en se voyant délaissée tout à coup d'un jeune homme qu'elle aimait et qui la fréquentait depuis plusieurs années comme fiancé. Elle l'imita en se mariant quelques années plus tard, non par amour, mais par vengeance, dépit, et pour en guérir. Quoique mère de deux enfants, elle rapportait son état nerveux et anémique à cet événement.

Beaucoup, parmi les catholiques, se consacrent à la vie religieuse par ce seul motif. Ce sont les cœurs les plus tendres, délicats et chastes, ou les cerveaux les plus exaltés. Natures angéliques et ne pouvant s'empêcher d'aimer, elles se donnent à Dieu, à défaut de celui que leur cœur avait choisi, se réfugient dans son sein en le contemplant et l'adorant sous les traits du doux et aimable Jésus, en le confondant avec l'Esprit. L'amour idéal, faute de rencontrer son objectif, y entraîne également de nombreuses filles nerveuses, romanesques, enthousiastes, sinon hystériques. C'est l'amour divin au lieu de l'amour humain; mais c'est toujours l'amour qui remplit le cœur de la femme pour son mari ou son enfant. Ne pouvant se déclarer, elles s'immolent, et le célibat religieux forme ainsi la retraite honorable et hygiénique d'une grande quantité de vierges. Quatre filles nobles ont suivi cet exemple signalé page 128.

Tout autrement agit le jeune homme, en pareil cas. S'il s'immole à son amour, c'est par le suicide, dans un accès de désespoir, de folie. Dès la moindre réflexion, il attend. Subjugué par l'empire des

sens, il cède bientôt et peu à peu une passion nouvelle remplace la première. C'est le remède spécifique. A un amour violent, passionné, substituez-en
un autre, si le cœur y est accessible, et aussitôt le
charme sera rompu. L'onanisme en résulte parfois.
Deux garçons de 30 à 35 ans m'ont avoué en avoir
contracté l'habitude sous l'influence du dépit amoureux. Ils avaient conçu une vive passion pour des
demoiselles qui leur avaient promis le mariage de 24
à 25 ans. Sur le refus des familles à leur demande,
ces jeunes gens, timides et craintifs, s'adonnèrent à
l'onanisme solitaire avec fureur, par crainte des maladies vénériennes. Ils en étaient tout pâles et éma-
ciés. Il en est même qui, désillusionnés de l'amour,
s'engagent en se faisant marins ou soldats ; d'autres
y substituent la bouteille, l'ivrognerie, pour mieux
oublier, noyer leurs souvenirs, et la plupart finissent
ainsi dans le célibat.

L'amour *filial* exagéré, chez des enfants lymphatiques, délicats, d'un esprit faible, sentimen-
tal, mineur, suffit à paralyser tout autre sentiment
pouvant les conduire au mariage, s'ils n'y sont pous-
sés, forcés par leurs parents. Il suffit qu'ils ne s'en
soient jamais séparés pour être enclins à ce sentiment, lorsqu'ils sont uniques. L'influence de la mère
est la plus puissante à cet égard, surtout en contribuant, comme veuve, à les exempter du service militaire. Que d'hommes d'élite célèbres, des génies
même, sont restés ainsi dans le célibat sous la seule
influence du culte maternel ! Les exemples s'en ren-

contrent surtout, chez les plus tendres de cœur et les mieux doués de l'esprit, dans les divers genres des lettres, des sciences et des arts, comme sous le chaume de l'artisan ou du laboureur.

L'amour de la famille, très développé, l'engendre aussi, surtout entre sœurs. L'association entre frères et sœurs, et même entre étrangers de sexe différent, y prédispose également par la communauté des intérêts et la réciprocité des services; des exemples en sont relatés au *Célibat à deux*.

Outre ces cas apparents, connus, avoués, combien n'en est-il pas de cachés, ignorés, impénétrables ? Une foule d'artistes, de savants et de lettrés y demeurent ainsi enchaînés, par amour platonique pour leur muse, et non avoué, parce que le succès ne l'a pas couronné. De même de ces amoureux transis, à la recherche d'un idéal si vague et vaporeux, imaginaire, qu'ils ne peuvent le trouver faute de consistance. Ces exemples sont rendus palpables, tangibles chez ceux qui l'observent par amour de leurs semblables ou, bien pis encore, par amour d'eux-mêmes. L'égoïste, qui en offre le type, y reste ainsi sûrement en ne pouvant aimer personne que lui-même, comme l'avare aime son trésor par-dessus tout.

Cette énumération suffit à montrer que le sentiment incitateur du mariage détermine aussi le célibat... selon le Code. Si les extrêmes se touchent, ce n'est pas le cas ici; à y regarder de près, ce célibat n'est le plus souvent qu'un mariage extralégal.

Le rôle de l'amour reste donc le même, qu'il soit direct ou inverse, bien ou mal placé. Il n'agit pas qu'entre les deux sexes dans l'espèce humaine ; ce sentiment s'étend à tout ce qui peut l'inspirer et le développer. Localisé dans l'imagination, il produit toutes sortes d'alliances divines et mythologiques, matérielles et artificielles ; toutes les aberrations, les perversions génésiques en résultent ainsi, dès que le sens génital en est influencé. Il n'y a pas d'autre explication du célibat amoureux sous ses différentes formes.

L'amour de Dieu est ainsi la base essentielle, l'idéal unique et le seul fondement légitime et avouable du célibat religieux. Toutes les autres raisons ou motifs sont accessoires ; les invoquer, c'est le discréditer. Seul, il peut suffire à rassasier les cœurs purs et les esprits élevés qui en sont animés et remplis.

C'est le plus petit nombre évidemment. La plupart ont besoin et réclament quelque chose de plus tangible et saisissable que l'Esprit immatériel pour devenir l'objet de leurs adorations. On l'a personnifié ainsi sous les traits de Jésus, le doux Nazaréen, et de sa mère, afin que les deux sexes pussent les adorer à leur choix, selon leurs aspirations opposées. D'où la Mariolâtrie ou culte de Marie, divinisée par les Jésuites, en la faisant décréter immaculée. De cette déviation du pur amour de Dieu vient que tant de gens n'adorent plus, dans la simplicité de leur igno‑rance superstitieuse, que l'homme et la femme et laissent par là libre carrière à leurs sens.

CÉLIBAT A DEUX

La caractéristique du célibat est si peu de rester seul, isolé, que, par une contradiction choquante, la plupart de ceux qui s'y vouent par état vivent réunis et en société. Religieux et religieuses s'assemblent ainsi, comme les marins et les soldats, les prisonniers même et les déportés, pour vivre en commun et travailler ensemble. Les ordres religieux seraient moins nombreux s'il fallait que leurs membres vécussent isolément, en cellule, comme les moines et les anachorètes d'autrefois. Un grand nombre de religieux séculiers des deux sexes choisissent même de préférence, à l'exemple des Jésuites, l'instruction des enfants comme le but de leur vie. Par leur turbulence, ceux-ci forment bien la compagnie la plus gaie et joyeuse, sinon la plus réjouissante et divertissante du monde. D'autres s'adonnent à la visite, la garde et les soins des malades à domicile, dans les hôpitaux et des maisons spéciales. La société est si indispensable à l'homme, que les célibataires vivant seuls sont aujourd'hui une très rare exception.

Il n'y aurait rien à dire si les ecclésiastiques, prêtres, chanoines, observaient ces conditions générales de la vie commune entre eux. Mais à défaut de ne pouvoir vivre sans femme, tout curé a sa servante, sinon deux, jeune et vieille, absolument comme les célibataires civils. Les *monsignori* sont les mieux partagés, eu égard à leur état de sainteté.

La jeune Rabouilleuse, Flore Brazier, est ainsi adjointe par Balzac à la vieille Fanchette, dans son *Ménage de garçon*. Elle ne tarda pas à la remplacer dans le gouvernement du ménage de l'imbécile Jean-Jacques Rouget, au point de devenir bientôt servante-maîtresse avec un tiers, spadassin débauché, pour amant de cœur. Max aurait même bientôt mis la fortune du pauvre célibataire de son côté, ainsi que sa favorite, si des parents pauvres n'intervenaient par hasard pour prévenir la réalisation de ses convoitises. Bons et honnêtes, la sœur et le neveu de Rouget n'y parviendraient pas, selon la doctrine habituelle du célèbre romancier : le vice et le crime ont seuls chance de triompher dans la *Comédie humaine*.

Le second neveu Philippe est alors introduit sur la scène pour les besoins de cette cause. Officier d'ordonnance de l'empereur, après une action d'éclat à la bataille de Montereau, il s'était bientôt livré au jeu et à la débauche dans l'oisiveté du licenciement, avait réduit les siens à la misère et au déshonneur en conspirant contre la Restauration, et venait d'être condamné par la Chambre des pairs à cinq ans de relégation à Issoudun. L'affreux soudard y trouva son oncle Rouget livré aux machinations de la Rabouilleuse et son souteneur, mais plus roublard encore, ce triste héros du vice parvint à lui tenir tête et à le tuer en duel. La Rabouilleuse fut ainsi mariée au vieux célibataire de 57 ans, qui mourut bientôt dans la débauche. Philippe l'épousa à son tour avec sa grande fortune. C'est donc la glorification du vice sur le dos des célibataires.

Dans tout ménage de vieux garçon, ces servantes-maîtresses ont toujours occupé le premier rang, le maître ne vient qu'ensuite. Mme Evrard domine ainsi le sien, M. Dubriage, dans le *Vieux Célibataire.* Il en serait aussi la victime, sans l'intervention de son neveu et sa nièce qui se déguisent en domestiques pour ruiner le crédit et détruire les plans de leurs ennemis. A ce prix seul et les péripéties les plus scabreuses, ils tirent le bonhomme de leurs griffes et réussissent à s'assurer sa fortune en faisant son bonheur. C'est une exception, car ils le refusent ordinairement.

A voir communément ces exemples scandaleux dans la vie civile, la présence d'une servante dont s'entourent la plupart des curés, en est rendue encore plus immorale. Une mère ou une sœur passe; mais une étrangère... ! L'âge mûr exigé de ces servantes n'est pas toujours une garantie de leurs mœurs. On a vu naître des bâtards au presbytère et le changement ou la révocation du curé s'ensuivre. De là tous les quolibets des paroissiens! Ces faits sont tenus secrets et soigneusement cachés dans les

statistiques officielles des évêchés et du ministère
des cultes ; ils restent patents et authentiques dans
les paroisses où ils se passent et deviennent une
cause de scandale et de discrédit pour la religion catholique. Ainsi se trouve préconisée l'adoption d'un
enfant mâle, parent ou étranger, comme un correctif
utile au célibat du prêtre.

Cette permission d'avoir des servantes, accordée
aux prêtres par les lois religieuses, est manifestement
la continuation de l'ancien droit des clercs d'entretenir une concubine à leur foyer. Aboli par le concile de Trente, après des siècles d'existence, cet abus
s'est perpétué par cette permission. C'est le plus immoral exemple du célibat des prêtres à deux et de
sexe différent. Ne pourraient-ils prendre aussi bien
leur sacristain, leur bedeau ou tout autre homme
pour les servir, comme le font les militaires avec
leurs ordonnances et beaucoup de célibataires civils ?
La femme, dit-on, est indispensable au curé, pour
diriger sa maison, conduire son ménage. Dans ce
cas, abolissez le célibat religieux et les prêtres ne seront plus sujets à caution.

* * *

Il n'est pas rare de voir un frère et sa sœur
réunis et vivre ensemble, surtout à la campagne,
dans une parfaite entente d'intérêts et de devoirs, par
une disposition commune à ne pas se marier. Le
besoin du mariage est si latent dans certaines familles, que la plupart de leurs membres vivent ainsi
en célibataires, comme autrefois sous la direction

respectée du père ou de la mère et ensuite autour
d'un chef aîné qui en perpétuait le nom et l'autorité
avec l'héritage.

Un exemple frappant de ce célibat par amour de
la famille se trouve actuellement sous mes yeux.
Quatre demoiselles et trois frères ont ainsi vécu ensemble jouissant d'une grande fortune à Paris. Aucune cause rédhibitoire, comme la misère, ne les
forçait à se réunir. L'exagération seule de l'amour
fraternel et familial, la crainte de se séparer, a été
l'unique lien de leur parfaite harmonie, tout en se
rendant, par leur esprit de tolérance, absolument indépendants l'un de l'autre. Ils s'accordaient surtout
pour faire le bien. L'aîné seul s'est marié tardivement et est mort aujourd'hui, ses enfants et petits-en-
fants ont suffi à entretenir l'esprit de famille et le
nom des trois sœurs survivantes et très âgées qui ne
se sont jamais quittées.

Celui-ci est encore mieux en rapport avec les
mœurs actuelles. Un fonctionnaire public, en mourant tout jeune, laisse à sa veuve trois enfants, un
garçon et deux filles, sans autre fortune qu'une
bonne instruction et une éducation distinguée. Le fils
se fait employé et les deux filles donnent des leçons.
Ils vivent de la sorte très confortablement depuis
plus de vingt ans, autour de leur mère, tandis que
le défaut de fortune les a empêchés de s'établir
convenablement selon leur naissance, malgré tous
les avantages moraux et physiques qu'ils offrent.
Ainsi s'engendre le célibat multiple.

A deux seulement, frère et sœur peuvent s'attendre

réciproquement étant jeunes. Au nom de la protection due à sa sœur, l'aîné diffère de se prononcer
avant elle, tandis que celle-ci, par déférence, hésite
à s'engager avant lui. Tacite ou conventionnelle,
cette condition rend la vie en commun si facile, sous
l'égide de la fraternité, par la réciprocité des services,
la communauté des intérêts et la part respective de
responsabilité, que le célibat peut se prolonger longtemps, sans que ni l'un ni l'autre en éprouve l'isolement, les privations ni aucun de ses inconvénients.

De même entre une mère veuve et son fils unique
ou puîné, comme entre un père et sa fille. La nécessité, le besoin qu'ils ont l'un de l'autre pour la direction du commerce, de l'exploitation, du ménage, la communauté des intérêts, le partage de
l'autorité et le bien-être en résultant, créent une
solidarité conservatrice du célibat, sans que les jeunes paraissent en souffrir plus que les vieux, quand
la vie est active.

« Si je suis encore célibataire, m'écrit un agri-
culteur de 53 ans, c'est parce que ma mère et l'une
de mes sœurs étant devenues veuves, et cette dernière avec sa fille étant revenue à la maison, je
suis resté avec elles. Cette vie en famille a été cause
que j'ai peu songé au mariage ; lorsque je manifestais
l'intention de me marier, ma mère et ma sœur
me demandaient d'attendre encore ; les années sont
venues, et finalement, je suis resté vieux garçon. »

C'est là l'histoire résumée de beaucoup de vieux
célibataires. Jeunes, ils se procurent des maîtresses
ou ont recours à la prostitution sans embarras ni

soucis; la vie en est si commode et facile que les plus moraux seuls y font obstacle. Devenus vieux, ils portent la peine de leurs complaisances ; beaucoup se reconnaissent impuissants, comme le précédent, en voulant faire une fin.

Les jeunes gens faibles de corps et d'esprit sont les plus exposés à cette tyrannie de leurs parents qui les dominent, en raison même de leur faiblesse. C'est le célibat par indifférence. Une mère vivant avec son fils unique l'a ainsi arrêté dans ses projets de mariage jusqu'à 28 ans. Lui parlait-il de jeunes filles connues, elle avait toujours des raisons pour l'en détourner, en trouvant des défauts de fortune ou de naissance. Lassé et jouissant d'une aisance indépendante, il s'émancipa en voyant tous ses camarades établis et heureux. Il avait un si grand désir de se marier, qu'il fit lui-même sa demande et, à trois reprises, il fut agréé. Mais lorsqu'il fallut avertir sa mère, pour avoir son consentement, elle fit tant et si... mal, au détriment de son fils, pour l'empêcher de se marier, qu'elle les fit échouer. Elle invoqua même ses propres défauts corporels pour mieux réussir. Arrivée à 77 ans, elle voit son fils plongé dans l'ennui et l'isolement du célibat à 46 ans, attendre sa fin pour se marier à son gré, c'est-à-dire en faisant sans doute un mariage disproportionné.

Le père ni le frère ont rarement autant d'influence, mais ils la remplacent souvent par l'autorité, sinon la violence. De nombreuses célibataires n'ont pas d'autre cause à invoquer. Une fille peut même y rester, et surtout une veuve avec enfants, pour empê-

cher son frère de se marier, moins par affection que
par intérêt. On voit trop aigrement ses défauts réciproques à un certain âge pour conserver intacte l'affection de la jeunesse. Frères et sœurs, pour rester
célibataires ensemble, y sont souvent forcés par leurs
passions secrètes, car ils n'ont plus guère la ressource de quelques doux moments, comme les maris
et femmes avec leurs enfants.

Entre frères pauvres, on confond ses intérêts dans
une association et, jusqu'au payement du fonds
acheté, on travaille sans relâche et sans penser à autre
chose qu'à se libérer, se rendre indépendants. Puis
l'on devient ambitieux par ce travail incessant et
heureux, absorbant toutes les pensées. On remet
ainsi d'une année à l'autre l'idée du mariage par les
affaires que l'on monte et les succès attendus. Viennent les obstacles à la traverse, sinon les faillites, les
déceptions et les révolutions pour retarder l'établissement désiré et l'on arrive insensiblement à 50 ou
60 ans, c'est-à-dire hors d'âge pour se marier, sans
y avoir pensé ni réfléchi sérieusement. C'est le célibat par ambition ou avarice dont le commerce ou
l'argent ont été l'unique aliment.

Un certain nombre de garçons et de filles vivent
ainsi en célibataires sans trop y réfléchir ni s'en
apercevoir. Ils se considèrent comme indispensables
et se trouvent tacitement liés, engagés l'un à l'autre,
en se faisant des concessions mutuelles. Avec une
vie occupée, affairée, le temps, les années se passent
insensiblement et l'on arrive à l'âge mûr, au moment de la retraite, sans avoir pensé au mariage. On

le remet toujours à plus tard, quand les occasions
s'en présentent, et souvent indéfiniment. D'où la prolor
lor   on du célibat, sans autre cause que cette vie à
deux.

Sylvie et Jérôme Rogron en offrent le type dans
le roman de *Pierrette*. Placés à la tête du magasin
sin de mercerie de la rue Saint-Denis, *la Sœur
de famille*, avec l'ambition de faire fortune, qui
glace le cœur et remplace l'amour, ils passent là
leurs plus belles années, très occupés derrière le
comptoir. De 45 à 50 ans, ils se retirent à Provins
pour étaler leur aisance. Sans occupation ni amis,
ils ne sont plus accessibles qu'aux plus mauvaises
passions : la médisance, l'orgueil, l'envie et la jalousie.
sie. D'où la cruauté de martyriser une jeune et innocente
cente orpheline parce qu'elle aime et est aimée;
condamnation flagrante de toute leur vie, eux qui
n'ont jamais vécu qu'en égoïstes et pour l'argent.

Cette vie à deux est une cause fréquente du célibat
à la campagne si, dès la première jeunesse passée,
l'un n'oblige l'autre à se marier pour vivre seul. Le
secret de ce fait est si bien dans la différence de
sexualité, que cette harmonie est beaucoup plus rare
entre frères ou sœurs, père et fils, mère et fille ! Il y a
toujours des zizanies, qui font fuir les plus jeunes.
L'accord n'est jamais si parfait et les exemples de
célibat à deux beaucoup plus rares, à moins qu'un
intérêt quelconque le cimente et le rende indissoluble.
luble. Autrement, l'un ou l'autre des associés finit
par rompre l'association, tant ce célibat est insupportable
portable à défaut de l'homme ou de la femme.

Le *concubinage* en est partout une preuve évidente.
Malgré le profond mépris attaché à cet état de deux
personnes étrangères, de sexe différent, vivant
ensemble sans être mariés, par l'outrage public
qu'il imprime au mariage légal, il est des gens qui
préfèrent encourir cette honte, ce stigmate, que de
se priver des avantages et des commodités de la vie
commune à deux. Rien ne serait plus facile pour
eux, les séparés excepté, que d'échapper à ce mépris. Un homme peut avoir toutes les maîtresses du
monde et la femme tous les amants, sans que l'on y
trouve à redire : le mot excuse la chose; mais vivre
en concubinage! C'est dégradant, presque infamant.
Néanmoins, beaucoup de personnes des deux sexes
préfèrent vivre ainsi, avec ou sans enfants, par économie ou autrement, que isolés, séparés. Consécration formelle, éclatante, des douceurs et des
avantages de la vie commune de l'homme et de la
femme par le mariage. (V. *Célibat faux par concubinage.*)

Il est d'ailleurs parmi nous un célibat à deux bien
autrement immoral que le concubinage à trois des
Chinois. C'est celui de deux hommes ou de deux
femmes étrangers, vivant ensemble ou dans une
association intime. La similitude d'idées, d'opinions,
de sentiments, de goûts et d'habitudes est si rare et
difficile entre étrangers du même sexe pour vivre
intimement, qu'il y a toujours lieu de s'en étonner.
Des passions secrètes, cachées, ou des vices inavouables sont seuls capables de les uniformiser et

les confondre. L'onanisme sous ses diverses formes, comme le saphisme et la sodomie, forment ainsi des ménages à deux d'hommes ou de femmes, travaillant souvent chacun de leur côté et revenant manger et coucher ensemble, sous prétexte d'économie. Tel est le célibat à deux qu'il faut surtout signaler et flétrir comme le plus immoral de tous.

De vieux célibataires ou veufs prennent ainsi fréquemment de jeunes domestiques, commis ou employés, pour leur servir de femmes. Des ménages libres d'hommes, rapprochés à ce titre et vivant ensemble comme amis ou associés, ont été cités. Cette horreur de la nature a besoin d'être justifiée par l'exemple des tribades entre elles, pour être admise chez les sodomistes.

Dès que des femmes célibataires, jeunes ou vieilles, entretiennent ensemble des rapports secrets ou en cachette, il faut les suspecter de saphisme. Elles en donnent souvent la preuve en vivant ensemble, malgré la différence d'âge, dès qu'elles deviennent libres. On peut d'ailleurs le reconnaître à un signe caché, absolument caractéristique de ce vice secret. C'est le volume exagéré, l'hypertrophie du bord du capuchon du clitoris, se détachant du gland. La succion de son extrémité libre lui imprime ce caractère spécifique; stigmate ineffaçable constaté sur des femmes galantes, convaincues de cette abominable pratique. Le gland, plus développé et proéminent, se rapproche même parfois de la forme en massue avec ou sans déformation de la vulve; mais celle du capuchon est le signe le plus convaincant

et il n'en est pas besoin d'autre pour les moins corrompues. La rougeur et la flétrissure des parties ad-
jacentes en sont la confirmation.

Les aberrations génitales, qui provoquent ces
exemples, doivent les rendre exceptionnels et plus
rares que le concubinage. Ils paraissent d'autant
moins fréquents qu'ils sont encore plus cachés et
ignorés ; le hasard seul ou le crime les fait découvrir.
Ils peuvent encore résulter des vices de conformation, comme le pseudo-hermaphrodisme, où de
prétendues femmes, en portant l'habit, ont tous les
instincts et les goûts des hommes et *vice versa*. Le
principal danger de ces êtres imparfaits, mal sexués,
est précisément de répandre et propager ces désordres dans la société, comme des exemples en sont
relatés à l'Hermaphrodisme. (V. *Célibat faux par
prostitution*.)

CÉLIBAT FAUX

OU PSEUDO-CÉLIBAT

De toutes les formes du célibat, celle-ci est assurément la plus fréquente, surtout parmi le sexe fort.
Tous les garçons trouvent naturel et licite de s'amuser
dès l'âge de 18 à 20 ans, par la séduction ou la prostitution, et taxent d'immorales les filles qui s'y laissent
aller, excepté leurs victimes. C'est la morale en vogue
d'après le positivisme régnant. Leur célibat consiste
à avoir des rapports sexuels et même à vivre maritalement sans être mariés. Quiconque n'entre pas
vierge dans le lit nuptial a donc eu un faux célibat.

La prostitution en offre le type et la démonstration
publique, ostensible, au grand détriment de la morale. Son extension, témoignant de ses succès, explique surtout l'augmentation actuelle du célibat prolongé des garçons. Avec le désir, la volonté avouée
de la plupart de se marier aussi tard que possible,
afin d'avoir moins d'enfants, la prostitution publique

et privée, clandestine, leur offre un moyen facile et toléré de satisfaire à ces deux conditions de la majorité des mariages tardifs. C'est leur exutoire, leur égoût commun et la principale cause qui fomente, entretient et encourage le pseudo-célibat.

Elle est ainsi le prélude, l'apprentissage et comme l'introduction au libertinage qui s'y joint ensuite trop souvent par la séduction, les unions libres, l'adultère, sinon le viol. Aux dons Juans oisifs, désœuvrés, aux Lovelaces pervertis, en proie au satyriasis de l'imagination encore plus que des sens, tous ces moyens sont bons tour à tour. Ils vont ainsi de maîtresse en maîtresse, suivant eux. Telles sont leurs prétendues conquêtes, obtenues souvent à prix d'argent et sans résistance; autrement ce sont des victimes. Ils passent leurs plus belles années en exploits amoureux, en aventures galantes, en tromperies, trahisons et déceptions, jusqu'à ce que fatigués, blasés, éreintés, ruinés de bonne heure par cette vie de débauche, la plupart sont conduits, entraînés à tomber dans le concubinage avec une compagne aussi indigne qu'eux, par l'impossibilité de se marier convenablement. Il y a aussi le danger de le conclure par les restes ou stigmates des maladies contractées et la crainte, trop souvent justifiée, de les transmettre à la femme et aux enfants.

Telle est la caractéristique du pseudo-célibat, marquée de trois phases distinctes par des causes différentes. Nous les examinerons séparément, afin de mieux en montrer les conséquences périlleuses et les dangers spéciaux.

Prostitution. Par ses progrès, sous différents aspects, elle est devenue une institution sociale dans tous les pays civilisés, sous prétexte qu'elle est nécessaire, indispensable même à l'hygiène et à la sécurité des personnes autant qu'à la sauvegarde et l'honneur des familles. Malgré tous ses dangers et les maux qui en résultent pour la moralité et la salubrité publiques, elle est organisée, réglementée et tolérée par les pouvoirs et les gouvernements, au bénéfice spécial de l'homme et pour le plus grand abaissement, la dégradation, la flétrissure et l'esclavage des femmes qui s'y livrent. L'effet principal des arrêts, règlements et ordonnances édictés à ce sujet est de flétrir et d'asservir davantage la prostituée par son enregistrement, son inscription ou plutôt son écrou, sur le registre fatal de la prostitution, sans qu'elle puisse se relever ensuite à ses propres yeux ni à ceux de la société.

Tous les efforts, les recherches de l'administration de la police qui gouverne ces malheureuses tendent néanmoins à ce dernier but : l'inscription. Son idéal est d'y soumettre toute femme galante, comme si elle craignait d'en voir trop diminuer le nombre, pour les avoir plus sûrement sous la main et mieux les surveiller. Une fille libre ou en carte est-elle prise en délit de prostitution publique, en dehors des règlements, ou manque-t-elle de les observer? elle est aussitôt emprisonnée sans jugement et réduite à se placer en maison, dont elle devient l'esclave en perdant sa liberté. Et pourtant le début de cette carrière du libertinage et du vice a été souvent

une séduction coupable d'un homme riche et considéré. Profitant de sa jeunesse, son ignorance, sa
dépendance ou sa misère, il l'a trompée ou rendue
·mère, sans que les lois l'atteignent pour réparer sa
faute ni l'en punir. Pourquoi donc tant de cruauté
ensuite pour sa faible victime, conduite ainsi d'échelon en échelon dans le vice par le déshonneur, la
pauvreté et la misère? En la punissant de son délit
commun, la justice voudrait au moins qu'on lui lais-
sât la liberté de s'amender, se corriger et se racheter
par le travail, plutôt que de la condamner à perpétuité à l'infamie et l'esclavage. Telle est la prostitution
publique et autorisée.

L'injustice est ici d'autant plus criante que des
milliers d'autres filles, plus heureuses ou plus ha-
biles, exercent en toute liberté, jour et nuit, le même
métier de la prostitution clandestine. Sous les noms
de femmes galantes, entretenues, de théâtre, de lo-
rettes, de cocottes, d'inviteuses ou femmes de brasserie, etc., plus de 120,000 s'y livrent publiquement
à Paris, alors que l'on y compte seulement 4 à 5,000
prostituées inscrites. Le nombre de celles-ci diminue
graduellement, sous l'influence des violentes critiques
dirigées contre la police des mœurs dans ces dernières
années (1). De 4,580 filles inscrites en 1876, elles étaient
réduites à 2,839 en 1882, tandis que les premières
augmentent. La liberté a toujours un certain attrait
pour celui qui recherche leur contact. Il n'y a pourtant pas grande différence entre elles; sauf le nom,

---

(1) *La prostitution*, par Yves Gruyot, Paris 1883.

c'est à peu près la même marchandise. Il y a d'aussi belles filles dans certains bordels que parmi les cocottes les plus huppées, mais celles-ci, luxueusement meublées et élégamment vêtues, sont libres de recevoir seulement qui leur convient et les paie richement ; au contraire, les autres sont obligées de supporter le premier venu, se conformant à la taxe de la maison. Autrement, ce sont aussi des prostituées. La liberté devrait donc leur être uniformément accordée avec des peines égales pour leurs écarts, tandis que la fille de maison est seule mise hors la loi et traitée en paria. On verra plus loin celles qui offrent le plus de garanties sanitaires.

*
* *

C'est à cette source impure, empoisonnée de la prostitution, coulant à pleins bords et se répandant partout sous ces deux formes, que la plupart des jeunes gens vont apaiser les désirs de leurs ardeurs printanières, essayer leurs premiers exploits amoureux. Où iraient-ils ailleurs jeter leur gourme, sous l'influence délétère et pernicieuse du positivisme à outrance en vigueur ? Le temps de l'amour platonique et des amourettes, où s'épanchaient les premières effluves du cœur dans des promenades, des danses, des entrevues, des causeries intimes si charmantes, est passé, à cause de ses lenteurs et ses incertitudes. Il ne s'agit plus de s'amuser aux bagatelles de la galerie ou de la porte, mais d'entrer immédiatement à l'intérieur. Il faut aller vite en besogne, à présent que tout se traite et se fait à la vapeur. Les vœux, ni les promesses n'ont plus cours, on exige des réalités et pour mieux vaincre toute timidité puérile et n'essuyer ni affront ni résistance, on s'adresse d'emblée à la Vénus errante ou au gros numéro. La bourse plus ou moins garnie décide du choix et, contre argent comptant, tous les secrets et les voluptés de l'amour.... des sens sont aussitôt dévoilés, connus et réalisés aux plus simples et novices, sans aucun préambule, ni autre forme de procès.

Tel est l'apprentissage actuel de... l'érotisme. Appliquer le nom d'amour à ces passes libidineuses serait le profaner. Il est absent tant que le cœur y reste étranger. Le pur amour est ainsi inconnu et caché à beaucoup de jeunes pseudo-célibataires fréquentant les prostituées, dont l'accès est devenu aussi facile aux campagnards, aux ruraux qu'aux citadins. Elles ne se rencontrent plus seulement en effet dans les grandes villes; il n'est si petite bourgade qui ne compte une de ces maisons de débauche plus ou moins publique ou clandestine. Le vice paré et dissimulé se montre ainsi partout à chaque pas, le jour comme la nuit, pour mieux apprivoiser et séduire ses victimes. Avec la rapidité des communications, le paysan du hameau, comme le fermier, peut même y recourir. Il n'est pas jusqu'au service militaire obligatoire qui ne facilite leur contact à toutes les recrues et les volontaires, transportés dans les grands centres. Chacun est donc exposé à tomber dans leurs filets, à moins d'en être garanti par l'onanisme, l'a-raphrodisie, la neutralité ou toute autre infirmité analogue.

N'est-ce pas aux perfectionnements de cette règlementation à outrance de la prostitution publique, autorisée, et les prétendues garanties en résultant, que les progrès de la prostitution clandestine sont dus? Elle est ainsi la principale cause du pseudo-célibat, non seulement des légions de filles qu'elle y condamne à vie et des milliers de militaires forcés de l'observer, mais la généralité des jeunes garçons qui le prolongent ensuite à volonté par l'habitude, les facilités qu'elle leur offre de s'exonérer et l'immunité complète et assurée qu'elle semble leur garantir. « L'homme prolonge son célibat, parce qu'il trouve la prostitution facile, commode, et offrant une apparence de sécurité », dit M. Després, dans ses *Études morales et démographiques sur la prostitution en France*. (Paris 1883.)

Il y a sans doute bien d'autres facteurs contingents, comme l'ancien chef de ce service à la préfecture de police, M. Lecour, le démontre dans sa réponse à cet argument. « Autrefois, c'est-à-dire il y a quarante à cinquante ans, on se mariait jeune, parce que les goûts étaient plus modestes et que nul ne répugnait à commencer simplement, pauvrement même, la vie de ménage. Le mal actuel vient des habitudes de luxe à tous les degrés et d'un affaiblissement des sentiments moraux et religieux. On attend que satisfaction ait été donnée au dangereux dicton: il faut que jeunesse se passe. L'homme de province abandonne sa ville pour Paris, où il se corrompt; l'homme de la campagne pour les villes, où il s'étiole. Il y a, en grand nombre, des concubinages, des accouplements qui compromettent l'avenir. Il y a le commerce avec les filles faciles, avec les femmes déclassées, avec tout un monde qui descend vers la prostitution, mais qui n'y est pas encore tombé. Il y a enfin ces liaisons, si séduisantes au début, qui vont parfois au crime par l'avortement ou qui finissent par le chantage ou par l'emploi, souvent impuni, du vitriol ou du revolver. » (*Archiv. de méd.*, mai 1885.)

Tout cela est profondément vrai et serait confirmé par tous les survivants en ayant l'expérience; dire que la réglementation n'est pour rien dans le changement opéré est une exagération opposée. Par les facilités et les garanties qu'elle offre aux jeunes ignorants, elle est ordinairement l'initiatrice sinon l'incitatrice corrompue de tous les dérèglements ultérieurs. Les plus simples, candides s'y laissent prendre et tombent de degré en degré dans le vice, s'ils ne sont pincés du premier coup. Elle est donc la plus grande coupable par l'appât d'une fausse garantie sanitaire, toujours trompeuse en réalité. Si elle protège véritablement la prostituée et son infâme commerce par l'immunité que ses visites et ses examens lui confèrent, elle est toujours fallacieuse dans l'intervalle. Son insuffisance et ses insuccès, ses sévérités et ses rigueurs arbitraires, dirigées contre la prostitution clandestine, en ont provoqué le développement épouvantable, la plus grande plaie sociale du jour.

Le recensement officiel de 1878 accusait en France 15,057 prostituées inscrites et 41,061 insoumises. C'est loin des 120,000 prostituées de Paris. Sans être absolument officiel, ce chiffre suffit à évaluer la quantité énorme de pseudo-célibataires qui fréquentent, paient et entretiennent cette population immonde vivant du vice et de l'immoralité. On peut la décupler à coup sûr, ce qui fait un total de près de 2 millions de clients.

En 1850, le rapport des filles inscrites était tombé à 16 par 10,000 habitants, soit 3,500 contre 30,000 insoumises. Les premières n'ont cessé de diminuer jusqu'en 1880, de même que les maisons de tolérance, tandis que les secondes croissent, pullulent. D'octobre 1878 au 1er janvier 1880, 3,443 insoumises ont été arrêtées : 2,305 mineures et 1,138 majeures; 524 inscriptions nouvelles ont eu lieu seulement, dont 7 mineures, d'après le rapport officiel de la préfecture de police. Aussi les maisons de tolérance sont-elles descendues de 235 à Paris en 1843 à 116 en 1880 et 18 dans la banlieue.

Les mesures sévères et rigoureuses prises contre les filles inscrites, et le peu de sécurité qu'elles présentent quand même, sont les causes de cette décroissance progressive. Dès que libre, la prostituée en carte se sent susceptible d'être envoyée à l'hôpital-prison de Saint-Lazare, elle fait tout pour y échapper. Si le médecin, après examen, lui apprend qu'elle a du mal : écoulement, bouton ou ulcération, elle manque aussitôt la visite obligatoire et, pour se dérober à la police, déménage, change de quartier et quitte même Paris au besoin pour se réfugier n'importe où. De là sa situation plus dangereuse pour le client. Réduite à se cacher, à vivre d'expédients, elle court les aventures, accepte le premier venu pour multiplier les contacts. Victime de l'homme qui lui a donné sa maladie et qui reste libre, irresponsable, tandis qu'elle est traquée comme une bête fauve, menacée d'emprisonnement et de sévices, elle arrive à lui rendre tout le mal qu'il lui a fait avec une sorte de volupté sauvage. C'est sa vengeance, sa revanche contre ces hommes égoïstes, qui, après l'avoir recherchée, se montrent implacables envers elle, font les prudes, et, dans l'intérêt de leur santé, veulent la traiter, malade, comme une coupable.

Cette femme tombée, dégradée, dans son ignorance et sa misère, irritée contre la société, peut même considérer comme un droit de se soustraire à la police qui la traite comme sa chose, en paria, en esclave. Le danger qu'elle recèle en elle est son fait, toute la responsabilité en est donc à cette administration. Si elle ne la découvre pas, ne l'enferme pas, tant pis pour elle et pour les clients qu'elle doit protéger. Le reste ne la regarde pas et elle les contamine ainsi en toute sécurité.

Tel est le vice de l'institution, signalé dès 1867 au congrès médical de Paris par le docteur Seitz, invoquant l'exemple de la Bavière. « Les sévérités excessives contre la prostitution l'obligent à se cacher et la rendent plus nuisible pour la santé publique » Ce jugement, proclamé par Parent-Duchâtelet il y a plus d'un demi-siècle, a été de plus ratifié par les médecins sanitaires français les plus autorisés : Diday, à Lyon ; Jeannel, à Bordeaux ; Mireur, à Marseille. Le chef du service des mœurs à Paris, M. Lecour, et

M. Carlier, ancien chef du dispensaire, tout en étant les plus ardents défenseurs de cette institution, comme ses agents officiels, ont été conduits, forcés par les chiffres, à faire publiquement le même aveu. La condamnation est donc formelle. Ce système arbitraire de l'inscription obligatoire, de la violence et de la force de la police, doit être supprimé et remplacé par la répression légale de tous les délits d'outrage public à la pudeur et la morale, aussi bien pour les garçons que pour les filles. C'est l'unique moyen de punition efficace.

Un rapprochement étrange est à faire ici entre la vertu et le vice symbolisant également le célibat. On sait que les prostituées malades sont détenues à Saint-Lazare et qu'elles ont des religieuses pour les garder, les surveiller et même les corriger; des détenues les accusant de brutalité et de voies de fait. Les vieilles filles dévotes sont taxées d'être dures et sans pitié (*Balzac*). Le contact incessant de ces femmes chastes et vertueuses, au moins en apparence, avec ces créatures vicieuses, souillées, ordurières, de tout âge, mineures et âgées, n'est-il pas la réalisation positive de l'axiôme que les extrêmes se touchent? L'exemple des unes est sans doute la plus sévère condamnation des autres; mais comment celles-ci, victimes du libertinage et du vice par le prurit des sens, pourraient-elles comprendre la vertu et la chasteté de celles-là? Aussi les plus dures corrections infligées, les prières et les dévotions auxquelles elles sont soumises, ne les améliorent guère moralement.

*
* *

Les échappées de Saint-Lazare sont, parmi les filles
libres, celles dont le contact est le plus dangereux.
La plupart sont malades et en s'offrant comme ouvrières ou avec leur carte, elles présentent une sécurité qui n'existe pas. L'une d'elles, réfugiée à Bati-
gnolles, a ainsi contaminé récemment un vieux et
riche étranger, père de famille, en lui donnant son
adresse. La rencontrant sous de belles apparences,
il crut faire une conquête et lui demanda d'aller chez
elle, en promettant de bien la payer. Elle refusa
en alléguant, avec une fausse pruderie, qu'elle ne
pouvait le recevoir. Il lui donna rendez-vous dans
son hôtel et, huit jours après, un écoulement se mani-
festait. Ce n'était heureusement que cela pour lui et
sa famille. Il lui écrivit de revenir et constata,
de visu, qu'elle était malade et insoumise.

L'homme cherche surtout la femme libre et préfère
toujours une rencontre qui ressemble à une aventure, une bonne fortune, que d'entrer dans ces bouges,
sorte de bagnes, si luxueux soient-ils, en intimité
avec ces esclaves. Seuls, les jeunes naïfs ou inexpérimentés et les soldats les fréquentent encore, trompés par la fausse sécurité qu'elles offrent, en vertu
de l'obligation d'un examen sanitaire très fréquent
de leurs pensionnaires. C'est là une pure illusion.
L'examen rapide de 120 femmes en une heure ne
donne aucune garantie sérieuse, même par un spécialiste exercé; au contraire, fait avec l'unique spécu-
lum ainsi au galop, il a plus de périls que de garantie

pour elles-mêmes. Étant admis que toute prostituée est fatalement vouée à la syphilis, qu'elle l'a eue, l'a ou l'aura, suivant l'axiôme, comment celle qui en est infectée ou l'a été pourrait-elle être exempte de la communiquer? Le professeur Fournier exige de ceux qui l'ont eue, quatre ans de stage après guérison apparente, pour se marier avec quelque sécurité. Toute femme l'ayant eue, dit le docteur Mireur, spécialiste de Marseille, devrait être soumise à une visite quotidienne pendant dix-huit mois consécutifs.

D'ailleurs, il est toujours possible que d'une visite à l'autre, faite tous les deux à trois jours, une fois par semaine ou tous les dix jours seulement, souvent davantage dans plusieurs villes, cette femme — avec ses cinq ou six contacts journaliers en moyenne — a bien le temps d'être contaminée à nouveau, et avec son insouciance et sa malpropreté habituelles, peut en contaminer beaucoup d'autres. Même bien faite, la visite ne protège pas les hommes contre la blennorrhagie ni les autres accidents vénériens.

Indiquées par le raisonnement, ces données se confirment par les chiffres suivants de la statistique officielle : En 20 ans, de 1812 à 1832, Parent-Duchâtelet a relevé 20,626 prostituées syphilitiques, soit plus de 1,000 par année. Sur 100 prostituées en maison à Paris, 26 à 30 étaient syphilitiques, de 1873 à 1874, alors que cette proportion se réduisait de 6 à 7 parmi les filles en carte, de 4 à 5 parmi les arrêtées, et de 1 à 2 parmi les libres ou clandestines. En diminuant graduellement les années suivantes, cette proportion tombait, en 1879-1880, de 20 à 21 parmi les premières, à 5 environ chez les secondes, de 2 à 3 parmi les troisièmes, et restait la même parmi les dernières. C'est pourquoi nous avons fait de la prostitution inscrite une indication absolue de célibat indéfini.

De même pour les maladies vénériennes simples. De 27 à 34 pour 100 dans la première période chez les filles en maison, elles tombaient à 14 dans la seconde. Élevées de 5 à 6 chez les filles en carte, elles n'étaient plus que de 2 à 3, c'est-à-dire la moitié, en 1880, tandis qu'elles restaient uniformément de 2 à 3 parmi les arrêtées et la moitié seulement parmi les libres.

L'enquête faite à l'hôpital du Midi, sur la source de l'infection des malades, a donné des résultats identiques. Sur 4.745 vénériens interrogés par le docteur Mauriac, 4,012 avaient été contaminés par des filles libres, 431 par des filles en carte, et 302 par des filles en maison ; ce qui donne la proportion suivante par 1,000 de ces trois catégories, suivant leur nombre respectif : 134 pour les premières, 170 pour les secondes et 251 pour les dernières.

873 vénériens, interrogés au même hôpital par MM. Puche et Fournier, ont accusé 625 filles publiques, 52 filles entretenues, 24 femmes mariées, 20 domestiques, 100 ouvrières, 46 prostituées clandestines. Les filles publiques, en maison ou en carte, sont donc toujours la source de beaucoup la plus commune de ces maladies.

Sur 579 cas de chancre simple, les consultants de M. Mauriac les ont attribués 432 fois à des filles libres,

59 étaient en carte et 58 en maison ; soit 14,4 des premières, 23,3 des secondes et 18 des dernières.

Des 1,633 syphilitiques lui ayant répondu à ce sujet, 1,414 attribuaient leur infection à des filles libres, 139 étaient en carte et 80 en maison ; soit 47 par 1,000 des premières, au lieu de 55 des secondes et 66,3 des dernières.

Il est donc bien démontré que les femmes enregistrées sont trois fois plus dangereuses que les non surveillées exerçant leur métier clandestinement. Celles-ci ne le sont plus souvent que par leur grand nombre, de 7 à 10 fois plus considérable, en y comprenant toutes celles qui se donnent comme telles : femmes de théâtre et de brasserie, de magasin même, domestiques et ouvrières, venant s'ajouter à toutes celles qui en font leur unique métier. De là l'erreur commune qui justifie les premières. Les victimes avouent d'ailleurs bien plus facilement avoir été pris par celles-là que par celles-ci ; ils s'en vantent même comme d'un exploit galant.

La raison de cette innocuité relative des prostituées clandestines est leur liberté même. N'ayant à compter que sur elles pour conserver leurs pratiques, clients ou entreteneurs, souteneurs même, elles sont tenues à plus de soins et de propreté. Libres, elles acceptent seulement qui leur plait, jeunes ou vieux ; elles les choisissent et peuvent même exiger un examen préalable. En général aussi leurs contacts sont plus rares, car ils durent plus longtemps. Il y a indication pressante, lorsqu'elles sont malades, de se traiter et de s'abstenir pour guérir plus vite et avec la liberté de refuser qui se présente ou de fermer leur porte, elles offrent moins de danger. C'est tout le secret de leur immunité relative. Les plus malheureuses seules sont obligées souvent de cacher leur mal pour vivre, en gardant certaines précautions sanitaires ou en les faisant prendre.

Au contraire, le militaire, soldat ou marin, comme la fille, se considère en règle vis-à-vis d'une discipline qui, pour eux, est devenue toute la loi et la morale, lorsqu'ils se sont présentés au jour voulu à la visite sanitaire. Tant qu'ils ne sont pas détenus à l'hôpital, ils communiquent leur mal sans aucun scrupule. Ceux qui ont ou croient avoir intérêt à éviter la visite trouvent moyen d'y échapper. La preuve en est dans l'âge des entrants à l'hôpital pour vérole, surtout chez ceux qui appartiennent aux corps où cet accident entraine une mauvaise note, la gendarmerie notamment. Il est probable que les choses se passent de même pour les filles des maisons de tolérance.

Néanmoins, en augmentant sans cesse, la prostitution clandestine doit être considérée comme une des sources les plus actives de la propagation des maladies vénériennes et de la persistance de la vérole dans la société actuelle, mille fois plus redoutable que le vol même, qu'elle se vende ou se donne. « Contraintes de courir, presque toutes les femmes de brasserie sont malades, disent MM. Barthélemy et Devillez dans leur étude sur les *Inviteuses*. La moitié des cas de syphilis constatée chez les jeunes gens des Ecoles, ont été contractés avec des femmes de brasserie.

Il en est de même des femmes de théâtre qui sont payées 100 francs par mois de leurs directeurs et dont les toilettes seules coûtent 3,000 francs. Une foule de gens spéculent ainsi sur la mauvaise conduite de leurs pensionnaires pour s'enrichir, au préjudice du public qui recherche leurs faveurs. » *(France médicale).*

Outre la démoralisation provoquée par le contact des prostituées, et toutes les détestables leçons à en recevoir, les jeunes gens qui les fréquentent sont fatalement menacés de blennorrhagie et de toutes ses conséquences, graves surtout par la nécessité de les tenir secrètes. On continue ainsi ses occupations, ses habitudes, son régime, ses amusements et le traitement en est inévitablement incomplet, malgré tous les meilleurs spécifiques. Une orchite survient, des rétrécissements s'ensuivent et de ces deux accidents consécutifs peut résulter une stérilité définitive. Que d'hommes en sont ainsi atteints dans le mariage, sans invoquer d'autres causes, dont les exemples sont relatés à la *Stérilité humaine !*

La syphilis est la plus redoutable menace de cette stérilité. Peu de prostituées y échappent et c'est pourquoi le mariage devrait leur être absolument défendu. Quand des hommes, s'en croyant guéris depuis de longues années, la transmettent à leurs femmes et à leurs enfants, sans porter aucune trace perceptible de cette diathèse, comment des femmes l'ayant eue en seraient-elles indemnes d'une manière certaine ? Elles ne sont jamais fécondes qu'au début de leur métier. La prostitution ne peut faire que

des mariages stériles. C'est à elle qu'il faut attribuer leur diminution depuis un demi-siècle, et surtout la plupart des mariages tardifs et stériles. Elle
devient ainsi une triple cause de la dépopulation de la
France. « Ce n'est pas parce que des mères d'élite auront donné naissance à de grands savants, de grands
artistes, que les peuples échapperont à l'invasion, à
la servitude, à la mort ! Mais plutôt parce qu'il sortira des entrailles de la nation, depuis la femme du
patricien jusqu'à la plus humble paysanne, des générations d'enfants pour faire des générations de soldats. » *(Després)*.

On n'y parviendra jamais autrement qu'en revenant
aux principes des ancêtres de se marier de bonne
heure, pour se mettre à l'abri des folies et des désordres de la jeunesse dans un célibat prolongé. Une
éducation morale, soutenue par le travail et l'étude,
permet seule d'arriver sans encombre à l'âge voulu
pour cet acte important. Il n'y a pas d'autre mesure
hygiénique pour triompher des incitations sexuelles
précoces, des appétits vénériens trop violents provoqués et entretenus souvent par la prostitution. L'exonération naturelle par celle-ci ou artificielle par l'onanisme est si dangereuse à cet âge que l'on ne saurait
y recourir hygiéniquement ; l'usage ici confine à l'abus,
sans pouvoir se limiter ni s'arrêter à point ; la nature
est alors plus forte que la volonté. Le plus sûr est de
se marier pour obéir à ses instincts et éviter les maladies. Ceux qui s'y laissent aller ou s'y abandonnent perdent graduellement le sentiment de la pudeur,
de la femme honnête et vertueuse, et c'est souvent en

les méprisant toutes à l'unisson qu'ils n'en épousent
aucune.

En résumé, la réglementation de la prostitution
publique, autorisée, tolérée, en créant aux filles soumises une sécurité qui a beaucoup plus d'inconvénients que leurs visites sanitaires n'ont d'avantages,
n'offre aucune garantie hygiénique. Sous ce prétexte,
l'administration n'a donc pas à continuer à se faire
la pourvoyeuse de la débauche; au contraire, elle
doit y renoncer en laissant celle-ci libre, comme nous
l'avons indiqué aux *Mesures restrictives* du célibat
en général. C'est le seul moyen de restreindre cette
lèpre sociale et ses effets pernicieux sur le célibat et
la famille. Mais pour la liberté d'une industrie si
dangereuse, une répression énergique est indispensable contre ses délits et ses attentats à la pudeur.

Prostitution masculine. La femme ne se livre
pas seule à la prostitution, l'homme est toujours
indispensable. Sans lui, elle n'aurait pas de raison
d'être, elle n'existerait pas. Tout homme se prostitue
qui se livre à la prostitution, suivant le commandement de l'Église :

> Chair ne désireras
> Qu'en mariage seulement.

La prostitution étant, d'après Littré, *l'abandonne-
ment à l'impudicité*, quiconque y prend part et la
partage, l'encourage et l'entretient en la payant, est
donc aussi, comme celui qui la soutient, un prostitué,
suivant cette définition. « Tous les jeunes gens du
quartier latin, futurs défenseurs de l'ordre, de la

famille et de la société, jetant leur gourme; les quatre-vingt-dix-neuf centièmes de nos officiers et de nos soldats; élégants à bonnes fortunes, Dons Juans de boudoirs, Lovelaces de cabinets particuliers, vulgaires coureurs, petits crevés, vieux polissons, maris indépendants, ont été, sont et seront des prostitués,» dit M. Yves Guyot. Ce qualificatif méprisant, honteux, doit frapper quiconque n'entre pas vierge dans le lit nuptial ou n'y reste pas fidèle. C'est l'état général, presque universel du sexe masculin, dans les sociétés basées sur la monogamie, c'est-à-dire de tout homme ayant possédé plusieurs femmes.

Rien n'est plus vrai, réel, et cependant on ne l'entend pas ainsi, sinon du jeune homme qui se prostitue en épousant une vieille femme riche, comme de tout homme vénal qui vend sa plume ou son vote. Dans ce sens généralement admis, la prostitution n'est plus synonyme d'impudicité, mais de gain et la prostituée est celle qui vend ses faveurs au lieu de les donner. D'où la même distinction établie entre les hommes : « Les sénateurs de la rue Marbeuf n'étaient pas des prostitués; ce mot était seul applicable aux dragons de l'Impératrice qui s'abandonnaient à eux. M. de Germiny avait des goûts bizarres; le jeune Chouard seul était prostitué. » (Y. Guyot.) Telle est la casuistique adoptée dans la description suivante pour juger si elle est applicable.

La prostitution s'exerçant entre hommes est la plus infâme et abominable. Étrangère à la précédente par cette différence essentielle, elle s'en distingue surtout en n'étant ni publique, ni permise, ni tolérée, comme outrage à la pudeur, aux mœurs et à la morale ; au contraire, elle est essentiellement occulte, cachée, secrète, et ne s'avoue même pas par son caractère antinaturel, sinon entre affidés. Toujours clandestine et constituant un délit permanent, elle continue celle des deux sexes entre eux, quoique diamétralement opposée et en étant la contradiction. Elle en emprunte même les allures et les procédés, et l'imite si bien qu'elle en est comme la doublure ou la contrefaçon, avec un cachet d'abjection et d'avilissement encore plus marqué. La pédérastie, en un mot, est le dernier terme ou l'étape ultime du vice entraînant le célibat de l'homme. A ce titre, il y a donc lieu de la signaler en passant, quoique déjà décrite amplement dans l'*Onanisme*, où sa place était spécialement marquée.

De jeunes garçons efféminés, sans barbe, sinon à la moustache naissante ou coupée au ras de la lèvre supérieure, frisés, parfumés, vêtus d'habillements dessinant les formes masculines, désignés sous le nom de *tantes*, en sont les instruments actifs. La métamorphose est parfois si complète, que l'un d'eux était même appelé du nom de *fille à la mode*.

Ils se trouvent ainsi dans les endroits favorables à leurs exploits, les foules notamment, les rassemblements devant les boutiques, les étalages, dans les urinoirs, où ils se livrent à des gestes, des manœuvres ou des attouchements suspects. Des promenades publiques spéciales leur servent de rendezvous, où ils s'affichent par leur mise et leur démarche, leurs regards fixes et provoquants, souriant en coulisse, comme les prostituées, dès qu'on les regarde. A ces signes et bien d'autres, un coup d'œil ou de tête, ils se révèlent aux sodomistes qui les recherchent, et, en s'écartant, ils se font suivre et accoster. Autrement, ils s'asseyent à côté de ceux qu'ils soupçonnent ou reconnaissent tels et dévoilent bientôt leur but par leurs minauderies et leurs allusions ambiguës. C'est ainsi qu'ils lient connaissance et se font conduire à domicile, dans un hôtel de passe ou dans une voiture.

La ressemblance avec la prostitution féminine est donc frappante, et il serait superflu d'insister sur ce sujet, l'ayant traité ailleurs avec tous les développements nécessaires. (*V. p. 89.*) La seule différence est dans la rareté de celle-ci qui se rencontre seulement à l'état épidémique dans les capitales par l'extension du vice abject de la sodomie. Il faut aussi constater que beaucoup de ces jeunes pédérastes sont mal conformés au physique ou au moral ; la plupart étant sans sexe bien défini, anaphrodites ou neutres. Adonnés à l'onanisme seul ou à deux, ils y restent, ne sachant comment faire, ni à qui s'adresser autrement. Leurs difformités extérieures, plus ou moins accentuées, expliquent l'infirmité morale, sexuelle. C'est pourquoi la majorité se rencontre parmi les domestiques, valets de chambre, tailleurs et couturiers ou autres occupations de femmes. Plusieurs exemples anonymes, soumis à notre observation, en sont relatés à l'*Anaphrodisie sexuelle,* comme indication du célibat. Autrement, c'est du vice ou du *chantage* par l'exploitation à la débauche.

Tels sont en particulier ceux qui sont engagés, affiliés et payés par les prostituées. Il est avéré, par des dépositions et des rapports judiciaires, que des filles en maison ou libres servent spécialement à la *parte poste* les sodomistes qui en réclament l'usage. Afin de leur donner le choix, des maisons de tolérance s'attachent de jeunes pédérastes, recrutés par leurs pensionnaires, pour rendre leur service complet, comme en Italie, où l'on présente ouvertement *bella ragazza* ou *bello ragazzo* — belle fille ou beau garçon. Cette prostitution masculine est si commune dans l'Afrique française, où les jeunes Maures s'offrent pour ainsi dire directement comme en Turquie, qu'elle a envahi la métropole pour l'exercice coupable du *chantage* qui en est la plaie honteuse.

Cette prostitution spéciale, ignorée, entre les pédérastes et les sodomistes, retient dans le pseudo-célibat beaucoup d'hommes, à l'instar de l'onanisme et l'anaphrodisie par inversion sexuelle. L'amour grec remonte d'ailleurs à la plus haute antiquité; Socrate l'enseigne à son ami Glaucon, en lui disant: « Un homme expert en amour ne devrait pas ignorer que celui qui aime ou qui est disposé à aimer est touché et remué de quelque manière par la présence de tous ceux qui sont à la fleur de l'âge, parce que tous lui semblent dignes de ses soins et de sa tendresse. N'est-ce pas ainsi que vous faites, vous autres, à l'égard des beaux garçons? » (*L'État et la République de Platon.*) La même idée, sous une forme plus moderne, a été émise par le philosophe Lamettrie au xviiie siècle, en disant que tout est femme dans ce que peut aimer l'homme et lui inspire un amour identique.

Un préjugé y conduit même et y retient ceux qui n'en ont pas l'expérience. C'est de se mettre par là à l'abri des maladies vénériennes et syphilitiques, la vérole en particulier. Elle se transmet des plus facilement, au contraire, par l'onanisme buccal entre individus du même sexe, comme de nombreux exemples en sont constatés chez les enfants soumis à ces pratiques. L'onanisme manuel à deux peu al en préserver ; dès que les muqueuses sont mises en contact immédiat, la voie anale est aussi exposée que le vagin à la communiquer et à la recevoir. J'ai pu convaincre ainsi plusieurs malades des deux sexes de sodomie passive, alors que les accidents primitifs : excroissances, verrues, plaques muqueuses, chancres, ulcérations, étaient localisés à l'anus. En devenant des pièces à conviction, ces lésions peuvent même servir à la condamnation judiciaire de ceux qui sont arrêtés pour actes de prostitution masculine ou accusés de sodomie. De nombreux exemples en sont relatés à l'*Onanisme anal* en particulier.

Libertinage. De la prostitution au libertinage, il n'y a pas loin ; il la précède même parfois, car ces deux vices se tiennent et s'engendrent réciproquement. Appliqué aux deux sexes, mais surtout à l'homme, il s'entend particulièrement de ceux qui courent les intrigues amoureuses, sans foi ni loi ; se faisant un malin plaisir, sinon un mérite, de tromper, de séduire, abandonnant l'une our autre, et en entretenant

même plusieurs à la fois. Ils courtisent indifféremment toutes les femmes et se compromettent ainsi publiquement dans des aventures galantes. C'est en un
mot la polygamie organisée.

Tel est le libertin, quant aux rapports sexuels dans
leur exercice naturel, avec toutes les perversions résultant de leur abus. Filles et garçons s'abandonnant
passionnément ensemble ou séparément à ces dépravations sont prédisposés au célibat. Il est même
nécessaire qu'ils y restent et c'est à tort que les parents cherchent à les marier malgré eux, sous prétexte de leur mettre du plomb dans la tête. Le libertinage et l'hystérie en sont, au contraire, des contre-
indications positives.

Beaucoup de filles libertines tombent ainsi dans
la prostitution et, par les recrues et les connaissances qu'il y fait, le jeune homme passe de là à
la prostitution clandestine où il ne reste pas souvent,
faute d'attrait. La séduction l'attire et il arrive parfois au viol, à l'adultère, par une pente fatale. S'il y
a ordinairement des appétits, des tempéraments spéciaux pour ces différents genres de libertinage crimi-
nel, l'on n'y parvient guère que par la prostitution.
Seuls, les libertins fieffés y débutent *de plano* en la
méprisant comme trop facile. Une première victime
encourage ces gredins-là à persévérer en leur donnant
du ton. Les militaires, favorisés par leurs changements de garnison, sont réputés coutumiers du fait.
Il en est qui se vantent d'avoir ainsi semé des enfants partout. Ce sont les libertins éhontés et vantards.

Tous ces célibataires dépravés, se jouant de l'honneur des filles et des femmes, du respect du foyer domestique et de la paix des familles, sont les pires ennemis de la société. On ne peut mieux les assimiler qu'aux prostituées, semant partout où ils passent la honte et le désespoir, quand ce n'est pas la maladie et la mort. La très grande majorité des enfants trouvés est le fait du libertinage, malgré les fraudes, l'onanisme et tous les stratagèmes enseignés par eux pour en prévenir la naissance, quand ils ne sont pas complices des avortements et des infanticides qu'ils ont provoqués. Ils contribuent ainsi à la dépopulation en corrompant les mœurs.

Victimes ordinaires de la syphilis, par tous les désordres de leur vie galante et de débauche, les libertins en sont les plus actifs propagateurs. Incapables de s'astreindre à se traiter ni se ranger, ils n'en guérissent jamais et la transmettent à tout hasard, comme ils l'ont reçue, aussi bien à la jeune fille confiante en leurs promesses de mariage qu'à l'aventurière la plus éhontée et dissolue, sans se faire scrupule de l'introduire même dans les ménages à l'occasion. Aussi n'ont-ils qu'une progéniture chétive et rare en se mariant, comme quelques-uns sur le tard, pour faire une fin.

C'est la première manière de ces dons Juans de boudoirs ou ces roublards d'amourettes de terminer leur pseudo-célibat qu'ils prolongent d'ordinaire jusqu'à trouver un riche parti. Ceux qui ont un nom, un titre, des richesses apparentes, factices, ou un blason souvent sali, par la triste célébrité de leurs

bonnes fortunes, leurs aventures galantes, l'enlèvement, la séduction ou le suicide de leurs victimes, en
font la condition essentielle; tout le reste est accessoire.
Des entremetteurs intéressés, agents matrimoniaux
ou d'affaires véreuses, sont les intermédiaires habituels de ces mariages cherchés au loin, même à l'é-
tranger, pour mieux tromper son monde et éviter des
révélations compromettantes. D'autres font une *toquade* par leurs hâbleries sur les gens simples et réussissent à se faire prendre au sérieux par d'honnêtes
familles, soit en simulant une fausse passion, soit en
étalant les avantages, toujours en perspective, de leur
position, alors qu'ils apporteront en réalité à la jeune
fille innocente les restes, les débris impurs d'une vie
de luxure et de débauche.

Une condition constante de ces mariages est leur
brusquerie, leur soudaineté; ils ne se feraient pas
autrement. Tous ces Lovelaces se trahiraient par
une cour prolongée; ils craignent de se faire connaître. Deux ou trois entrevues leur suffisent; ils
sont toujours pressés de conclure. C'est l'indice d'un
piège. Défiez-vous de ces vieux célibataires s'éna-
mourant d'une jeune vierge, comme les deux satyres
de la belle Suzanne, dont la passion violente ne leur
permet pas d'attendre les délais réglementaires. Plus
de préliminaires pour eux, il leur faut vaincre d'emblée. Au contraire, le véritable amoureux est pa-
tient, car il attend tout de celle qu'il aime. Aussi les
suites de ces mariages emportés d'assaut sont-elles
déplorables : c'est l'abandon, la séparation ou le
divorce à bref délai dans les neuf-dixièmes des cas.

Ne pouvant tromper les familles clairvoyantes, soucieuses avant tout d'assurer, autant que possible, l'avenir et le bonheur de leurs filles par des délais, un examen, des épreuves et une connaissance suffisante des aspirants, la plupart sont exclus en se laissant démasquer, excepté de leurs pareils. C'est à juste titre, dès qu'ils ont 35 à 40 ans et surtout davantage. En atteignant la vie dans sa source, le libertinage la diminue fatalement. Qu'une diathèse existe à l'état latent, et elle ne tardera pas à éclater. Les principaux organes, surmenés dans leur mécanisme, leur fonctionnement, s'altèrent bientôt et ces hommes meurent généralement sur le retour, même avec une conduite régulière. Ils semblent le prévoir en se sentant affaiblis, usés, vieux avant l'âge, et préfèrent choisir une maitresse attitrée, pour finir leur vie comme ils l'ont commencée, suivant leur maxime favorite : courte et bonne. Ils vivent ainsi en concubinage, sinon ils meurent dans l'isolement, délaissés et méprisés, en proie à la souffrance de tous les maux qu'ils se sont attirés. Par extraordinaire, l'un d'eux, mort à 56 ans, avait à son convoi un nombreux cortège de femmes de tout âge et de toute condition, dont les toilettes, bigarrées et excentriques, indiquaient la ressemblance. C'étaient toutes ses anciennes maitresses, appelées séparément comme légataires, réunies ainsi autour de son cercueil sans le savoir. Il avait légué à chacune un cadeau particulier de son mobilier de garçon, consacrant par là dans sa mort ce qu'il avait fait toute sa vie.

. Une mauvaise éducation ou des exemples immoraux

sont la plus fréquente cause de ce pseudo-célibat
par libertinage. Mais comment des parents ou des
maitres, partageant ces défauts, pourraient-ils les prévenir ou les réformer chez leurs enfants ou leurs
élèves? L'hérédité est surtout fatale à cet égard.
Deux frères utérins sont élevés ensemble. Leur mère
est nonchalante, désordonnée, paresseuse et prodigue. Son premier mari avait toutes les qualités
opposées, tandis que le second, au contact d'une
telle femme, devint bientôt comme elle et s'adonna
à l'ivrognerie dont il mourut. L'ainé des enfants est
un honnête homme, laborieux, rangé, marié, dans
une situation prospère, tandis que le second est un
fainéant, libertin, adonné à tous les vices, vivant
dans la débauche et ruiné. Aussi, il est resté célibataire, à défaut de trouver à se marier. Il vit avec sa
mère dans le dénuement et le désordre. L'effet prédominant de l'hérédité sur l'éducation est manifeste
dans ce cas. C'est un cercle vicieux qu'une bonne
et sévère éducation peut seule briser.

Il exerce surtout la plus funeste influence sur la
criminalité. En excitant le système nerveux, il trouble
la raison et pervertit la moralité. De là tous les
actes répréhensibles et criminels commis chaque
jour par les libertins. Le type en est dans la prostitution pour ceux qui l'exercent et l'entretiennent,
surtout à l'état clandestin. Sur 100 commis de magasin, emprisonnés pour abus de confiance, vol ou
escroquerie, les trois quarts devaient leur condamnation au libertinage. (*Médecine des passions*, II,
p. 145.)

Concubinage. Cet état extra-légal est la consécration publique et flagrante du pseudo-célibat de
l'homme et de la femme vivant ensemble, avec ou sans
enfants, sans être mariés. Il en est plutôt la fin que
le commencement et accuse, sauf de rares exceptions,
une vie ordinairement déréglée dont il est la confirmation. Sa définition est l'union libre, sans autre
formalité que la volonté des deux conjoints.

Cette union selon la nature a existé pendant de
longs siècles à l'origine des sociétés. Les jeunes gens
se choisissaient, s'accordaient, et la ratification des
parents de la fille, du père surtout, constituait toute
la loi. Celle de Moïse consistait pour tous les Juifs à
ne pas s'unir à une étrangère. Il devint ainsi légal en
Grèce et dans l'Empire romain; l'avénement seul du
Christianisme, par sa puissance morale, put changer
cet état de choses.

Il était si fortement passé dans les mœurs romaines,
que l'Église primitive ne put établir le célibat de ses
ministres. Le concubinage fut permis, puis toléré
chez les clercs pendant de longs siècles et malgré les
longues et vives controverses soulevées à ce sujet —
signalées au *Célibat religieux* — il se perpétua jusqu'au concile de Trente, qui l'abolit définitivement.

Les bâtards étaient si nombreux alors, qu'aucun déshonneur n'en résultait pour eux; ils se
paraient même de ce titre, dès que leur nom était devenu célèbre, en couvrant leur blason d'une barre.
Le roi les légitimait parfois et il existait un office
spécial à cet effet. Suivant l'orthodoxie de l'Église romaine, tout mariage civil qui n'est pas ratifié au pied

de ses autels est un concubinat et les enfants en provenant des bâtards. Ceux des prêtres sont ainsi sans aucun droit sur la succession de leur père naturel, qui ne peut même les reconnaître légalement, d'après le Concordat.

Un concubinat légal existe encore pour les souverains : c'est le mariage morganatique ou de la main gauche. Le dernier exemple, en France, fut celui du roi Soleil avec celle qui était sa maîtresse depuis longtemps. Victor-Emmanuel était marié morganatiquement et l'empereur Alexandre, lors de sa mort violente, laissa aussi une concubine avec plusieurs enfants. Il existe surtout en Allemagne, par les privilèges absurdes et ridicules dont jouit encore la noblesse.

La concubine est la femme sans le titre, quoiqu'en en tenant réellement la place, puisque ses enfants sont sans droits, à moins d'être reconnus. Beaucoup d'hommes, par ignorance, misère ou perversité, sinon pour éviter quelques frais ou par mépris de la loi civile, en mettant au-dessus celle de la nature, font ainsi des mariages sans la sanction de l'autorité civile ni le respect de l'opinion publique. Dans les grandes villes surtout, ces mariages naturels sont dans une proportion effrayante. Si la fidélité est le principal mérite d'une union, elle peut sans doute exister sans que M. le Maire l'ait légalisée; mais la liberté réciproque du concubinage a quelque chose de dissolvant et de démoralisant. Quiconque refuse de se soumettre à la loi pour se réunir, n'en tiendra pas plus compte pour se séparer; il fait tout à son bon plaisir.

Tel est le célibat déguisé du concubinage. Sans parler des enfants dont le sort est toujours précaire, il est aussi préjudiciable aux individus qu'à l'ordre social. Cette union, selon la nature, ne mérite donc ni la considération, ni le respect de celle qui est créée par la société. Le devoir du mariage en fait la supériorité.

C'est pourquoi le concubinage, à de rares exceptions près, est banni légalement chez toutes les nations chrétiennes, en vertu même de leur religion. Les Juifs l'ont aussi répudié et, par sa différence avec la polygamie musulmane, il reste localisé en Chine, où il existe plutôt d'après la loi civile qu'en vertu des diverses religions qui y sont pratiquées. Ses différences, bien connues depuis que ce pays est largement ouvert, en font une institution spéciale dont l'intérêt trouve sa place ici, d'après les communications officielles d'un savant chinois à ce sujet.

La concubine chinoise est synonyme de maitresse autorisée et reconnue par la loi et par l'épouse légitime. Le consentement formel de celle-ci est indispensable pour qu'elle soit admise dans le ménage commun, en faveur de l'avenir de la famille, base et pivot social dans l'Empire du Milieu. Toutes les lois y sont subordonnées. La stérilité et la maladie de la femme légitime sont ainsi les principaux motifs de l'admission de la concubine. « C'est une sorte de maitresse légitime qui dispense l'homme de chercher ses aventures hors de chez lui. »

Sans la justifier, cette coutume est donc simplement la copie fidèle des mœurs des premiers patriarches.

Sara, femme d'Abraham, n'ayant pas encore donné d'enfant à son mari, avait une servante égyptienne nommée Agar et elle dit à Abraham : « L'Eternel m'a rendue stérile ; viens, je te prie, vers ma servante ; peut-être aurais-je des enfants par elle. » Alors Sara prit Agar et la donna pour femme à son mari. (*Genèse*, XVI, 2, 3.)

La concubine en Chine n'est pas autre chose, quand le mariage entre deux époux cesse d'être... ce qu'il doit être. Des raisons spéciales peuvent briser la carrière matrimoniale du mari, comme le changement d'humeur, les infirmités, l'âge, etc. En pareil cas, l'Européen trouve et prend facilement des maîtresses et, sous prétexte de délicatesse, il commet des crimes effroyables en semant ici et là, par ses relations galantes, des enfants bâtards qui seront l'objet d'avortements, d'infanticides, du suicide de la mère, ou qui seront jetés dans la vie avec une tache ineffaçable dans leur état civil et se trouveront sans ressources et sans famille.

Malgré sa brutalité sauvage, le concubinage chinois produit des effets tout différents. L'autorisation indispensable de l'épouse légitime ne s'accorde pas à la légère ; ce consentement ne se donne que dans des conditions déterminées, par esprit de dévouement à la famille et pour que le mari ait des enfants qui honorent les ancêtres. La monogamie étant l'essence du mariage, en Chine comme en Europe, et la bigamie punie très sévèrement, les Chinois préfèrent le concubinage au divorce, également admis pour cause de stérilité.

L'amour lie les cœurs en Chine comme partout et, entre ces deux maux, l'amour vrai choisit le moindre dans l'intérêt de la famille. Les concubines sont ainsi prises d'ordinaire dans les basses classes ou parmi les parents nécessiteux, de l'agrément même de la femme légitime qui les reçoit comme étant à son service. Elles sont ses servantes et lui doivent obéissance, comme Agar. Si elle n'a pas d'enfants et qu'il en survienne, elle les considère comme les siens ; si elle en a, ils sont reconnus et ont les mêmes droits que les enfants légitimes.

Ce caractère essentiel, unique et spécifique, du concubinage chinois tant décrié, le rend certainement supérieur à tout ce qu'il a été et est encore actuellement. A aucune époque, les lois et ordonnances l'autorisant et le réglementant, dans les civilisations grecque et romaine, n'ont admis comme base la légitimation des enfants en provenant. En Grèce, le père prêtait sa concubine à son fils pour attendre le mariage. En France, il est encore à cet exemple des parents immoraux, prévoyants à l'excès, qui prennent des servantes, des femmes de chambre, pour les mettre dans le lit de leur fils, afin de prévenir des liaisons plus dangereuses, des dépenses folles et surtout des maladies. A Rome, Jules César permit à tout homme d'avoir autant de concubines qu'il voulait, afin que les générations en résultant pussent toujours remplir les vides de ses légions. Mais tous ces enfants étaient fatalement des bâtards, comme dans le concubinage illégal actuel. Afin de restreindre la polygamie résultant de ces lois, Justinien en permit seulement deux femmes : une épouse et une concubine dont les enfants jouissaient de certains droits sur la succession du père. Ils variaient, suivant les pays, chez les Francs, les Germains et les Lombards. Plusieurs hommes illustres, nés de concubines ou de maîtresses, ont rendu ce titre célèbre en France. La loi chinoise se distingue de toutes les autres en les légitimant. La moralité de ce but est un grand bienfait. La loi n'en est pas moins amoindrie sans doute dans son idéal, en consacrant cette immoralité choquante ; mais n'est-elle pas obligée de s'accommoder aux nécessités de la vie de ceux pour lesquels elle est faite ? Elle est légitime, puisque la fin justifie les moyens.

Cette institution ne mérite donc pas tous les anathèmes qu'elle a suscités en Europe. Elle sert d'épreuve judicieuse à la virilité du mari et à la stérilité de la femme légitime. Elle est ainsi préférable à la séparation et même au divorce pour cause d'infécondité du mariage ; bien des mariés la choisiraient, s'il leur était loisible de le faire, de préférence à l'adoption d'un enfant étranger. N'est-ce pas en réalité le concubinage déguisé avec des servantes dont le père se porte le parrain ? L'immoralité est donc plus apparente que réelle, en faveur de la légitimité des enfants nés ainsi.

Nul doute qu'il ne s'ensuive de graves abus, comme de toutes les institutions humaines. Les concubines imitent souvent Agar en abusant de leur situation particulière pour mépriser la femme légitime et lui nuire dans l'esprit de son mari. Aussi le concubinage n'est-il pas appliqué dans tous les ménages, malgré son usage reçu et passé dans les mœurs. Les familles chinoises ne sont pas rares où, avec comme sans enfants, il n'y a pas de concubine, malgré les circonstances qui justifient son admission. (*La Chine et les Chinois*, par Tcheng-Ki-Tong, Paris 1884.)

Qu'advient-il, en général, dans les mariages stériles entre gens désirant des enfants et dont ceux-ci forment d'ordinaire le lien indissoluble? Des reproches, de la froideur, des infidélités souvent réciproques. La femme surtout, voulant devenir mère, s'y prête facilement en dehors du lit conjugal et le mari, de son côté, forme souvent des liaisons adultères. De là des querelles et la discorde du ménage; d'où s'ensuit trop souvent la séparation, volontaire ou judiciaire, c'est-à-dire le concubinage forcé.

Comment des époux, jeunes et ardents, ayant resté en ménage pendant un certain temps, pourraient-ils vivre autrement ? Le mariage plus fréquent chez les divorcés et les veufs, libres à cet égard, que parmi les adultes des deux sexes mariables du même âge, établi par la statistique, en est la preuve. L'existence d'enfants peut seule leur en faire un devoir, une obligation. Il leur faut dès lors choisir entre le libertinage, la prostitution ou le concubinage et celui-ci est le plus souvent adopté par l'homme. 10,000 femmes au minimum s'y engagent à Paris, d'après les calculs statistiques de Bertillon. C'est le dixième des ménages. La femme vivant ainsi s'y trouve souvent entraînée comme l'homme, lorsqu'ils sont séparés judiciairement sans pouvoir se marier légalement. De là sa fréquence, que la nouvelle loi du divorce tend heureusement à diminuer.

Les conséquences de ce concubinage forcé sont surtout déplorables par les exigences même de la séparation. Il ne doit pas produire d'enfants, ni surtout en amener. Leur illégitimité est dès lors fatale, l'homme marié, pas plus que la femme, ne pouvant les reconnaître légalement sans se condamner publiquement comme adultères et s'exposer aux poursuites de leurs conjoints. Ils perdent ainsi tous les avantages de leur séparation et ne peuvent avoir que des enfants adultérins sans droits directs à leur succession, leur héritage. C'est le déshonneur sans profit. Et pourtant l'union avec une concubine, en vue de légitimer ses enfants, est encore plus admissible qu'avec la prostituée, frappée de stérilité du fait de son infâme métier et de ses abus.

De là toutes les précautions, les ruses, les fraudes pour éviter la fécondation, suivant la promesse mutuelle. Elle est surtout rappelée par la femme adultère qui a souvent appris dans le lit conjugal la manière de la tenir, si ce n'est un mari qui la répète à la jeune fille oublieuse. Car, si le concubinage est le refuge des mal mariés, ils prennent le plus souvent pour complices ceux qui ne le sont pas. C'est la stérilisation volontaire, enseignée et pratiquée dans les ménages après un ou deux enfants. De là les lésions, les maladies en résultant et, en cas d'insuccès, l'avortement ou l'infanticide pour échapper à la réprobation encourue, sans réfléchir aux pénalités édictées contre ces crimes.

La plupart des célibataires des deux sexes, de vingt-cinq à quarante ans, ayant des désirs érotiques et des besoins sexuels à satisfaire, sont à peu près dans le même cas. Dégoûtés de la prostitution, sans le tempérament du libertinage, ils n'ont pas d'autre ressource que ce *modus vivendi*. Sans vivre ostensiblement ensemble, beaucoup réalisent ce concubinage effectif par des intrigues secrètes, suivies, des relations cachées habituelles, qui les exposent aux mêmes résultats. Leur union n'a lieu qu'à cette condition absolue : pas d'enfant; c'est l'unique moyen de la continuer et de la rendre occulte. De là ces rapports onanistiques, ces saturnales de l'amour, se décelant souvent par des troubles de la santé ou son altération, comme les exemples en sont relatés dans *l'Onanisme*. Le célibat prolongé des garçons s'explique généralement par ces intrigues scandaleuses et souvent adultères terminant d'ordinaire leur célibat.

Il s'établit d'autres fois d'une manière diamétralement opposée par la naissance d'un enfant résultant d'un mutuel amour entre de jeunes amants. Les parents de l'un ou l'autre des conjoints le provoquent, en refusant à tort leur consentement au mariage. Celui-ci étant impossible par une cause quelconque, ils se réunissent en concubinage. L'exemple s'en rencontre surtout à la suite d'un premier amour; des jeunes gens commencent ainsi la vie, comme d'autres la finissent. A défaut de pouvoir se réunir immédiatement, il en est même qui, dans leur fol amour, se suicident. Ce motif ne le détermine guère à un âge avancé; l'abandon de l'homme est plus fréquent

Ce concubinage peut donc être forcé, comme celui des séparés.

* *
*

Le pseudo-célibat est ainsi, quelle que soit la manière illicite dont il a lieu, la négation même de la procréation, fonction essentielle de l'union des deux sexes et sa fin légitime. Il est principalement dirigé contre la nature et son plus grand adversaire, son ennemi déclaré. En révolte ouverte, permanente, contre elle, il n'est souvent consenti et réalisé que pour la contrarier, l'outrager, sinon dans le but avoué, prémédité, d'y faire obstacle par tous les artifices possibles pour mieux la frustrer. Et lorsque moins fort qu'elle, il ne réussit pas à la dominer, la vaincre et l'annihiler, il produit fatalement l'illégitimité, la bâtardise, c'est-à-dire des enfants trouvés ou abandonnés, source de misère, d'ignorance et de vice. Autrement, il détruit son œuvre en parricide par l'avortement ou l'infanticide.

L'illégitimité, la stérilité, le crime sont donc les effets ordinaires du pseudo-célibat persistant dans ses différentes phases. Ceux qui s'y laissent aller jusqu'à la fin sont menacés, non seulement de la justice humaine punissant leurs forfaits, mais des maladies du corps et de l'esprit, résultant inévitablement d'une vie d'excès, d'abus de toute sorte. La folie, la syphilis sont les plus communes, suivant l'indication faite au *Célibat en général*. Elles se manifestent surtout fréquemment dans celui-ci et ne se terminent souvent que par le suicide pour y mettre fin, comme nous l'avons montré par la statistique.

LES CÉLIBATAIRES

La distinction, fondée en principe, entre le célibat et les célibataires, est très difficile à établir strictement. Comment les séparer ? Si le célibat fait les célibataires, ceux-ci ne l'observent pas toujours. Sauf de très rares exceptions, ils portent indûment ce titre, la plupart étant mariés illégalement par des unions libres, selon le mode naturel à l'exemple des animaux, sans nulle autre loi civile, morale ou religieuse. Ce titre est donc moins vrai, réel et effectif que le premier. Mais comment employer celui-ci sans le figurer par ceux-là et les faire intervenir comme exemple et démonstration ? De là les nombreux cas de célibataires déjà cités dans le *Célibat*. On ne peut s'en faire une idée exacte sans connaître les idées, les sentiments, les goûts, les caractères de ceux qui l'observent, sinon les perversions, les travers, les infirmités ou les vices qui y conduisent. C'est l'objet principal de cette seconde partie, servant de synthèse à la première et la complétant.

Traduction littérale du latin *celibatus*, *celibato*,
cet adjectif n'est guère plus expressif que son substantif, mais il en marque mieux l'essence. Garçon et
fille sont encore plus significatifs et le font mieux
comprendre en français, tandis que ces mots en
anglais — *boy*, *girl* — s'appliquent exclusivement
aux enfants. Le titre de célibataire a l'unique avantage d'être générique et de s'adresser indistinctement
aux deux sexes dans les différents pays. Celui de
soltero, seul, et *soltera*, seule, est bien plus significatif en espagnol. Célibataire n'existe pas en anglais, il
est remplacé pour les deux sexes par *single*, seul, mais
en désignant séparément le garçon de *bachelor* et la
fille de *unmarried woman* lorsqu'ils sont majeurs;
old maid étant réservé à celle-ci lorsqu'elle a vieilli.
De là la confusion commise par un Anglais donnant
le nom de célibataires aux garçons de restaurant.

On réunit à tort tous les non-mariés des deux
sexes, sous ce titre de célibataires, dans les statistiques officielles, quel que soit leur âge. Il n'est évidemment applicable ni aux enfants, ni aux adolescents, n'ayant pas l'âge fixé par la loi pour se marier;
il doit être réservé logiquement à ceux qui ont atteint
leur majorité légale, variable selon les pays et les
climats. Nous l'avons ainsi employé jusqu'ici et nous
admettons même qu'il s'applique seulement après
25 ans aux deux sexes, comme les officiers de l'état
civil et ministériels le consacrent d'ordinaire dans
leurs actes. Avant, ils se bornent à constater la majorité. Le vrai célibataire est celui qui pouvant être
marié ne l'est pas. Si l'on est mariable plus tôt, les

filles surtout, le célibat religieux est ordinairement
consacré à cet âge et le célibat civil se dessine et
s'affirme encore plus tard. D'après la statistique officielle, l'âge moyen du mariage des garçons est de
28 ans 1/2 et de près de 25 ans chez les filles. Il
s'élève même à 30 ans pour l'homme, si l'on joint les
veufs aux garçons, et à 25 ans 1/2 pour les femmes,
si l'on confond filles et veuves au-dessus de cet âge.
La qualification de célibataire est d'autant moins applicable auparavant qu'elle comporte toujours une
distinction dédaigneuse, une sorte de défaveur.

Par une particularité singulière, le titre de célibataire majeure, assez mal sonnant pour les jeunes filles,
leur est spécialement attribué dans les actes officiels
sitôt leur majorité légale accomplie, en raison sans
doute de ce qu'elles se marient souvent avant de
l'atteindre. L'énonciation de leur âge semble insuffisante à établir leur capacité civile et au lieu de le signaler simplement, l'officier ministériel français,
galant jusque dans ses devoirs les plus rigoureux,
adopte cette qualification de préférence, dès l'âge de
21 ans jusqu'à 50 et au delà. Au contraire, elle s'applique plus rarement au garçon, si ce n'est en vieillissant. Avant 30 à 35 ans, il est ordinairement
désigné sous le nom de garçon majeur. Telle était
du moins la formule consacrée par les tabellions, il
y a un demi-siècle.

Suivant la loi, toute personne non mariée après la
nubilité chez les deux sexes est célibataire. C'est le
titre qu'elle leur impose pour les distinguer des mariés. L'usage n'en est pas aussi étendu dans le

monde et il ne s'applique qu'aux vieux garçons et filles ayant renoncé volontairement au mariage ou restés pour compte. En se singularisant souvent par certaines originalités d'esprit, d'habitudes, de caractère, l'excentricité de leurs goûts, leurs vêtements, leurs manières ou leurs plaisirs, la plupart s'affichent aux yeux les moins clairvoyants. Mais on ne saurait toujours les reconnaître ainsi, un bon nombre se confondant avec les mariés, surtout ceux qui le sont illégalement.

Proportion. Les divers recensements n'indiquant pas les célibataires d'après l'âge fixé ci-dessus, c'est-à-dire lorsqu'ils le sont légalement, il est impossible d'en fixer le nombre réel en France. On peut seulement en donner la proportion et la répartition d'une manière relative. Depuis le siècle dernier, la proportion des enfants a beaucoup diminué, dit M. Gustave Lagneau, quoique celle des mariés ait un peu augmenté, tandis que celle des célibataires s'est élevée de 190 à 224 sur 1000 habitants. La proportion des filles et des veuves excède de beaucoup celle de l'autre sexe, comme on le trouve déjà indiqué aux *Différences sexuelles.* La raison en est principalement due à la mortalité moindre des femmes dans la seconde moitié de l'existence, tandis qu'elle diffère peu entre les deux sexes aux âges de procréation, c'est-à-dire de 18 à 55 ans pour l'homme et de 15 à 45 pour la femme.

Quant aux non mariés, célibataires ou veufs, on constate qu'ils sont plus nombreux, les célibataires surtout, dans les départements à grands centres urbains, comme la Seine, les Bouches-du-Rhône, certains départements maritimes de la Bretagne ou montagneux comme les Pyrénées, la Savoie et ceux des frontières, notamment l'arrondissement de Belfort. Ils sont peu nombreux, au contraire, dans les départements agricoles des grands bassins de la Seine et de la Garonne. 485 garçons et 514 filles formant la moyenne de 1,000 célibataires adultes, on observe que les premiers sont beaucoup plus nombreux dans les départements frontières de l'Italie et l'Allemagne : le Var, le Haut-Rhin et l'Ain en particulier ; tandis que prédominent notablement les filles dans les départements maritimes de la Bretagne et montagneux de la Savoie et des Pyrénées, du centre de la France, le Cantal et la Creuse notamment, où l'on compte 630,621 filles pour 369,378 garçons. Ces inégalités considérables des sexes entre eux suffisent bien à expliquer le plus grand nombre de célibataires que l'on y observe, quelle que soit d'ailleurs l'influence des professions locales et des mariages tardifs sur le célibat prolongé, comme en Bretagne et les pays montagneux. L'émigration dans ceux-ci peut aussi jouer un certain rôle.

Ils augmentent positivement en France par le relâchement des mœurs, l'accroissement de la prostitution clandestine, les lois militaires et religieuses. 450,000 sont créés, d'après M. Rochard, par les premières et 150,000 par les secondes, rien que pour les garçons. C'est augmenter d'autant le célibat des filles. La proportion des célibataires, de 21 pour 100 habitants en 1872, s'élevait ainsi à 25 en 1885. Au lieu du cinquième, c'est donc le quart de la population adulte qui reste actuellement dans le célibat.

Lieux d'élection. Les grandes villes, les capitales offrent le plus de tentations à s'éloigner du mariage, malgré les fréquentes occasions et toutes les facilités du rapprochement des sexes entre eux. Le relâchement de la morale incite plus ceux-ci à satisfaire leurs appétits vénériens qu'à se marier. Ces unions libres, honteuses et déshonorantes, cherchent une espèce d'impunité dans la confusion des grandes villes. L'accroissement des naissances illégitimes en est la preuve, confirmée par l'augmentation constatée dans les campagnes.

À Paris, se rencontre le plus grand nombre proportionnel de célibataires des deux sexes y venant de toutes parts pour travailler, s'amuser, s'instruire ou se perfectionner dans leur profession. Que de domestiques, de jeunes ouvriers et d'étudiants y séjournent ainsi pendant leurs plus belles années pour s'en retourner ensuite dans leur pays ! Les garnisons militaires, les couvents viennent encore augmenter leur contingent. La proportion normale des sexes change ici par l'immigration et le nombre des garçons est ainsi supérieur, par exception, à celui des filles, quoique celles que leur mauvaise conduite y pousse fassent souvent partie des cadres de la prostitution. On ne peut donc juger du célibat en France par celui de la capitale, ni du célibat des campagnes par celui des villes voisines.

Sur 10,000 habitants, il y avait en France 5,558 célibataires au-dessus de 25 ans en 1876. A la même époque, cette proportion s'élevait à 5,999 à Paris, en raison des personnes des deux sexes non mariées qui y affluent. Elle s'y trouvait réduite à 5,967 en 1881, soit plus de la moitié, comme le confirme la statistique relatée aux *Différences sexuelles*, p. 184.

La statistique générale explique ces différences. On se marie plus à la ville qu'à la campagne, en France, et cette règle est presque égale en Europe. Mais par rapport au nombre des mariables, la nuptialité des garçons est plus grande à la campagne qu'à la ville, tandis que c'est le contraire pour les filles. On se marie aussi plus jeune à la campagne, où les mariages entre célibataires sont le plus nombreux, à l'opposé des villes où les mariages entre veufs et veuves, garçons et veuves, veufs et filles sont très communs. La connaissance des mœurs et leur comparaison suffisent à expliquer ces diversités.

On arrive, en effet, à un résultat diamétralement opposé si l'on fait partir le célibat des filles à vingt ans, suivant l'âge où leur mariage a le plus souvent lieu selon la coutume. Le nombre des filles s'élevant à 85,139, pendant ces cinq ans, forme un total de 247,988 célibataires, soit une proportion moyenne de 221 sur 1,000 contre 175 garçons. C'est la variation ordinaire, rétablie d'après l'âge différent du mariage entre les deux sexes. Mais la confirmation de la prédominance des garçons n'en existe pas moins dans le nombre relatif des célibataires de trente ans et au-dessus : 134,710 garçons contre 119,888 filles. Malgré le grand nombre de mariages qui se font à Paris, il n'y en a ainsi que 59 sur 1,000 hommes, tandis que la moyenne est de 69 en France.

Ces différences entre les deux sexes ont même été constatées dans les divers arrondissements riches et pauvres. Les premiers, comme le 8e et le 16e, comptaient plus de femmes mariables, célibataires ou veuves, par le grand nombre de domestiques. Un autre élément y contribue surtout dans le 9e : la prostitution. L'excédent des filles sur les garçons est ainsi de 114 par 1,000.

Les arrondissements pauvres comptent, au contraire, plus d'hommes que de femmes. Il en existe 90 de plus par 1,000 dans le 15e, dont 17,146 garçons de 15 à 60 ans contre 9,931 filles du même âge seulement. La différence est de 137 par 1,000 dans le 19e, où l'on compte 20,128 garçons de 15 à 60 ans contre 11,470 filles, soit 175 hommes pour 100 femmes. Ils excèdent les filles de 274 par 1,000.

Il y a aussi beaucoup de célibataires à Londres, dit-on, et les vieilles filles pullulent en Angleterre par la prédominance du sexe faible sur le sexe fort dans le nombre des naissances.

Sur 8,873,037 célibataires, constatés en Espagne dans le recensement officiel de 1860, un quart seulement avait plus de vingt ans. Les trois quarts étaient donc des enfants et des adolescents. Quelle différence avec la France !

Les célibataires sont un phénomène en Chine, tant ils sont rares, dit le savant Tcheng-Ki-Tong,

page 34. Il est aisé de le comprendre par les différences radicales de la civilisation de ce peuple
ancien avec celle de l'Europe. La génération est en
grand honneur et prédominante dans ce pays et la
manière dont s'y font les mariages y aide puis-
samment. Ce ne sont pas, comme ici, les jeunes gens
qui se recherchent, se choisissent et se marient,
mais leurs parents qui les prennent dans des situa-
tions sociales identiques. On les fiance et on les marie sans qu'ils se connaissent. Tous les préparatifs,
les cadeaux, les dîners, ont lieu sans leur présence
ni leur coopération. Leur première entrevue a lieu
à l'heure même du mariage tout familial qui se célèbre, sans rien d'officiellement civil ni religieux.
Les mariages excentriques ou par amour sont ainsi
très rares. Les parents sont les seuls agents matrimoniaux responsables, ce qui est préférable aux
étrangers ; mais le mieux est encore que les jeunes
gens se connaissent, comme à la campagne, et que
l'amour préside à leur union plutôt que l'intérêt et
les convenances sociales. Telle est la raison de la
fréquence du mariage chinois, qui a lieu avant 20 ans
suivant la règle établie.

*
**

Il y a peu de célibataires parmi les protestants
français, par le fait même de leur religion, de leur
esprit sérieux et de leur moralité. Tous les pasteurs
se marient jeunes, aussitôt leur consécration, et ont
en général de nombreuses familles. Cet exemple est
salutaire dans les campagnes par son évidence plus

remarquée que dans les villes. Il est généralement imité et suivi, à moins de raisons majeures, comme une santé délicate ou des impossibilités rivant au célibat. « Le département de la Lozère, qui compte le plus grand nombre de protestants, n'a pas de prostitution publique, dit le docteur Després. C'est l'unique département en France qui jouisse de cette immunité du vice. »

C'est le contraire parmi les catholiques. Tous ceux qui veulent se rendre agréables à Dieu imitent le prêtre en se consacrant au célibat, sans qu'il puisse leur en faire un reproche, même au confessionnal, ni les inciter à leur devoir civil et social. Il semble la personnification de S. Paul, disant à ses fidèles de Corinthe : « Je voudrais que tous les hommes fussent comme moi. Celui qui marie sa fille fait bien, celui qui ne la marie pas fait mieux. » Les filles célibataires, sans entrer dans les ordres, sont surtout nombreuses par ce seul motif. Sur une population de 750 habitants environ d'un village de Champagne en 1825, plus de 50 filles riches et pauvres restèrent célibataires, sous l'influence des croisades religieuses ou missions ordonnées par Charles X. Ajoutée à la démoralisation actuelle et la diminution des naissances, cette cause a réduit la population de ce village à 577 au dernier recensement.

S'il y a moins de célibataires relativement parmi les protestants que chez les catholiques, il est tout simple que ceux-ci comptent moins de séparations et de divorces résultant du mariage. L'un est la conséquence de l'autre. La statistique suisse de 1876 à 1880

en est une démonstration éclatante. Au lieu de 13,
14, 15 divorces par 1,000 mariés, maximum ordinaire dans les cantons catholiques, et descendant
jusqu'à 4 et 5 dans le Valais, ils s'élèvent à 40, 50,
80 et même 100 dans les cantons protestants allemands. Ils sont même de 106 dans celui de Schaffouse. La même différence s'observe en Bavière et
dans les autres pays catholiques et protestants,
comme pour les séparations ailleurs. L'habitude,
l'hérédité peuvent bien contribuer à ces différences
dans les divers pays et la preuve, c'est que la fréquence du suicide suit une marche, une loi identiques. Qu'un cerveau mal équilibré ou détraqué soit
la cause ordinaire de ces dissolutions de ménage
et de suicide, comme l'admet le docteur J. Bertillon,
cette opinion n'exclut pas l'influence de l'hérédité,
elle la confirme plutôt. (*Étude démographique*,
Nancy 1884.)

Les Juifs, si enclins au mariage d'après leur religion, font exception dans le territoire de Belfort qui
compte le plus d'Israélites en France. Depuis la
guerre, le développement de la prostitution semble
indiquer qu'elle sert aux célibataires ; les départements adjacents de Meurthe-et-Moselle, des Vosges,
où ils sont aussi nombreux, ne se faisant pas remarquer par cette distinction.

**
* **

On comprend exclusivement sous le titre de célibataires, pris à la lettre, les non-mariés des deux
sexes. Il est remplacé, rayé, biffé et effacé à tout

jamais par le mariage. C'est logique et rigoureux, précis et exact au point de vue légal; il en est autrement suivant l'interprétation vulgaire du célibat, qui est de vivre seul et sans conjoint. Si la très grande majorité des premiers ne sont réellement que des pseudo-célibataires en vivant dans la prostitution, des unions libres ou le concubinage, pourquoi ne pas considérer comme tels tous ceux que la cessation naturelle, la dissolution volontaire ou légale du mariage a rendus libres et fait rentrer dans le célibat?

Ce serait d'autant plus juste que la plupart de ceux qui sortent ainsi violemment des liens du mariage y sont entrés trop légèrement en ayant l'esprit, les goûts, les habitudes d'indépendance et de liberté licencieuse des célibataires. Ils rentrent donc dans leur état naturel qu'ils n'auraient jamais dû quitter. Les veufs, séparés ou divorcés, que la mort ou... le malheur a obligé, forcé d'en sortir malgré eux, ne tardent pas à y rentrer, comme en témoigne leur nuptialité, supérieure à celle des filles et garçons du même âge, signalée plus loin. Il reste donc seulement dans le célibat ceux qui ne peuvent se remarier par leur âge, leurs enfants, ou d'autres motifs aussi plausibles et qui, en raison même de cette situation, l'observent le plus rigoureusement.

Tous ces exempts de l'union conjugale constitueraient donc quatre classes distinctes de célibataires, au lieu d'une seule: les non-mariés, les veufs, les séparés, les divorcés. Mais ni la loi, ni la mort, pas plus que l'âge, ne font le vrai célibataire; il est seul et tout entier dans un caractère volontaire, absolu. Quicon-

que ne veut pas s'astreindre à aliéner sa liberté, son
indépendance de penser, agir, aller et venir, manger
et boire, travailler et dormir, même faire l'amour à
sa guise, son heure et son moment, sans gêne ni
contradiction, pas plus que se soumettre à l'obligation d'obéir aux désirs, à la volonté, l'ordre et jusqu'au caprice d'un autre, reste célibataire tout en
étant marié. Que de ménages sont constitués de la
sorte, alors que de vertueux célibataires se font les
serviteurs et les souffre-douleur de tant de gens. Il
serait donc inutile et superflu de vouloir les différen-
cier et les classer autrement.

* * *

Aucun signe apparent ne distingue les célibataires
des mariés que leur habit particulier. Celui des religieux, parfois si bigarré et baroque qu'il forme un
véritable déguisement, suivant les divers pays et les
ordres, est le plus universellement répandu et connu.
S'il est permis de désirer qu'il soit plus simple, afin de
ne pas tant attirer et frapper les regards, on ne peut
trouver cette distinction étrange; elle sépare nettement ces religieux des deux sexes du reste de la
population et consacre leur célibat indéfini. Ce costume spécial a même l'avantage, dans certaines conditions, d'imposer le respect et la considération de ceux
qui le portent. Dans les hôpitaux et les écoles, comme
à l'église, il est une égide salutaire pour tous ceux
qui en sont revêtus, contre les libertés, les familia-
rités, les lazzis, sinon les insolences que l'on pourrait
avoir avec eux s'ils ne le portaient pas. La laïcisation

ne remplacera pas cet avantage; en donnant plus de liberté, elle amènera peut-être la licence.

Cet usage est évidemment un reste des coutumes anciennes ne permettant pas au prolétaire de s'habiller en noble ni en bourgeois, et fixant à chaque corporation un costume spécial pour les faire reconnaître. Les habitants de certains pays, provinces ou contrées différentes, portaient aussi un vêtement local ou national, permettant de les distinguer aussitôt, comme il en reste encore des vestiges. Mais tout cela s'est fondu et uniformisé sous le souffle puissant de la Révolution française. L'Eglise catholique seule est restée immuable selon sa doctrine. Si les représentants des religions grecque, juive et autres, ont aussi un signe particulier, il n'a pas la même signification. Je ne sache pas qu'il en existe un autre analogue au célibat religieux; aussi ses adhérents n'y renoncent jamais plus ouvertement qu'en jetant leur froc aux orties, comme devraient le faire tous ceux qui n'observent plus leurs vœux.

Seuls, les célibataires religieux peuvent donc se reconnaître à leur habit. Celui de militaire ni de marin n'a plus rien de significatif à cet égard, et l'on verra plus loin que tous les autres signes physiques, attribués aux garçons et aux filles ayant vieilli dans le célibat, n'ont pas plus de valeur.

Les futurs célibataires se distinguent bien plus sûrement par tous les travers, les excentricités, les violences, les défauts ou les vices dont ils sont taxés en devenant vieux. Loin d'être un effet direct et immédiat du célibat, comme on l'admet généralement, ces traits distinctifs du caractère sont en germe dès la naissance. Le célibat ne fait pas le caractère ; celui-ci en est la cause au contraire. D'essence morale, le caractère est inné et ne peut être la conséquence de conditions purement physiques, comme l'état ou la vie célibataire. C'est en se dessinant dès leur jeunesse par leurs originalités, leurs ridicules, sinon leur bêtise, que tant de jeunes gens des deux sexes sont inacceptables comme fiancés et restent célibataires. Leur isolement, en accentuant et en enlaidissant leurs défauts, leurs folies avec l'âge, rend seulement ceux-ci plus saillants et remarquables. Les détraqués à 20 ou 25 ans sont ainsi fous à 40, comme les Skoptzy russes en fournissent l'exemple. Le calculateur jeune, économe et intéressé, est fatalement avare ou prodigue étant vieux.

A ces traits baroques plus ou moins dessinés, on peut donc reconnaître et diagnostiquer le futur célibataire, fille ou garçon, en les refusant pour fiancés. S'ils s'en marient quelques-uns, soit avec leurs pareils, soit pour leur fortune ou leur nom, c'est toujours un acte déraisonnable, car rien de bon ni d'heureux n'est à attendre de la part de ces toqués ou passionnés.

*
* *

Il est difficile, impossible même, de savoir au juste dans quelle catégorie de la société se rencontrent le plus de célibataires. Est-ce parmi les riches ou les pauvres? Ce mobile puissant du mariage à toutes les époques est devenu si exclusif actuellement, en vertu du positivisme régnant, qu'il supprime même l'amour. On ne se marie plus guère sans mettre de part et d'autre cette considération en première ligne. Si faibles ou élevées que soient les prétentions de chacun, cette question a souvent une grande influence sur le célibat, en agissant différemment par une sorte d'antagonisme entre les deux sexes.

Un garçon dans l'aisance, par sa position ou sa famille, reste ainsi célibataire jusqu'à ce qu'il trouve la dot rêvée, voulue, exigée. Ses ressources lui permettant de vivre facilement, sans s'inquiéter de l'avenir, il vieillit dans l'insouciance, et l'on a vu combien ce célibat prolongé est dangereux pour y rester toujours. A bien plus forte raison de celui que la fortune, le nom et le rang mettent hors de pair et qui est toujours obligé de chercher longtemps pour trouver une alliance convenable, assortie.

Il y a ainsi proportionnellement beaucoup plus de célibataires aisés et riches que pauvres. Le mariage n'est pas absolument nécessaire à ceux qui ont le moyen de vivre seuls ; il est indispensable, au contraire, lorsqu'on est réduit chaque jour à en demander les ressources au travail. Il est aussi impossible à l'employé, l'ouvrier, l'artisan, de se passer de femme pour remplir sa tâche, qu'à un maître de domestiques ou à un chef d'employés. C'est d'après cette règle qu'il se rencontre si peu de vieux garçons dans la classe ouvrière, à la ville comme à la campagne.

C'est tout le contraire parmi les filles, fatalement vouées au célibat lorsqu'elles sont sans dot et surtout sans état. Celui-ci, pour l'ouvrière, est sa fortune et

elle se marie facilement si elle n'est ni laide, ni difforme, ni infirme. Elle ne peut remplacer une profession lui donnant de quoi vivre que par une dot et
il la faut assez forte aujourd'hui pour lui permettre
de ne rien faire. Le luxe et les enfants coûtent cher.
Beaucoup de ces filles mal élevées, en pouvant vivre
seules, vieillissent ainsi, comme les garçons, dans l'ambition de trouver une position supérieure à leur dot,
afin de mieux satisfaire leurs goûts de luxe et de
plaisir, sinon de paresse. De là vient qu'il en reste
tant pour compte et qu'il y a plus de célibataires
filles que de garçons.

*
* *

Les indications et les causes ordinaires du célibat,
ses différentes formes surtout, montrent assez comment on devient célibataire pour n'y pas insister
longuement ici. C'est souvent à son insu, sans le
vouloir, ni y avoir pensé. L'insouciant, l'indifférent,
se laissant vivre nonchalamment, comme l'eau coule
dans la rivière, y arrive insensiblement sans s'en douter, de même que le travailleur forcené, surmené
de corps ou d'esprit, sans trêve ni repos pour y
songer. Un caractère sortant de la norme ordinaire
de l'humanité y conduit le plus sûrement, comme
nous le démontrerons.

A moins d'imprudence ou d'indifférence coupable,
la plupart des célibataires ont pourtant dû penser
et réfléchir au mariage pour fixer leur choix. Beaucoup vous diront qu'ils ont cherché à se marier et
il s'en trouve qui ont été sur le point de le faire.

Le docteur Dechambre, mort célibataire l'année dernière, à 78 ans, avait eu ses bans publiés trente ans auparavant. Les mariages rompus, même par amour, ne sont pas rares ; d'où le célibat de ce nom.

Il ne faut pas avoir un grand besoin ni un vif désir de l'union matrimoniale pour rester célibataire dans ces conditions. De même que d'aucuns se marient par occasion, imitation ou habitude, sans savoir pourquoi, ceux-ci pourraient bien agir de même et n'auraient pas fait de meilleurs mariés que ceux-là.

L'idée du mariage est si naturelle que personne n'y renonce dans la jeunesse, sinon par amour de Dieu ou nécessité. Les vœux du célibat religieux sont ainsi exigés dès la prime jeunesse, afin que ceux qui les forment ne puissent s'en délier. Autrement, il faut se reconnaître absolument impropre au *conjungo*, par des vices de conformation ou des incitations, des penchants contre nature, pour y renoncer. Tels sont les invalides du mariage dont le célibat est alors forcé. Volontaire, la résolution ne s'en forme que lentement, tardivement, par les propositions de mariage et la comparaison que l'on peut en faire avec le célibat ou le concubinage dans lequel on vit.

Un caractère bizarre, anormal, ou une passion dominante, distingue ainsi la plupart des célibataires. Le libertin à la conscience torpide ne connaît du mariage que les entraves et n'en suppute que les charges. De là sa préférence à rester garçon pour laisser un libre essor à ses penchants désordonnés. Sans manquer d'affectionnivité, il donne une mauvaise direction à ce doux et noble instinct. Aimer est essentiellement inhérent à la nature humaine; on ne vit guère sans cela. Il faut toujours aimer quelqu'un ou quelque chose et c'est de l'abus, la passion, l'excès ou la déviation, la perversion de cette faculté que naît la résolution de rester célibataire. Être imparfait, incomplet, son amour n'arrive jamais à constituer la dualité qui forme l'être humain, ni la triplicité sociale de la famille. « Le célibataire, dit Franklin, est une paire de ciseaux dépareillés qui ne sert à rien sans la moitié qui lui manque. »

Au lieu d'être utile, cette affectionnivité est funeste à la société, car les amours du célibataire fomentent nécessairement la prostitution ou violent le lit conjugal. Plus il y a de célibataires, moins il y a de fidélité dans les mariages, a dit Montesquieu. Leur démoralisation en fait les ennemis nés des mariés. Civils et militaires, curés et religieux, ne doivent être admis qu'avec discrétion dans les ménages. Tous les livres obscènes et corrupteurs de la jeunesse sont sortis de leur plume, d'après Fodéré. Les tenir à l'écart et fuir leur compagnie est d'une sage prudence.

Si vivre est aimer, les célibataires ne vivent pas, en traînant le poids de l'existence hors du foyer domestique. « Ils sont pour un peuple, selon l'heureuse comparaison de Virey, ce que sont les pierres d'un édifice se détachant de sa voûte : ils ne font qu'en accélérer la ruine. » En se repentant même, ils causent du mal à l'État. Ils forment en majorité les mariages disproportionnés, scandale physiologique, qui ne

peuvent être ni heureux, ni procréer des enfants
robustes.

L'égoïsme ou l'amour de soi-même est le mobile
principal de ceux qui refusent de se marier. Il
est à la base de tous les autres motifs invoqués et
des diverses passions qui peuvent y conduire. Toutes
se rapportent à celle-ci ou y aboutissent. Ne penser qu'à soi, par l'absence de cœur ou le défaut de
tendresse pour les autres, est l'antidote radical du
mariage. Ne sont-ils pas égoïstes ceux qui le fuient
pour ne pas diminuer leur luxe, abandonner leur
indépendance ou leurs commodités? Telle est la maladie sociale du jour. Il en est même qui se marient
pour satisfaire leur passion dominante. Trop de paresseux contractent mariage pour se faire nourrir et
mieux vivre à leur aise dans la fainéantise, comme
les avares pour augmenter leur trésor.

« L'égoïste, le misanthrope, dit Boiste, peut seul
aimer le célibat. Il fait son amour de lui-même ou
le concentre dans une passion quelconque se rapportant à lui ». De là l'excuse de beaucoup de célibataires
religieux : ils le placent si exclusivement en Dieu qu'ils
n'en ont plus souvent pour leur prochain. Tous les
auteurs s'accordent sur ce point. Marcel s'écrie, en
voulant se marier :

.....Je ne veux pas vieillir
Ainsi *qu'un égoïste* et sans cœur et sans âme.

Il se cache d'ailleurs sous des apparences trom-
peuses. Le génie, planant au-dessus de l'humanité,

reste célibataire en prétendant s'élever dans une sphère plus lumineuse et plus vaste que le commun des mortels et comme appelé à des destinées supérieures. Il dédaigne la vie ordinaire et ceux qui la mènent et reste seul par mépris de ses semblables, autant que pour se distinguer. Dans son amour-propre excessif, le maréchal d'Uxelles répondit à Louis XIV qui le raillait sur son célibat : « Je n'ai point encore trouvé de femme dont je voulusse être le mari, ni d'homme dont je voulusse être le père. »

Beaucoup de célibataires des deux sexes, les filles surtout, sans pouvoir afficher ce ton superbe et dégagé, ne craignent pas d'avouer, l'âge normal du mariage passé, qu'elles n'ont jamais rencontré personne à leur goût. C'est l'aveu le plus sûr du célibat volontaire par orgueil ou égoïsme, sinon toute autre passion encore plus occulte et moins avouable.

Les célibataires religieux ne sont pas exempts de cet égoïsme. Il est certain que la plupart embrassent leur carrière pour vivre plus à leur aise à l'abri du besoin et des soucis de la vie. Cette extrême prévoyance n'est pas dictée par le cœur et suffit à montrer que ces gens en manquent plus que d'esprit.

Tous les grands philosophes, capitaines et poètes de la civilisation grecque, vécurent ainsi en célibataires endurcis et il en est encore de même de beaucoup de modernes. A voir les mariés si malheureux en ménage, ils se gardent bien d'y entrer. Témoin des gros mots et des mauvais traitements de l'acariâtre Xantippe envers son maître Socrate, Platon évita de l'imiter et resta célibataire. Occupés exclusi-

vement de leurs études, ils ne pensent à leurs
femmes que comme hors-d'œuvre. Anacréon, le
poète des amours, resta garçon tout en aimant le
beau sexe; mais il était volage et lui sacrifiait seulement ses moments perdus. Comme le papillon, il
aimait à voltiger de fleur en fleur, et ses passions
étaient plus éloignées du mariage que de la virginité.
Beaucoup de poètes restent célibataires, comme le
voluptueux Horace, ami du sans-gêne et de la volupté
commode. Tout en invoquant l'amour, Lucrèce se
maria à trop de femmes pour en épouser aucune,
comme tant d'autres poètes contemporains, signalés
au *Célibat*, l'ont fait à son exemple. Virgile, son disciple, l'imita en courant de Galathée à Amaryllis,
et finit même par adresser ses vœux impurs au bel
Alexis. C'est là que conduit souvent la sensualité
débauchée.

*
* *

Le parti pris ou l'idée fixe d'un idéal quelconque
d'âge, de rang, de fortune, de dot ou de profession,
suffit à faire rester beaucoup de gens célibataires, les
filles surtout. Le célibat religieux en est un exemple
démonstratif. Guidées par le raisonnement plutôt que
par le cœur, elles attendent indéfiniment leur objectif; ne pouvant ni le chercher, ni le demander, elles
vieillissent et, l'âge passé, restent pour compte. Beaucoup de garçons sont dans le même cas avec leur
idée fixe ou préconçue. Le cœur en étant dominé ne
ne se laisse pas facilement impressionner autrement.
C'est le plus grand écueil du mariage.

Ambition. Malgré toutes ses railleries contre les célibataires, Balzac offrit l'exemple le plus vrai et réel de ce type, en restant garçon jusqu'à 48 ans. Le million était sa toquade, sa maladie; l'or joue ainsi le principal rôle dans son œuvre de la *Comédie humaine.* Dévoré d'une ambition insatiable, il était obsédé du rêve d'une fortune subite et colossale. De là, le début de sa carrière dans des entreprises commerciales qui le réduisirent à la misère et l'obérèrent toute sa vie. Toujours besogneux et longtemps accablé de dettes, il ne cessa de se persuader — par suite de son imagination vive, sensuelle et dévergondée — qu'il serait un jour plus riche qu'un nabab. Dans cette conviction, cette manie, le célèbre romancier ne rêvait que tonnes d'or, trésors enfouis. Il consultait les somnambules pour s'en assurer et enfantait sans cesse de nouveaux projets plus extravagants les uns que les autres et qui devaient toujours lui conquérir indubitablement la toison d'or. La fortune se présentait seulement à lui sous cette forme concrète de l'or métallique, objet de ses convoitises.

Ce grand réaliste, n'estimant ni les rêveurs ni les poètes, usa sa vie à poursuivre des chimères. L'activité fébrile de son esprit et son incessant labeur de jour et de nuit, pour réaliser les millions qu'il convoitait, ne lui permettant pas de s'astreindre à l'observation patiente, continue et réfléchie des caractères, des passions qu'il voulait peindre sous leurs différents aspects, il ne put se limiter à leur étude et fut toujours entraîné au-delà de la vérité. Le célibataire Rouget, dans le *Ménage de garçon,* est une pure fiction fantasmagorique que les prénoms de Jean-Jacques ne rendent pas plus vraie. Il cherche à grossir le volume par de longues descriptions des vices et des passions incompatibles que G. Sand aurait révélés d'un mot. Il signale sans nécessité, avec toute l'exactitude et la précision des guides Joanne, la topographie minutieuse des habitations de ses héros, leur arrangement intérieur et extérieur, en s'appesantissant sur les moindres détails du mobilier, des vêtements, des habitudes, des mœurs, des jeux et jusqu'aux *disettes*. Il trace leurs différents caractères, notamment ceux des cinq *Hochon*, avec faconde et humour, de manière à faire rire; mais peindre simplement, en réaliste, les traits frappants d'un vrai célibataire, de l'un ou l'autre sexe, civil ou religieux, dans sa vie et ses actes, comme Molière et même Collin d'Harleville, fut toujours au-dessus de son talent. N'ayant pas le loisir d'observer, ni d'étudier, il invente, imagine, façonne en forçant ou en exagérant leurs passions, abaissant leur esprit et leur caractère, de manière à les rendre inconsistants ou méconnaissables. Il en fait des simples, des niais, des imbéciles ou des gredins, qui, devant l'antagonisme de l'ardeur de leurs passions et la faiblesse de leur esprit, sont plus justiciables de l'interdiction que de la liberté de leurs actes.

L'aventure romanesque qui termina la vie du fécond romancier fut la seule réalité de ses rêves dorés. Une grande dame polonaise, la comtesse Eveline de Hanska, enthousiasmée de son génie par la lecture du *Médecin de campagne*, s'étant mise en correspon-

dance avec lui, l'épousa lorsqu'elle fut devenue
veuve en 1848. Mais à peine était-il entré dans cette
vie aristocratique, dont le mirage avait si longtemps
enivré son imagination d'artiste, qu'il succomba à
une hypertrophie du cœur. Une existence célibataire
si laborieuse, tourmentée et agitée par le démon de
l'ambition, devait se terminer ainsi.

Manie, passions. Tous les célibataires ont d'ordinaire
leur toquade, leur manie, ou leur passion, plus ou
moins cachée, dissimulée dans la jeunesse. Beaucoup sont dès lors vantards, menteurs, querelleurs,
emportés, capricieux, bizarres, fantasques ou toqués,
sans que l'on y fasse attention. D'autres sont dissipateurs, prodigues ou intéressés, économes à l'excès.
Ceux-là se montrent de bonne heure libertins, débauchés, tapageurs, vicieux, joueurs ou paresseux ; ceux-
ci, simples et indolents, ont un amour exagéré de la
famille ou se laissent emporter par le fanatisme religieux. L'un est gai à la folie, l'autre est sombre,
triste, chagrin ou mélancolique. Ces vilains défauts,
en s'accentuant avec l'âge, suffisent souvent à s'opposer au mariage et déterminent la prolongation du célibat. L'aigreur et l'isolement en résultant ne manquent jamais de les augmenter.

Dans les loisirs laissés par l'absence de femme et
d'enfants, des devoirs et des soucis de la famille, tout
célibataire se concentre tant en lui-même que sa vie
en est de plus en plus absorbée. Il faut bien qu'il
s'occupe, s'il n'est paresseux, libertin ou débauché. A la tête d'un commerce, d'une industrie, d'une

exploitation quelconque, ou versé dans les lettres, les sciences ou les arts, il s'y adonne avec passion et ne tarde guère à se distinguer par quelque travers. Les simples défauts de la jeunesse reparaissent comme des vices insupportables, insociables. Il devient tracassier, fantasque, violent, avare, sinon minutieux à l'excès et même tatillon, maniaque, en un mot, comme un exemple frappant s'en trouve aux *Vieux garçons*.

De là le célibat indéfini avec ses passions, ses abominations et ses crimes. Si un caractère anormal, étrange, excentrique, suffit à le prolonger, celui-ci en persistant l'aggrave, l'enlaidit et le noircit tellement, chez les vieux célibataires, qu'il en devient le stigmate indébile; tandis que le mariage, en l'atténuant, le modifiant, par les joies et le bonheur qu'il procure, aurait pu en effacer les traces.

Les types célibataires, créés au théâtre, dans le roman ou la chanson, sont ainsi ridicules, à l'esprit de travers, borné ou dévié, sans bon sens ni raison. En proie à des passions honteuses : l'avarice, l'ambition, le jeu, l'ivrognerie ou la luxure, ils en sont les esclaves et souvent les victimes; même en amour, ils ne savent pas ce qu'ils veulent et choisissent rarement ce qui leur convient. Ce sont des anaphrodites sans sexe ou des satyres monstrueux, infâmes. Vieux, ils recherchent les jeunes, comme ils se sont donnés à des vieilles lorsqu'ils l'étaient.

Les garçons de 25 à 30 ans, destinés à le devenir, choisissent ainsi de préférence, dans leurs amours de passage, des femmes galantes hystériques qui font leurs avances aux plus simples et naïfs pour mieux les initier à tous les vices et les abominations de leurs sens dépravés. Elles s'en soûlent, sans en être jamais rassasiées, et les pervertissent, les paralysent, comme ce bellâtre de 47 ans, signalé page 134, s'ils n'ont la chance de s'en débarrasser dès leurs premières entrevues. C'est le contraste de la nature. Le vieux célibataire de Collin d'Harleville en est un autre exemple. Toutes les minauderies et les agaceries de Mᵐᵉ Evrard, sur le retour, ne peuvent l'émouvoir, mais il est touché en voyant sa jeune nièce déguisée. Il l'épouserait infailliblement, comme celui de Béranger le fait de Babet, pour avoir au moins ses bons soins jusqu'à la mort. En flattant leurs passions égoïstes... de vieillards, on en obtient tout.

Ils n'en sont que plus fous en étant plus jeunes, comme celui de Balzac. Avec ses faveurs... de reste et quelques tendres cajoleries, la Rabouilleuse se ferait donner ses cinquante mille livres de rente, malgré son neveu Philippe, si celui-ci n'y mettait bon ordre. « Oui, dit-il, quand Flore me parle, elle me remue l'âme jusqu'à perdre la raison. — Il en a si peu ! — Tiens, quand elle me regarde d'une certaine façon, ses yeux bleus me semblent le paradis et je ne suis plus mon maître, surtout quand il y a quelques jours qu'elle me tient rigueur ». Hommes et femmes sont également bernés, trompés, dupés et restent perpétuellement un objet de convoitise intéressée. Le chaste *curé de Tours* en est ainsi victime par son égoïsme. Avec un esprit sain, tous ces calculs seraient déjoués.

La chasteté n'est surtout pas le fait de la généralité; l'impureté caractérise mieux la licence et l'immoralité de leurs mœurs, sinon leur impudicité et leurs dépravations. Ce titre est d'un si grand appât pour leurs bonnes fortunes et leurs débauches qu'ils s'en parent impunément. Leur maxime favorite est de fuir le mariage, à cause de la monogamie qu'il impose. Beaucoup de femmes sont retenues dans le célibat par la prostitution, dès qu'elles y sont entrées, comme les hommes se livrant entre eux à l'onanisme. Aussi peut-on conclure, avec A. Martin, qu'au lieu de donner la pureté et la chasteté, le célibat est le véhicule de la débauche, le scandale du monde et le suicide du genre humain.

Un autre travers les distingue encore : leur jalousie des amoureux. Voyez-les tous à l'affût pour les épier, surprendre et surveiller leurs tendresses les plus innocentes? Ils vont même jusqu'à écouter aux portes, intercepter les correspondances pour mieux surprendre leurs secrets, afin d'en rire et d'en médire tout à leur aise en les divulguant. Il y en a eu d'assez cruels et vindicatifs pour les dénoncer et les martyriser. A défaut de rien voir ni savoir, ils soupçonnent, supposent, imaginent ou inventent ... les pires choses. Des vieilles filles prudes ne se font pas faute de découvrir des détails dont leur honneur même doit souffrir.

C'est Sylvie Rogron, passant la nuit à épier Pierrette, qu'elle surprend, à travers sa persienne, descendant au bout d'un fil une lettre à Brigaut qui l'attend. Elle en fait aussitôt un crime à cette enfant de

quinze ans à peine, écrivant à son ami d'enfance,
venu du fond de la Bretagne à Provins pour s'assurer de ce qu'elle est devenue. Mais la vieille fille en
est d'autant plus furieuse et jalouse qu'en lui faisant
visite, le colonel, dont elle convoite la main pour
devenir baronne, a trouvé la petite très gentille et
lui a fait des compliments. Elle craint dès lors
qu'elle ne la supplante, ne lui coupe l'herbe sous le
pied, et en devient criminelle jusqu'à faire mourir
cette pauvre innocente.

Ils sont même jaloux du bonheur des nouveaux
mariés qui les entourent, en trouvant à redire à
leurs caresses indiscrètes, leurs attentions réciproques, dès qu'ils en manquent pour eux. Rien
n'est plus gênant et dangereux qu'un vieux célibataire dans un ménage de jeunes mariés. Si leur vertu ne peut avoir de gardien plus vigilant, c'est souvent pour semer l'inquiétude, le trouble et la zizanie
entre eux. Tel est celui de la *Maison des deux Barbeaux*. Ayant été repoussé dans sa demande de Laurence, il jure de se venger, et, dès qu'elle se marie
avec Germain Lafrogne, vieux garçon comme lui, il
a la fourberie d'introduire un bellâtre séducteur
dans sa maison. Par la négligence du vieux mari, la
jeune femme tombe dans le piège. Il suit dès lors la
piste des amoureux, découvre leurs entrevues et les
dénonce anonymement, le lâche, en désignant le
lieu, le jour et l'heure où le mari pourra la surprendre réunie avec Xavier Duprat.

Tout serait perdu sans l'intervention de Hyacinthe,
autre vieux célibataire, frère aîné du mari, et qui lui

a servi de mentor et de père en le conservant près
de lui. Témoin attendri, pendant plus d'un an, de la
résignation triste et silencieuse de cette jeune femme,
délaissée sous sa garde, il la réhabilite aux yeux de
Germain en lui montrant leurs torts réciproques
contre la vertu de Laurence, victime d'une simple
légèreté. Le mal est aussitôt réparé, afin de montrer
que si les célibataires sont en général envieux et
jaloux du bonheur des autres, il en est aussi de bons
qui ont manqué leur vocation en ne se mariant pas,
souvent par devoir et en se sacrifiant.

Cette noire jalousie des célibataires des deux sexes
est consacrée une fois de plus par M. A. Theuriet
dans son dernier roman d'*Hélène*. Cette jeune femme
jolie, coquette, mondaine et légère — qui lui a ravi
l'affection de son jeune frère utérin Sosthène en
l'épousant — ne peut plaire à la pieuse Hortense,
vieille fille dévote, énergique, hargneuse et rêche.
N'ayant plus à conduire le mari, cette *vierge aux orties* se constitue gardienne de son honneur en épiant
et surveillant toutes les démarches de sa femme. Elle
la fait surprendre ainsi par son mari, au moment où
elle va s'abandonner à Philippe qu'elle a toujours
aimé passionnément depuis sa jeunesse. De là le
triomphe de la vieille fille par la séparation forcée
des époux.

Il n'est pas rare encore que par vengeance d'un
refus ou par dépit de n'avoir pu se marier à leur
gré, de vieux garçons vindicatifs poursuivent des
jeunes femmes ou filles, pour les compromettre. Au
lieu d'être toujours froids ou torpides, ils sont par-

fois très libidineux. De même des vieilles filles avec les hommes, en pensant toujours à l'amour qu'elles ont nourri pour eux. L'un et l'autre sont un vrai fléau dans un petit centre de population.

CÉLIBATAIRES ASSOCIÉS

L'association entre jeunes gens, frères et sœurs surtout, ayant des goûts, des idées et des intérêts identiques, les entraîne fréquemment à rester célibataires, si l'un ou l'autre ne se marie promptement dès le début. Il n'est pas rare d'observer ce célibat à deux dans les campagnes, parmi les cultivateurs, et encore plus commun de le rencontrer dans les villes, chez les commerçants, les boutiquiers, les banquiers. Il est presque fatal, dès que l'association prospère dans ces conditions, chacun remplissant sa tâche au mieux du succès; on se dit que l'introduction d'un étranger courrait risque de le compromettre et l'on remet tacitement à se marier, jusqu'à la retraite. Liés par leurs habitudes et la communauté de leurs intérêts, ces célibataires, en vivant presque comme des mariés, par la confiance et l'affection qu'ils ont ensemble, finissent ordinairement comme ils ont commencé. La jeunesse passée, avec la liberté qui règne d'ordinaire dans ces ménages, rend impropre au mariage dans l'âge mûr et la vieillesse par les restrictions qu'il faudrait nécessairement y apporter.

Jérôme et Sylvie Rogron en offrent le type dans le roman de *Pierrette*, par Balzac. Réunissant leurs premières économies, ils décident très jeunes de s'établir ensemble, achètent à crédit un fond de mercerie au détail et les voilà, dès lors, fatalement voués au célibat. Ils comptent en effet sur leurs bénéfices, leurs économies, pour le payer et quand Jérôme manifeste des velléités, des vues ou des besoins de mariage, sa sœur aînée, qui le dirige, lui répond : « Attends que le fonds soit payé ». Elle a peur qu'une étrangère vienne s'interposer entre eux, troubler leur harmonie dans le travail et nuire à ses intérêts. Absorbée dans son commerce, elle ne pense et ne se mêle à rien d'étranger et n'éprouve pas le besoin du mariage.

Tout marchait à souhait par le travail incessant, l'attention soutenue et l'économie sordide des Rogron, si bien qu'en cinq ans le fonds était soldé. Mais il s'agissait alors de s'enrichir, et à la moindre observation matrimoniale de son frère, Sylvie ne manquait pas de lui opposer cette raison sans réplique. Ce garçon de quarante ans et cette fille de quarante-cinq, après vingt années environ de cette vie de célibataires avares, égoïstes, exclusivement absorbés dans leur commerce de fil, soie, rubans et boutons, sans relations, ni amis, ni connaissances que leurs fournisseurs et leurs acheteurs, étaient arrivés à acquérir une fortune suffisante pour se retirer. Il n'est question ni de maîtresse ni d'amant pour ces deux célibataires affairés. Leur fortune, leur désir de paraître les occupent assez pour que leurs sens

restent assoupis, endormis. Ils n'ont d'ailleurs aucune
provocation et sont réduits à l'état d'eunuques.

Leur père, boucher à Provins et aussi ladre qu'eux,
étant mort, ces deux parvenus vont aussitôt étaler
leurs 20,000 livres de rente dans leur ville natale, afin
de tenir tête à l'aristocratie locale de la Restauration et en abaisser la morgue en achetant une belle
maison, la plus en vue sur la place principale.
C'est là précisément que leur sot orgueil va échouer
en voulant se marier, sur le retour, au-dessus de leur
naissance et leur éducation. Jérôme épouse une beauté
aristocratique, sans le sou, qui veut se servir de sa
fortune pour briller et redorer son blason. Sylvie
voudrait aussi, à 50 ans, épouser un vieux militaire
retraité, général et baron manqué de l'Empire. Mais
il était trop tard, elle ne pouvait plus avoir d'enfants
et le médecin et le prêtre s'y opposèrent. Tous les
vilains défauts des célibataires : méchanceté, égoïsme,
haine, cruauté, jalousie, avarice, sont mis en évidence
pour prévenir, empêcher l'union de deux jeunes
cœurs qui les condamnent par leur pureté même.
Aussi la vertu succombe-t-elle, dans cet affreux
drame, contre le crime qui triomphe avec l'argent,
selon la morale de Balzac.

Deux frères réunis ou associés par l'intérêt peuvent
même rester dans un célibat prolongé, indéfini, dès
qu'une tierce personne de confiance, tante, sœur ou
nièce, se trouve là pour administrer et gérer leur
ménage. L'exemple en est fourni par *les deux
Barbeaux* avec une réalité saisissante. L'égoïsme
de ces deux vieux garçons s'arrange très bien de

l'uniformité de cette vie à trois, surtout en province, et c'est pour ne rien déranger à sa monotonie et leur bien-être qu'ils tirent à la courte paille — après la mort de la tante qui leur avait servi de mère — lequel des deux se sacrifiera en se mariant pour la remplacer. Le plus jeune tombe heureusement au sort. Tout irait pour le mieux s'il n'avait 40 ans passés. Mais après avoir tout sacrifié aux caprices de sa jeune femme, il la néglige tellement, pour reprendre ses anciennes habitudes, qu'il manque d'en être cocufié, comme disait Molière.

Loin de reconnaître ses propres torts et d'admettre des explications, comme celui qui aime, il s'indigne, outrage sa femme et s'en sépare violemment, en la confinant au foyer domestique sous l'œil scrupuleux de son vieux frère. Gardien vigilant et témoin pendant plus d'une année de l'existence triste, abandonnée et douloureuse de cette jeune victime d'un vieux mari — renvoyant femme de chambre et domestiques, pour s'occuper sans se plaindre avec sollicitude, ordre et économie de l'intérieur, comme la feue tante — celui-ci en est touché et ému. Au contraire, le mari outragé, malgré ces diverses manifestations du repentir sincère d'une simple légèreté, reste inexorable, en célibataire vindicatif, à toute avance, à tout pardon. Il faut les justes observations, les remontrances de son vieux frère, sur les torts qu'ils ont eus à l'égard de cette jeune femme, pour l'amener à s'adoucir et pardonner.

Démonstration figurée que ces célibataires par hasard pourraient être d'excellents maris et les plus heureux pères, s'ils savaient se marier à temps. Il ne leur manque souvent à cet effet que la condition favorable à cette réalisation. Ne pas la chercher assez, à défaut de temps donné tout entier à ses affaires; la peur ou la crainte de l'inconnu du mariage quand on possède le positif; l'amour exagéré de l'argent annihilant celui de la femme et de la famille, sont les facteurs de ce célibat à deux. Il serait facile d'en offrir un exemple concluant ici, sans aller plus loin. En s'attachant, se confondant dans un travail commun et continu, garçons et filles, frères ou sœurs, s'unissent ainsi indissolublement sous une raison sociale unique. En négligeant par là d'embellir leur vie, toute de travail et de succès, par le mariage et la famille, ils la stérilisent comme leur œuvre et leur nom. Sans enfants ni successeurs, ils sont fatalement condamnés, malgré leur fortune, aux travaux forcés à perpétuité. L'habitude exclusive qu'ils en ont contractée, pour gagner de l'argent, les y tient rivés comme le forçat à sa chaîne jusqu'à la mort, sans espoir d'en profiter, en se reposant à leur aise, ni qu'il serve à personne. L'or, ainsi amassé, s'il n'est pas consacré à une œuvre nationale ou de bienfaisance, illustrant le nom de ses auteurs, est aussitôt dispersé et dissipé par des héritiers avides, d'autant plus empressés d'en jouir et de le gaspiller qu'ils en ont été privés plus longtemps. Le sillon tracé par le passage de ces célibataires laborieux est alors effacé, comblé aussitôt leur disparition, sans qu'il en reste la moindre trace. C'est leur punition d'avoir trop aimé le commerce et surtout l'argent.

CÉLIBATAIRES MODÈLES

En général, les célibataires ne laissent après eux ni regrets ni larmes, excepté ceux qui faisaient du bien pendant leur vie ; le nombre en est fort restreint. La plupart aiment jouir ou amasser et ne font guère de libéralités qu'après leur mort. Heureux quand, pour ne pas y penser, ils oublient de tester et meurent *ab intestat*. Il ne faut jamais compter sur la promesse d'être sur leur testament. Leurs héritiers ne les pleurent guère ; ils rient plutôt de leur mort, d'autant plus attendue et désirée que la fortune est plus considérable. Leurs bâtards les maudissent et ne peuvent guère faire autrement. Un seul moyen pour eux de se faire regretter, en dehors de la génération, serait de se consacrer à des œuvres utiles, généreuses et durables ; l'égoïsme inséparable du célibat s'y oppose. Les très rares exemples de ceux qui se distinguent par là montrent qu'ils ont manqué leur vocation.

Des célibataires se confondent ainsi avec les mariés par leur dévouement et leur sociabilité. Si rares qu'ils soient, il s'en rencontre et l'on se demande pourquoi et comment ils ne se sont pas mariés ? C'est toujours un mystère, une énigme, un secret impénétrable, surtout chez les filles, qu'il est toujours imprudent de chercher à découvrir. Une mission à remplir, comme le secours, l'assistance de parents ou de bienfaiteurs âgés, de jeunes orphelins à élever ou d'autres devoirs analogues, en sont ordinairement les mobiles évidents.

Il peut s'y joindre d'autres sentiments plus intimes, à la place des passions odieuses qui agitent les autres; mais on peut prévoir qu'ils sont aussi respectables, sans chercher à les deviner ni les approfondir.

Pour ceux-là, le célibat est un véritable sacerdoce. Ils se rencontrent dans la vie civile comme dans la vie religieuse et en ont d'autant plus de mérite qu'en vivant au milieu de la société, ils savent, sans discipline spéciale ni particulière, se garer de tous les obstacles et les embûches du chemin. Tel était David M... vivant comme un saint au milieu de son village, livré exclusivement aux travaux de la campagne, sans qu'une faute, un écart, ni un travers ait été relevé contre lui jusqu'à sa mort arrivée de 55 à 60 ans par une affection de vessie: la pierre.

Si rare que soit cette exception, il est bon qu'il se rencontre parfois de ces célibataires modèles, filles et garçons, qui sont l'honneur et la providence de leurs familles et même de leurs maîtres, comme le brave Alain cité page 125. Plusieurs ont ainsi vieilli par devoir avec leurs parents, pauvres ou isolés, pour les secourir, ou élever de jeunes orphelins. L'amour qu'ils ont pour eux remplit si bien leurs cœurs, ils en sont si pénétrés, qu'il remplace tout autre et l'annihile. C'est leur passion et elle les satisfait assez pour n'en pas chercher d'autre ni en éprouver le besoin. Le sens génital peut même en rester muet, amorti, paralysé, tant ils sont dominés par cette passion. Elle peut aller jusqu'à la manie, la folie et le suicide. J'ai vu la fille d'une vieille bergère se laisser mourir de chagrin, de désespoir, à 40 ans, six mois après la mort de sa mère, sans avoir cessé un seul jour de la pleurer.

Portée à ce degré suprême, cette passion réduit l'instinct génital au moindre des besoins de conservation : manger, boire et dormir. Il reste dès lors suspendu, somnolent, neutralisé, et le sentiment de l'amour sexuel peut ainsi s'éteindre, s'annihiler. Il est donc admissible qu'il y ait des célibataires chastes, surtout parmi les filles, lorsque le sentiment de l'amour divin embrase en souverain leur cœur et domine tous les autres.

Il y a certainement aussi des prêtres et des religieux chastes et vertueux, sous l'influence de leurs devoirs, leurs occupations, leur tempérament, leur régime, avec l'amour de Dieu couronnant tout l'ensemble. Un esprit ardent, la passion du devoir peuvent dominer la chair chez certaines personnes privilégiées, toujours réduites à un très petit nombre.

CÉLIBATAIRES RELIGIEUX

Malgré les qualités exceptionnelles des célibataires précédents, on ne peut cependant les donner en exemple; ne seraient-ils pas plus méritants et respectables encore étant mariés ? C'est à ceux-là que convient essentiellement le célibat religieux. Ils en sont la gloire et l'ornement par les services qu'ils

rendent dans leur ordre à l'humanité, mais leur petit
nombre est insuffisant pour remplir toutes les places
du culte catholique et peupler les couvents et les
communautés. Il faudrait d'ailleurs attendre l'âge
mûr pour que ces vocations spéciales aient le temps
de se manifester, afin d'obtenir un résultat certain.
Les conditions indispensables à l'observation du célibat religieux sont loin d'être suivies par l'Église, qui
admet en foule, dès leur prime jeunesse, tous ceux
qui se présentent et qu'elle enrégimente définitivement à son service sacré, après un noviciat de quelques
années. Elle en a absolument besoin pour remplir
ses cadres, ses emplois et les recrute partout où elle
en trouve, comme l'armée du Salut. Au lieu de les
choisir à un âge mûr, d'après l'examen de leurs
aptitudes physiques au célibat, elle les enrôle irrévocablement de 20 à 25 ans, sans qu'ils aient pu encore
en faire l'épreuve. Ils doivent même être chastes et
vierges, et pour les entretenir, les conserver dans cet
état de pureté absolue, elle compte sur l'instruction
abstraite, dogmatique et mystique, qu'elle leur dispense, et surtout la vertu du Saint-Esprit. Elle prétend les préparer, les façonner, les habituer efficacement ainsi à leur mission de castrés. La vie d'internat,
de caserne et le régime spécial auxquels ils sont
soumis ne sauraient en effet avoir aucune influence à
cet égard, d'après l'exemple des lycéens et des jeunes
soldats, pas plus que sur les autres étudiants de leur
âge.

De là tous les célibataires religieux des deux
sexes qui transgressent leurs vœux en déshonorant

l'Église et discréditant le célibat surnaturel. Après tous les exemples précités au *Célibat religieux*, il serait superflu d'insister à ce sujet. Dans l'impossibilité de recueillir ni d'énumérer les nombreux attentats aux mœurs commis sur les enfants, dont les prêtres et les congréganistes se rendent coupables, il suffit de répéter ici la constatation déjà faite, d'après les annales de la justice criminelle : qu'ils en commettent six fois plus que les célibataires civils, tout en parvenant à en cacher un bien plus grand nombre qui restent ignorés et impunis.

Bien d'autres défauts leur sont particulièrement attribués, en raison même de leur état. Outre leur égoïsme ordinaire, l'hypocrisie, la fourberie, dont ils ont la réputation spéciale, est un effet de l'éducation plutôt que de leur caractère. Il est permis d'en juger par les jésuites pour qui la vérité est toujours suspensive de la gloire de Dieu et... de leur ordre. La réticence ou restriction mentale est une vertu plutôt qu'un péché pour eux. Toujours est-il qu'il est passé en proverbe : de ne pas se fier à la parole d'un dévot. On dit de même : faux comme un prêtre. Aussi inspirent-ils généralement la défiance. L'habitude du confessionnal et le secret qu'il comporte y dispose surtout les prêtres. Interrogés sur un fait quelconque, ils ne répondront jamais catégoriquement, comme le médecin : Je ne puis rien dire ; c'est un secret professionnel. La franchise est si rare parmi eux, qu'elle est une exception de naissance. Ils se trompent même réciproquement, par jalousie ou intérêt, et se dénoncent lâchement, sous prétexte de servir l'Église, Dieu et la religion, comme l'exemple de l'abbé Troubert le démontre.

Les jésuites religieux sont foncièrement ambitieux, rusés, faux méchants et vindicatifs, d'après ce caractère même. Méchant comme un dévot, dit-on, les femmes comprises. Elles se montrent souvent dures, cruelles même, envers les enfants, les filles qu'elles ont à instruire, à surveiller ou à garder, comme à Saint-Lazare. Sous prétexte de les moraliser, elles les battent, leur infligent des punitions corporelles, les mettent au pain et à l'eau, au nom du Dieu de bonté et de miséricorde. Ces exemples sont si communs, qu'il est difficile de ne pas les attribuer à l'état anormal du célibat religieux.

CÉLIBATAIRES ONANISTES

Si le libertinage évident, affiché, de la majorité des célibataires, témoigne qu'ils le sont faussement de fait, beaucoup sont aussi, sous les apparences les plus chastes, en proie à l'onanisme seul ou partagé, sous les huit formes décrites dans notre ouvrage sur ce sujet spécial. Une grande erreur est de croire que les enfants se livrent exclusivement à cet abus d'eux-mêmes : des exemples prouvent que les adultes ni les vieillards des deux sexes n'échappent à cette passion contre nature. Provoquée par le célibat, elle y fait rester plus de filles et de garçons que l'on ne pense. Les anaphrodites du sexe opposé sont ainsi menacés

26

de rester fatalement célibataires en vivant seuls ou
en s'associant avec un de leurs pareils. De cette
triste et ignoble phalange, on connait seulement ceux
que la justice marque et désigne ou qui s'affichent
publiquement.

L'onanisme n'est pas uniquement la plaie des
internats laïques; les séminaires, les couvents, les
communautés religieuses n'en sont pas exempts.
Pour être plus dissimulée, cachée, occulte ici que là,
elle n'en est que plus fréquente et grave, en persistant chez la plupart de ceux qu'elle atteint jeunes.
Tandis que la liberté de la vie civile y met naturellement fin, excepté chez les anaphrodites, c'est le contraire dans la vie religieuse. On ne peut se détacher
de cette fatale habitude qu'en transgressant publiquement ses vœux par des unions libres, clandestines ou adultères, des intrigues scandaleuses dont
les prêtres, les curés sont principalement accusés, à
cause de leurs entretiens intimes au confessionnal.
Les autres religieux ne peuvent guère en être soup-
çonnés, à raison de leur vie en communauté et de
leurs occupations spéciales. Ils s'en prennent plutôt
aux enfants, aux jeunes personnes des deux sexes
qu'ils ont mission d'instruire et de diriger. L'onanisme secret et isolé reste au service des autres.

Comment y échapperaient tous ces jeunes lévites
de 15 à 25 ans, pleins de vigueur et de santé, réunis
en contact continu de jour et de nuit? Par la
grâce du Saint-Esprit, dit-on. Leurs études et leur
régime ne peuvent abstraire l'instinct génital, d'après
l'exemple de ce qui se passe dans les casernes et

surtout la marine, chez les soldats de leur âge. A moins d'une constitution spéciale, d'un tempérament lymphatique ou de maladie, ils ne peuvent guère y échapper que par un mécanisme quelconque, comme le fait relaté page 320 en offre la démonstration précise, irréfutable.

Dans la vie civile, beaucoup de garçons et de filles, minés par cette passion, restent ainsi célibataires. Froids, torpides, concentrés, tristes et rêveurs, peu communicatifs, ils sont indifférents au mariage, et le refusent souvent en ne s'y croyant plus aptes. Par leur égoïsme honteux, leur isolement et le célibat qu'ils gardent volontairement, en concentrant toutes leurs affections sur eux ou leurs semblables, ce sont de véritables monstres. Leur mépris et leur éloignement des lois sacrées de la nature les font violer les devoirs qui obligent tout individu à travailler à l'accroissement de la population et la force de l'État. Ils lèsent ainsi les intérêts de la société et devraient en être exclus, retranchés, comdamnés à vivre entre eux ou avec les animaux, a dit un ancien philosophe.

Des particularités singulières, étranges, s'observent chez quelques vieux célibataires ou veufs à cet égard. En vieillissant, on donne à ses habitudes une importance et un caractère maniaque fort dégoûtant. Rien de plus ridicule que de vouloir paraître encore jeune quand on ne l'est plus. La perte de la virilité en étant un signe frappant, l'attention de ces vieux-jeunes se fixe spécialement sur cette fonction.

Ils se touchent, se palpent, s'examinent, s'interrogent à chaque instant pour savoir ce qu'il en est, et, malgré leur expérience, prennent faussement une érection fugace, matinale, accidentelle ou morbide, pour une preuve de virilité. Ils s'en vantent en racontant complaisamment leurs anciennes prouesses et citent à l'appui les exploits incroyables dont ils sont encore capables. Un vieux dartreux, de plus de quatre-vingts ans, racontait ainsi scandaleusement avoir défloré sa jeune bonne avec succès. Preuve de la salacité de ces vieillards caducs, dont les veufs et les célibataires sont particulièrement atteints.

De vieux célibataires s'étant contentés de se satisfaire eux-mêmes, comme M. Prudhomme après le décès de sa femme, continuent cette pratique jusqu'à un âge fort avancé. Un vieillard de soixante-quatorze ans confessait à son chirurgien, à propos d'une opération sur les organes génitaux, qu'il s'était masturbé toute sa vie avec modération et qu'il y sacrifiait encore deux fois par semaine en s'en trouvant fort bien. C'est en effet un fait spécial à ces masturbateurs exclusifs, par calcul, intérêt ou crainte, d'avoir assez de modération, de calme et de résistance pour ne pas tomber, durant une si longue carrière, dans quelques excès ou des promiscuités aggravantes. Les célibataires religieux observent surtout ces réticences, comme le précédent en offre l'exemple. Sous prétexte d'être nécessaire à leur santé, cette exonération périodique leur semble compatible avec leurs vœux de pureté.

Une sorte d'onanisme mental succède même, chez quelques vieux célibataires, à cette lubricité chronique par le trouble même de leur cerveau, la débilité de leur esprit en résultant. Comme médecin en chef de l'infirmerie des aliénés de la préfecture de police, Lasègue observa bien un certain nombre d'hommes, célibataires ou veufs ayant dépassé la soixantaine, accusés de s'être livrés à l'exhibition publique de leurs organes génitaux, à des intervalles périodiques et des heures fixes, à la sortie d'une pension de jeunes filles, dans les églises, dans la rue ou des urinoirs. Ces faits d'outrage privé à la pudeur, quoique sans manœuvres ni tentatives lubriques, montraient bien la préméditation en se répétant aux mêmes lieux et heures. Ils ont entraîné la condamnation de leurs auteurs comme responsables et semblaient être la suite d'habitudes secrètes de manuélisme, restées cachées et ignorées.

La *folie* menace ainsi les célibataires et les veufs des deux sexes plus que les mariés. Leur condition n'étant pas physiologique et morale comme le mariage, et la vie de famille en résultant, les prédispose non seulement à des maladies et des infirmités spéciales, décrites aux *Effets*, mais aux troubles de l'esprit, à la perte de la raison. Les passions auxquelles ils s'adonnent librement et sans frein, les abus, les excès, la débauche, le libertinage et le vice, en retentissant spécialement sur le système nerveux, en le surexcitant, ne tardent pas à affaiblir le cerveau et à le détraquer. La continence forcée ou l'onanisme qu'elle provoque ont un résultat identique, comme le prouve la statistique officielle.

Sur 3,189 aliénés admis à la Salpêtrière et à Bicêtre en 1853, il y avait 595 célibataires des deux sexes, 209 veufs et veuves et 542 mariés seulement. Georget a trouvé 492 célibataires et 50 veufs contre 201 mariés sur 704 aliénés. Sur 1,726 folles, 980 étaient célibataires et 291 veuves contre 397 mariées. La même prédominance a été constatée par les récentes recherches de Bertillon à ce sujet.

Le *suicide*, acte de folie ou de désespoir le plus souvent, est aussi très fréquent parmi eux. Plus des trois quarts des suicidés sont célibataires. N'ayant ni femme ni enfants pour les attacher à la vie, ils s'en débarrassent au moindre chagrin, comme le moyen le plus expéditif d'en finir. Voltaire a émis le premier l'opinion que seuls ils se suicident par dégoût de la vie. Sur 100 suicidés, Falret a trouvé 67 célibataires dans diverses capitales étrangères et ce résultat est confirmé par l'étude générale de Brière de Boismont sur ce sujet. Des 4,595 suicidés, 2,080 étaient célibataires et 560 veufs contre 1,614 mariés. La statistique parisienne n'indique pas cette prédominance absolue. Bertillon père a montré aussi cette fréquence plus élevée du suicide chez les célibataires et les veufs surtout, qui y sont le plus exposés. Les recherches de son fils ne l'ont confirmée qu'en partie. Sur un total de 735 suicides, constatés officiellement à Paris en 1881, par des personnes au-dessus de seize ans, il y avait 245 célibataires, 188 garçons et 57 filles, et 132 veufs et veuves contre 321 mariés. Leur proportion est

considérable et il est remarquable que 185 suicides
de célibataires ont été commis de 16 à 40 ans, tandis que la majorité des veufs et des mariés se suicident après 40 ans. L'état civil de 29 était inconnu.
(*Annuaire statistique de la Ville de Paris.*)

Il est encore plus fréquent parmi les divorcés, dit
M. J. Bertillon, en raison même de l'état de leur cerveau détraqué. Après les avoir rendus insupportables
en ménage, il les porte d'autant plus au suicide
dans l'isolement. Ceux-là eussent mieux fait de ne
pas se marier, mais n'auraient pas échappé au suicide dans le célibat.

La Suisse est un des pays de la terre où le suicide
est le plus fréquent. 578 ont eu lieu en 1881, bien
que les deux cantons de Vaud et Soleure n'aient
fourni aucun renseignement à cet égard. La statistique de 1876 à 1881 donne les proportions suivantes sur 100,000 vivants de 30 ans et au-dessus :

	DIVORCÉS	VEUFS	CÉLIBATAIRES	MARIÉS
Hommes. . .	1390,8	776,3	475,6	275,5
Femmes . . .	171,8	77,5	61,3	43,5
Totaux . .	1562,6	853,8	536,9	319,0

A cet âge, le suicide des divorcés et des veufs est
donc de beaucoup le plus fréquent, il n'y en a pas
au-dessus ; tandis que les célibataires et les mariés
se suicident avant. De 20 à 29 ans, il y a 455 célibataires hommes et 8,7 femmes, soit 54,2 à ajouter à
ceux-là, tandis que les mariés ne sont que de 34,9.
La proportion serait dès lors de 591,2 célibataires

contre 353,9 mariés, c'est-à-dire les trois cinquièmes des premiers.

La propension au suicide dépend donc manifestement de la vie célibataire, puisque celui des mariés est à peine supérieur au neuvième du nombre total des divorcés, veufs et célibataires. D'où le rapport de ces trois catégories d'individus vivant hors du mariage. Les divorcés sont surtout prédisposés à se détruire. Dans le seul canton de Schaffouse, où il y a 106 divorces sur 1,000 mariages, le nombre des suicides s'élève annuellement à 602 sur 100,000 habitants.

En 1884, 7,572 suicides se sont produits en France dont 888 par misère. Ils comprennent 1,600 femmes, plus de 100 enfants, et 300 jeunes gens de 16 à 21 ans. Le nombre de célibataires n'est pas autrement indiqué, mais on voit par là que cet acte de désespoir ou de folie est beaucoup plus fréquent dans la capitale que dans les départements.

La *criminalité* est surtout effrayante chez les célibataires. Sur 100 prisonniers, il y a 60 célibataires et 40 mariés, d'après la statistique générale en France. De 1825 à 1850, sur 100 accusés d'attentats contre la propriété, 58 étaient célibataires. Leur proportion était de 52 dans les attentats contre les personnes et de 64 sur 100 voleurs.

Sur 185,075 criminels jugés en Cour d'assises de 1826 à 1850, il y avait 104,197 célibataires, soit 563 sur 1,000 ou plus de la moitié. Si la qualification de célibataire est peu ou pas applicable à un certain

nombre de ces condamnés, en raison de leur jeunesse, il n'en résulte pas moins que c'est par les passions, les vices, la démoralisation, l'ivrognerie, la
paresse, le libertinage — attributs ordinaires des
jeunes garçons et des filles surtout — que ces crimes
ont été commis, comme le rapport en justifie. Au
contraire, il n'y avait que 1,850 veufs sans enfants,
soit le dixième seulement. (*Médecine des passions*,
t. Ier, page 120).

De 1828 à 1857, dit le même auteur, la proportion des célibataires s'est élevée et maintenue de 55
à 60 sur 100 accusés. (II, p. 145).

Une statistique générale de Bertillon, en Europe,
a encore augmenté cette proportion. Étant de 100 pour
les célibataires, elle n'est plus que de 49 pour les
mariés, dans les crimes contre les personnes et de
45 contre les propriétés. Celle des veufs et surtout
des veuves est en général plus élevée.

L'augmentation de la criminalité en France, démontrée par la statistique générale du docteur J. Soc-
quet, de 1826 à 1880, accuse d'ailleurs spécialement
les non mariés. Tandis que les accusés de meurtre
et assassinat, âgés de 16 à 20 et 21 ans, étaient de 8
pour 100 de 1826 à 1830, ils s'élevaient à 9 en 1840
et à 12 de 1876 à 1880. Les plus jeunes de vingt ans
montaient même à 13 pour 100 de 1870 à 1880,
alors que la moyenne annuelle de ces crimes dimi-
nuait dans les proportions suivantes :

	MEURTRES	ASSASSINATS
De 1846 à 1850.	240 accusés	321 accusés
De 1876 à 1880.	160 —	239 —

Cette diminution considérable, en coïncidant avec l'augmentation des jeunes criminels, est donc tout à l'avantage des mariés. Cette démonstration logique est confirmée par l'augmentation frappante de ces crimes contre les enfants pendant la même période.

Les personnes accusées d'infanticide étaient de 550 par an en moyenne de 1826 à 1830 ; elles sont de 1,100 aujourd'hui, le double !

Les inculpations d'avortement sont passées, pendant le même temps, de 50 à 250 ! elles se sont quintuplées.

Les accusés de viols et attentats à la pudeur, commis sur des enfants au dessous de 15 ans, se sont élevés, également pendant la même période, de 150 à 800 par an !

L'indulgence excessive des jurés, pour ces crimes, commis en grande majorité par des célibataires des deux sexes, les fait ainsi s'accroître d'année en année, tandis que la sévérité contre les meurtres et assassinats des adultes, en a amené la diminution dans des proportions aussi considérables. Une égale punition est donc le moyen indiqué pour leur répression.

L'influence de la vie célibataire sur cette augmentation de la criminalité, coïncidant avec la prolongation et l'accroissement du célibat, est rendue évidente par celle des divorcés. Sur 511 individus du sexe masculin de 16 à 60 ans et au-dessus, entrés dans les maisons pénitentiaires suisses en 1874, d'après M. Kummer, il y avait 64 célibataires, 51 veufs et 377 divorcés contre 19 mariés seulement. La moyenne des criminels divorcés est ainsi supérieure à chaque âge, de huit à dix fois, à celle de tous les autres. Les relations du crime avec la folie, la demi-folie surtout, démontrées par les médecins aliénistes les plus distingués, accusent donc un état moral affaibli, troublé ou altéré, chez un grand nombre de ceux qui vivent en dehors du mariage. Cette prédisposition antérieure peut, sans doute, être due à l'isolement créé, dans la majorité des cas, par le célibat, le veuvage et le divorce ; mais la fréquence de la folie, du suicide et du crime s'ensuivant, démontre bien plus clairement qu'ils en dépendent directement. Leur rareté relative chez les mariés en est la preuve concluante.

Le défaut de ce résultat chez les époux séparés ne constitue pas une exception à la règle et ne saurait être une objection. On connaît la très forte nuptialité des veufs et surtout des divorcés, signalée page 50, à âge égal ; les séparés doivent donc avoir la même tendance à se remarier. La loi s'y opposant, ils l'éludent, même avec des enfants, en formant des unions libres. Le plus grand nombre vivent ainsi en concubinage. Si ce n'est pas là précisément une condition pour être heureux et tranquille, comme dans le mariage, il en est beaucoup qui s'y conforment assez bien, faute de pouvoir faire mieux.

Une *mortalité précoce et hâtive* frappe aussi les célibataires des deux sexes, comme la conséquence fatale de ces prémisses. Indiqué par le raisonnement, le fait est confirmé par les statistiques de tous les pays et de tous les temps. Sur 100 personnes de

20 à 40 ans, il meurt 28 célibataires et seulement 18 mariés. Pour 78 mariés arrivant à 42 ans, il il n'y a que 40 célibataires. La différence s'accentue avec l'âge, et sur 100 individus de 60 ans, il y a 48 mariés et 22 célibataires. Est-ce en se mariant ou en mourant qu'ils diminuent ainsi? *That is the question.*

La statistique comparative de Casper, à Berlin, suivant les âges, donne une différence de 20 en faveur des mariés à 45 ans. Les célibataires, dont les rangs sont ainsi éclaircis, la regagnent ensuite, sans qu'un seul arrive centenaire.

J. Stark, comparant cette mortalité officielle sur 100,000 individus, l'a trouvée supérieure à tous les âges chez les célibataires. Il y avait 39,868 de ceux-ci, de 20 à 85 ans, contre 32,457 mariés; la différence du double étant de 20 à 25 ans. C'est la plus marquée. La durée de la vie, de 40 ans pour les célibataires, se prolonge jusqu'à 59 ans et demi chez les mariés.

Cette longévité spéciale a été également constatée en France, en Belgique et en Hollande par Bertillon. Sur 1,000 hommes de 25 à 40 ans, il en meurt 20,5 seulement, au lieu de 34,5 célibataires et 58,5 veufs. Cet âge est le plus favorable aux mariés et le plus nuisible aux célibataires par tous les excès qu'ils font; mais c'est le contraire, même pour les mariés, avant cet âge, surtout pour les hommes dont la mortalité s'élève jusqu'à 20 pour 1,000.

Ce résultat a été confirmé par son fils, d'après la statistique suisse de 1880 et 1881, et tout ce qu'on

pouvait imaginer s'est trouvé réalisé ici. A tout âge,
de 15 à 80 ans, la mortalité des célibataires, garçons
et filles, a constamment été supérieure, et de beaucoup, à celle des mariés. Mais la plus considérable
est celle des divorcés, de trois et quatre fois plus
forte que celle des mariés et même des célibataires
jusqu'à 50 ans.

Le même fait s'est vérifié à Paris, dans le recensement officiel de 1881. Il y a eu 29,530 décès de célibataires, à dater de 16 ans, contre 16,830 de mariés
et 8,315 de veufs. Une proportion analogue s'est mani-
festée hors Paris. Contre 1,079 décès de célibataires, il
y en a eu 597 de mariés et 259 de veufs. La mortalité supérieure des célibataires de 16 à 60 ans est
donc un fait général, à proclamer comme une loi
universelle. Décimés dès lors, ils laissent trop peu de
survivants au milieu des mariés pour être mis en
parallèle. Leurs décès sont très inférieurs par cette
unique raison.

Le célibat religieux, malgré la vie et le régime,
n'échappe pas à ce fatal excès de mortalité, signalé
page 328. La continence ou l'onanisme pourraient
donc être les seuls facteurs de cette mortalité presque double, sinon l'influence même des divers ordres
auxquels ces membres appartenaient.

Il est parfaitement admissible que la mauvaise
santé d'un certain nombre de jeunes gens, garçons
et filles, et la prédisposition aux maladies spéciales
de cet âge, comme la phtisie pulmonaire, en les
empêchant de se marier, n'augmentent cette mortalité
excessive des célibataires. Leur état en serait dès

lors indemne. Mais en voyant la majorité se livrer à
tous les excès, les abus de la jeunesse, puis la
folie, le suicide, le crime dominer parmi eux, comment ne pas conclure que cet état même joue le plus
grand rôle dans leur mortalité précoce, alors que les
mariés survivent? C'est l'enseignement positif de ces
statistiques pour ceux qui veulent en profiter.

Ce sera le plus petit nombre assurément. Tous les
célibataires libertins, professeurs de séduction, de
vice et de débauche, sont rapidement blasés, dégoûtés
de la vie par l'abus qu'ils en ont fait. Courte et
bonne est leur maxime habituelle, quand on leur parle
de leurs excès et leurs conséquences fatales. Ils n'ont
pas d'autre réponse au déclin de leur vie et les distractions, les plaisirs, les occupations de leur âge sont
sans attrait pour eux ; ils retournent invariablement
à la passion favorite de leur jeunesse, leur *dada*,
jusqu'à être frappés d'impossibilité absolue de la
satisfaire. Des ivrognes sont ainsi morts sous le tonneau et de vieux galantins ont été frappés en flagrant
délit dans les bras d'une jeune femme. Les travailleurs infatigables, quoique avertis par l'âge, laissent
toujours des affaires en train ou sur le chantier et
les plus sages meurent ordinairement seuls et
isolés.

Il est heureusement quelques exceptions à cette
règle. Mais examinez bien la vie de ces rares célibataires, ils ont autrement vécu que la généralité, c'est-
à-dire non pour eux-mêmes exclusivement, mais
pour les autres, comme les mariés se dévouant à
leur famille, en faisant du bien à des étrangers, se

consacrant à des œuvres utiles et se mêlant à la
société. Aussi sont-ils les premiers à regretter hautement de ne pas avoir été mariés pour mieux
remplir leur rôle, en reconnaissant que la vie célibataire manque de l'affection, des joies et du bonheur
du foyer. Pour ceux-là, la vie n'est pas courte et
bonne; elle a été le plus souvent très laborieuse, di-
ficile, bienfaisante, utile et même dévouée. Dans ces
conditions, elle se prolonge ordinairement comme
celle des mariés.

Tout ce qui précède s'applique indistinctement
aux deux sexes, et cependant il y a entre eux des
différences essentielles déjà signalées au *Célibat*.
Leurs mobiles divers, leurs caractères, leurs passions,
comme leurs allures, ne diffèrent pas moins et nous
allons essayer de les esquisser séparément.

VIEUX GARÇONS

A en croire les romanciers, d'après les types qu'ils
ont fait des vieux garçons, il serait très facile de les
distinguer des mariés. Ils les caractérisent toujours
d'un trait différentiel : travers, originalité, manie ou
passion quelconque, sans en indiquer seulement l'âge
précis. Dès qu'ils ont atteint *l'âge mûr* ou ont déjà
vieilli, ils se font remarquer par des goûts, des idées
bizarres, sinon des habitudes, des vices, des passions
indiquant une perversion des sens ou la dépression
de l'esprit. Un célibataire sans passion est un merle

blanc. *Rara avis*. Leurs qualités sont portées à l'excès jusqu'à en faire des défauts. Ils ne restent jamais dans la normale et sont exagérés en tout. D'économes, rangés, ordonnés, ils deviennent grigous, cancres, avares ou prodigues pour la satisfaction de leurs faiblesses. Ils sont gourmands ou d'une sobriété de cénobites, comme le docteur Capuron; négligés, sales, ou d'une coquetterie à se faire moquer d'eux. Libidineux ou dépravés d'ordinaire, ils se montrent parfois sans sexe par leur froideur, leur torpidité, surtout s'il s'agit de se marier. Cela les fait toujours rire.

A ces traits principaux, il y a peu de variantes; tous s'accordent ou se copient à ce sujet. Quelques jeunes sont dissidents en se flattant d'étudier sur modèle et observer d'après nature, suivant le positivisme à la mode. Il y a moins d'imagination et plus de réalité pour la nouvelle école. Les traits sont moins accentués, d'après eux, et se bornent souvent à quelques ridicules. Mais il est probable qu'ils n'ont pas encore eu le temps de croquer tous les types de cet état anormal et qu'il s'estompera par la suite.

Dès que l'homme est entraîné, en restant garçon, à se placer en dehors de la loi générale et universelle de l'humanité, il faut qu'il se reconnaisse incapable ou indigne du mariage, que la femme lui soit antipathique ou que, par un orgueil insensé, il n'en trouve aucune digne de lui, comme le maréchal d'Uxelles. En dehors de ces deux mobiles, un esprit de travers, des passions antisociales ou contre nature, le libertinage, peuvent seulement faire rester dans le célibat. Il est

en effet beaucoup plus insupportable pour lui que
pour la femme. Celle-ci lui est indispensable et s'il
ne l'épouse pas, c'est pour préférer la prostituée
ou la concubine qui lui fait perdre graduellement
l'estime et le sentiment de la pudeur de la femme
honnête et vertueuse. Il n'y a pas d'autre issue. Le
célibataire se déclare et s'affiche publiquement dès
lors frappé de l'une ou l'autre de ces tares physiques ou morales, incompatibles avec la famille et la
société. Le vieux garçon est ainsi classé aussitôt après
a première jeunesse, c'est-à-dire de 35 à 40 ans.

Quel homme, jouissant de sa raison et de son bon
sens, consentirait volontairement à descendre à ce niveau dégradant, s'il n'était aveuglé par une passion
ou un vice quelconque? L'égoïsme, l'amour de soi-
même ou de l'argent suffisent à cet effet en entraînant
à un travail abrutissant. On perd ainsi l'idée du mariage en ne prenant pas même le temps d'y songer.
Si le besoin vous y rappelle, on court au gros numéro et tout est dit. La jeunesse se passe dans ces
plaisirs immoraux ou licencieux et la fortune augmentant avec l'habitude, l'argent remplace la femme
et vous tient plus au cœur. Voilà tout ce qu'il faut
pour faire un célibataire comme il y en a tant aujourd'hui !

Cet égoïsme se dissimule même parfois sous des
apparences charmantes. Mais voyez le vieux garçon
dans l'intimité : il est minutieux, tracassier et même
tatillon comme une femme. Il s'occupe de tout et
compte tout. Faute d'une épouse veillant à l'intérieur,
il s'en fait l'économe, à défaut d'autre occupation.

Tel était le sire de Gouberville, gentilhomme normand du Cotentin, qui vivait de 1553 à 1562,
comme son *Journal* en fournit la preuve authentique.
Il annote ses moindres actions, ses plus petites dépenses et fournit ainsi les plus curieux et menus
détails sur les jeux, les coutumes et les superstitions
du temps, le prix des aliments et des vêtements d'un
seigneur campagnard au xvi° siècle. Cette douce manie d'enregistrer ses moindres actes est portée si
loin, chez ce garçon, que le manuscrit de ses notes
formerait au moins la matière de quatre à cinq vo-
lumes en petit texte.

À la fin de ces pages si intéressantes, l'égoïsme
perce à propos des guerres de religion. Tout en in-
clinant au début pour le prêche, le châtelain se ré-
tracte dès qu'il est menacé d'invasion, de pillage et
de destruction dans son castel. Il veut surtout la paix
et la tranquillité pour mieux vendre les produits de
sa terre et vivre à son aise. (*Revue des Deux Mondes*,
mai 1878.)

La paillardise est leur trait le plus distinctif ensuite. Ils ont été, de tous les temps, des suppôts de
luxure. Auguste, s'adressant à ceux de Rome dans
son mémorable discours, montre qu'ils ne différaient
pas alors de ce qu'ils sont encore aujourd'hui. Obligés d'apaiser à tout prix leurs désirs et leurs appétits
vénériens, ils s'attaquent impudemment à toutes les
femmes, vieilles comme jeunes, enfants même. L'accroissement de la prostitution publique et clandestine, en accusant son succès, témoigne assez hautement que les garçons, jeunes et vieux, la soutiennent

et l'entretiennent efficacement par leur concours effectif, empressé et rémunérateur. C'est leur refuge, leur cachette, leur égout. Toutes les unions clandestines, avec ou sans bâtards, ou les ménages secrets, devenant publics par la survenance d'enfants et constituant le concubinage, sont autant d'exemples évidents et immoraux que l'existence de la majorité des célibataires entre eux ne diffère de celle des mariés que par l'acte solennel et public qui unit légitimement ceux-ci.

Ce sont les braconniers du mariage, dit Greuze, et leurs mœurs sont bien dévoilées par la réponse négative de l'un d'eux :

Vous êtes marié, Monsieur?
— Non, Madame.
Vous êtes alors dans l'intention de vous marier?
— Non, Madame.
Mais si tout le monde faisait comme vous, le monde finirait?
— Non, Madame...

Ils sèment ainsi de gaieté de cœur des bâtards partout où ils passent et ce fait seul prouve leur démoralisation. En connaissant le sort malheureux de ces enfants trouvés et le préjudice que la plupart, sans nom ni famille, causent à la société dont ils sont les ennemis-nés, tout homme de sens droit devrait avoir horreur du célibat pour cette unique raison. Les avortements, les infanticides dont ils sont la cause directe ou indirecte de la part des victimes, et le poison fatal qu'ils versent dans leur sein après l'avoir puisé chez les femmes débauchées, tout cela ne met-il pas en évidence que, dans son égoïsme, le célibataire est absolument dénué de sens moral?

Béranger savait si bien, par son expérience et celle de ses amis, que la luxure est le mal du célibataire, qu'il le montre encore luxurieux au déclin de sa vie à la vue des attraits de Babet lui servant son lait de poule et son bonnet de nuit. Quoique ayant fait jadis maintes folies pour des minois moins friands que le sien, il lui demande encore un peu de complaisance... De servante, il la rend maîtresse pour mieux être excité par ses atours. Puis il devient jaloux devant sa résistance et n'a plus que l'argent pour lui servir d'appât. Finalement, il se l'attache par le mariage, afin de ne plus être privé de ses soins. Le vieux garçon est ainsi ridicule du commencement à la fin de sa vie, en la terminant par où il aurait dû débuter pour être heureux.

Un célibataire de 40 à 60 ans, à la campagne, village ou petite ville, est un fléau redoutable pour l'honneur des jeunes filles. Celles qui l'ont refusé sont particulièrement l'objet de ses calomnies par les quolibets, les potins et les cancans qu'il se plaît à propager sur leur compte, sinon par les lettres ou les cartes postales anonymes qu'il adresse. Aussi est-il ordinairement sans amis, sinon des célibataires comme lui. Autrement, il est délaissé et détesté de la population. A peine s'il trouvera une femme pour le servir, car elle expose toujours sa réputation, si elle n'est pas perdue d'avance.

Il y en a peu de sages et sensés. Après avoir été d'une gaieté folle dans leur jeunesse et mené la vie à grandes guides dans la dissipation, la prodigalité ou la débauche, ils, deviennent tristes, sombres, misanthropes par l'isolement, la solitude où ils sont laissés en vieillissant. L'impuissance précoce qui les atteint les jette surtout dans la mélancolie et l'hypocondrie. N'ayant ni l'amour des enfants ni celui du prochain, ils sont défiants, envieux, jaloux du bonheur ou du succès de ceux qu'ils n'ont pas voulu imiter et qu'ils calomnient souvent.

Toute la morale à tirer des romans, des pièces et des chansons sur les célibataires, c'est qu'après avoir voulu vivre libres étant jeunes, ils deviennent esclaves étant vieux. Ils tombent sous le joug de parents ou de domestiques avides de leur héritage, en proie à leurs convoitises. Heureux s'ils n'en sont pas les victimes tragiques!

Après une vieillesse que les plus sages et réservés atteignent parfois — la plupart succombant d'avance à leurs excès ou leurs dépravations par les maladies et les condamnations en résultant — ils meurent, sauf d'honorables exceptions, dans l'isolement. Abandonnés même de leurs proches, à moins d'avoir assuré un héritage à une servante-maîtresse ayant partagé ou servi leur vie licencieuse, crapuleuse et toujours déshonorée, ils ne laissent ni regrets, ni respect, ni souvenir, que l'épitaphe suivante, composée par Lebrun, pour être placée sur leur tombe :

Ci-gît qui fut *célibataire*
Et n'eut que vices et défauts.
Plût à Dieu qu'on eût pu, sur le tombeau du père
Jadis écrire aussi ces mots :
Ci-gît qui fut *célibataire*.

7.

VIEILLES FILLES

Ce titre, si malsonnant et désagréable aux oreilles de la plupart, surtout celles qui désiraient se marier, comment doit-il être appliqué? Évidemment, il ne s'agit pas de cet emploi vulgaire que l'on en fait en riant, à 25 ans, aux filles qui coiffent sainte Catherine. Le caractère est trop variable aussi pour servir de base : il y a des jeunes-vieux comme des vieilles-jeunes. La femme n'est réellement vieille qu'en perdant ses aptitudes à la génération. Jusqu'à 40 ans, elle peut se marier encore avec succès et avoir des enfants sans grand danger. Passé cet âge, l'accouchement est redoutable pour elle et son enfant, comme la statistique le prouve. Cette époque est donc la limite physiologique qui permet d'employer cette vilaine appellation.

Un préjugé universel jette constamment en France, encore plus qu'ailleurs, une grande défaveur sur la fille avec laquelle personne n'a voulu ou qui n'a pas daigné elle-même partager les biens ni supporter les maux de la vie. Le monde les condamne ainsi, à tort ou à raison, surtout à un certain âge, au dédain dont elles sont victimes. Laides, la bonté de leur caractère ou les charmes de leur esprit devait racheter les imperfections de la nature ; jolies, leur célibat a dû être fondé sur des causes graves. On ne sait lesquelles sont les plus dignes de rebut.

Si leur célibat a été raisonné, s'il est un vœu d'indépendance, les hommes ni les mères ne leur pardonnent d'avoir menti au dévouement de la femme, en s'étant refusées aux passions qui rendent leur sexe si touchant. Renoncer à ses douleurs, c'est en abdiquer la poésie, et se rendre indigne des douces consolations auxquelles une mère a toujours d'incontestables droits. Tous les sentiments généreux, les qualités exquises de la femme, ne se développant que par leur constant exercice, toute vieille fille n'est plus qu'un non-sens ; égoïste et froide, elle fait horreur. (*Balzac.*)

Il est physiologiquement démontré que la vie célibataire est infiniment plus supportable à la femme qu'à l'homme ; elle a moins besoin de lui que lui d'elle, physiquement et moralement. Les exceptions à cette règle sont très rares, même chez les filles nerveuses, hystériques ; cette passion étant parfois dirigée contre l'homme même. La continence lui est plus facile et le célibat vrai, réel, la chasteté, la virginité, incomparablement plus fréquents que chez l'homme. Aussi se marie-t-elle moins que lui, puisqu'il y a plus de vieilles filles que de vieux garçons, de *old maids* que de *bachelors*.

Ce fait s'explique naturellement. Jeune fille, sa pudeur et sa réserve natives la protègent contre toute légèreté ou abandon et, plus tard, ses occupations à l'intérieur, au foyer domestique, la préservent des excitations du dehors. Sa fonction mensuelle, pouvant lui en fournir l'occasion, est plutôt un obstacle, un empêchement. Son plus grand écueil est

de ne pouvoir aimer à son aise et donner son cœur.
Elle se dédommage alors de la privation d'un mari
par toutes les caresses et les soins à donner à sa
mère ou son père, un frère, une sœur ou un parent
quelconque, sinon une amie. Dès que son cœur est
rempli et satisfait, elle peut vivre tranquille et pure
dans ces conditions ordinaires de la vie. C'est en ne
s'y soumettant pas, en quittant le foyer domestique
et en vivant d'une manière diamétralement opposée,
que tant d'ouvrières, domestiques, employées, privées
de l'affection de leurs parents et surtout de leur surveillance, se perdent avant l'âge.

Le défaut de la maternité est la plus grande privation de la fille qui vieillit, le principal échec à sa
santé et souvent à son caractère. Si la génération
expose la femme à des troubles, des souffrances, des
lésions, des maladies spéciales, dont elle s'exonère
sûrement par le célibat, les filles encourent d'autres
maux en se privant des joies du cœur, de la satisfaction des sens et de la plénitude de la vie que donnent
l'amour, la maternité et la famille. En ne soumettant
pas leurs organes au jeu naturel, à l'emploi physiologique qui leur est dévolu, elles s'exposent à en
troubler, en entraver la vitalité. Ils sont trop exi-
geants et impérieux pour se laisser absolument exclure
de leur rôle sans se plaindre par de vives et cruelles
souffrances. Leur fonctionnement est trop intimement lié à la santé de la femme, indispensable à sa
vie, comme à la société, à l'humanité, pour être supprimé à volonté, souvent par caprice, sans qu'il en
résulte de funestes suites. S'il peut rester impuné-

ment sans emploi chez quelques filles délicates, faibles, lymphatiques, strumeuses, sinon froides et
personnelles, ce n'est pas sans orages ni dangers
chez la plupart.

Une précieuse ressource existe encore à cet égard à
la célibataire sans enfants. C'est de pouvoir s'attacher à ceux des autres, parents, amis et même
étrangers, pour les élever, les instruire, les protéger.
Rien de plus efficace pour remplir son cœur, fixer
ses affections. Depuis que l'instruction est dispensée
avec profusion, un grand nombre de filles ne trouvant pas à se marier convenablement, tout en le
désirant, peuvent ainsi remplir utilement leur vie en
se livrant à l'enseignement de l'enfance. C'est une
garantie de sécurité contre toute tentation.

Avec ces avantages, une fille tant soit peu froide,
personnelle, égoïste, peut même garder volontairement le célibat sans inconvénient ni inconduite. Il
suffit de se créer une occupation active, suivie, obligée, suivant ses aptitudes, ses goûts et ses préférences, pour remplir sa vie en se mêlant à un certain
âge à la vie publique, dans des conditions convena-
bles de moralité, sans être autrement incommodée
de sa fonction spéciale. C'est le modèle de la vieille
fille, comme il y en a tant. Les scandales et le pseudo-
célibat sont ainsi infiniment plus rares de leur part
que des vieux garçons, s'y livrant souvent avec les
femmes mariées, veuves ou divorcées. C'est un hom-
mage à leur rendre, aussi bien dans la vie civile que
dans la vie religieuse.

Un certain nombre meurent ainsi vierges comme

elles sont nées. Les médecins ont particulièrement
l'occasion d'en constater des exemples, soit dans
leurs recherches diagnostiques ou anatomiques, soit
en en recevant le secret. Beaucoup d'hommes révo-
quent en doute la vertu des vieilles filles, d'après leur
expérience de la fréquentation des prostituées ou des
filles de mauvaise vie et les victimes qu'ils ont pu
faire. C'est le contraire de ceux qui ont vécu autrement.

*
* *

Malheureusement, celles-là sont une exception
dans la multitude des vieilles filles. Dominées par
leur système nerveux et la sensibilité, l'affectionnivité qui sont l'attribut de la majorité, elles ont les
plus grands dangers à redouter de leur état contre
nature. Le célibat est aussi contraire à l'essence
morale, douce, affectueuse et aimante de la femme
que la continence est opposée à son organisation
physique, destinée spécialement à la génération et à
la maternité. Elle est la mère du genre humain et a
par là essentiellement besoin de sacrifier à l'amour,
de se donner, se dévouer. En dehors de ses parents,
un mari, des enfants sont seuls capables de satisfaire
son cœur. Il ne peut que se dévoyer autrement avec
son exaltation naturelle. Sans que le désir, le besoin
de l'union sexuelle se révèle sous les dehors fougueux
habituels à l'homme, c'est un feu concentré qui
couve sous la cendre et n'en porte que des atteintes
plus graves à sa sensibilité native. De là tant d'affections nerveuses, de perversions morales, chez les

célibataires. La folie atteint particulièrement les religieuses, en raison de leur isolement. Sur 1,726 alié-
nées à la Salpétrière en 1822, on comptait 1276 filles.
Les récentes épidémies d'hystéro-démonopathie de
Morzine en Savoie et de Verzenis en Italie en sont
des preuves, comme celle de Montmartre. Une jeune
fille fut prise d'une attaque convulsive pendant les
vêpres à l'église St-Pierre en 1861 ; elle communiqua
rapidement des crises analogues à douze de ses compagnes. Épilepsie, mysticisme et dévotion vont souvent ensemble, dit Legrand du Saulle.

La folie lubrique se rencontre presque toujours
sur des religieux sortant des couvents, d'après l'observation d'Esquirol, et Leuret assurait que le nombre des fous et des folles érotiques fournis par ces
asiles de paix devrait effrayer ceux qui y entrent.
Leur raison s'aliène d'autant plus facilement que
l'esprit est faible et opprimé par le tourment des
sens.

Privés de l'influence excitante de la fécondation,
les ovaires n'exécutent qu'imparfaitement et irrégu-
lièrement leur ovulation mensuelle; leur mouvement fluxionnaire reste incomplet. Des perturbations
s'ensuivent dans le système nerveux : d'où les névroses, les névralgies, les névropathies multiformes
dont les célibataires d'un certain âge sont si souvent
atteintes. La génération ne pouvant s'accomplir, la
vie de ces organes se trouble, se dévie, par leur
excès même. De là des proliférations morbides, des
hyperplasies, des végétations sous forme de polypes
ou tumeurs fibreuses de l'utérus. Par suite de l'in-

suffisance ou les troubles de la menstruation, les vésicules de Graaf, non fécondées, se transforment en ces énormes kystes de l'ovaire qui mettent la vie en si grand danger, malgré les succès de leur enlèvement. La mortalité des filles est ainsi supérieure à celle des mariées pendant la période normale de reproduction et l'âge de retour.

*
* *

Ce tableau des affections menaçant spécialement les jeunes et surtout les vieilles filles, tracé d'après l'observation générale des médecins, est beaucoup plus réel, triste et lugubre, que celui des manies et ridicules qui leur sont attribués. Il serait oiseux de repeindre, d'après Balzac, la figure, les grimaces, les gestes, les yeux, les dents et tous les soi-disant traits particuliers des vieilles filles. Elles ne sont pas autrement créées physiquement que les femmes mariées; leur moral seul s'en distingue. On ne peut même pas dire que les plus laides soient de ce nombre, à voir tant de mères de famille disgraciées de la nature. Mais la difformité la plus choquante disparaît ou ne se remarque pas chez celles-ci, dès qu'elles sont accompagnées de leurs enfants; le masque de la grossesse passe ainsi inaperçu chez la plupart de celles qui le portent.

Il n'en est pas de même des célibataires cherchant toujours à dissimuler, à cacher leur laideur et leurs difformités, comme leur âge, sous des toilettes tapageuses, des accoutrements éclatants, originaux, singuliers. N'ayant jamais senti le besoin de plaire,

l'élégance, le bon goût leur restent étrangers. La
plupart sont maniérées, affétées, prétentieuses et
souvent ridicules sous ces dehors frappants et leur coquetterie, disproportionnée avec leur âge, fait souvent remarquer leurs rides. Beaucoup se croient toujours jeunes en restant filles et affectent une pruderie
déplacée. Très fières et très heureuses d'avoir conservé la pureté... de leurs formes, leur taille, leur
gorge, la plupart les font valoir comme à vingt ans.
Ce sont les coquettes qui, à un âge où il serait raisonnable de s'habiller sérieusement, arborent le rose,
le bleu ou le rouge, comme de jeunes pensionnaires.
Ce sont là de simples travers résultant ordinairement
de l'oisiveté de ces filles, ayant à s'occuper d'elles
seules et à s'attifer dans leur glace. Elles n'en sont
parfois pas moins honnêtes et chastes. Une vieille
fille improductive qui ne fait rien, ni bien, ni mal,
croyant s'occuper beaucoup en tatillonnant, est toujours insupportable. Elle en est triste, chagrine,
maussade et l'exprime sur son visage, comme toute
personne ennuyée.

Cette personnalité apparente cache souvent un
cœur sec, un orgueil démesuré, un égoïsme impitoyable. Certaines filles ne s'occupent de rien ni de
personne que d'elles-mêmes. Elles s'aiment trop pour
avoir pu jamais aimer un homme, ni en trouver un
digne d'elles. C'est toute la raison de leur célibat.
Elles s'attachent seulement à ceux qui les louent
dans leurs talents, leur esprit et qui recherchent leur
société, sans aimer réellement personne, comme en
voici un exemple frappant.

Survivante de sa mère et de sa sœur, Rose R...
ne s'était jamais préoccupée que d'assurer son existence indépendante. Ce fut l'unique souci de sa vie,
et, comme elle n'était pas jolie, elle ne trouva jamais
de mari pour lui donner cette assurance. Elle s'érigea
de bonne heure maitresse du ménage et restée seule
avec sa mère, jouissant d'une modeste pension via-
gère, elle sembla soigner sa vieillesse par l'unique
sentiment de faire des économie pour se mettre à
l'abri du besoin après sa mort. Celle-ci arrivée, elle
employa amis et connaissances à améliorer sa position, mais sans jamais penser à leur en témoigner
la moindre reconnaissance en mourant, car elle ne
se connaissait aucun héritier. Morte subitement et
isolée à 67 ans, il ne se trouva pas trace du moindre
souvenir en faveur de ceux qui, plus pauvres qu'elle,
la recevaient et la visitaient. Son cœur égoïste ne lui
avait jamais rappelé qu'elle leur devait bien des services et une amitié demi-séculaire. Cachée, sans
confiance envers personne, défiante de tous, prude
et coquette, quoique vivant seule, dans un désordre
et une malpropreté intérieure inimaginables, elle fut
punie de ces vilains défauts en mettant tous les
secrets de sa vie au grand jour, après sa mort, par
l'inventaire public qui la suivit. Vêtements, meubles,
bijoux, souvenirs et portraits de famille furent dis-
persés au vent des enchères, au premier venant, pour
des héritiers éloignés qu'elle n'avait jamais vus ni
connus. Tel est l'authentique portrait d'une vieille
fille chaste par son défaut de cœur.

Le célibat déterminé par l'égoïsme l'augmente

toujours et est d'autant plus remarquable chez la
femme qu'elle se distingue surtout par le cœur.
Aussi est-il beaucoup plus rare que chez le vieux
garçon. Tout ce que peut faire la vieille fille égoïste,
c'est de donner son cœur à un animal : oiseau, chien
ou chat le plus souvent, pour lui servir de compagnie,
de confident de ses secrets et parfois de ses plus
détestables passions. Elle s'y attache jusqu'à leur
sacrifier sa vie. Exemple :

Une demoiselle de 43 ans avait une chienne épa-
gneule qui ne la quittait pas, tant elle l'aimait. Au
mois de mai 1881, cette bête gaie et affectueuse
devint triste, changea d'allures, ne répondant plus
aux caresses et refusa les aliments. Pendant cinq à
six jours, sa maîtresse redoubla de soins et de tendresse, jusqu'à se faire lécher, à plusieurs reprises,
en l'embrassant, une légère excoriation enflammée
de la lèvre supérieure. Conduite chez le vétérinaire
Bourrel, la bête fut reconnue enragée et creva de la
rage le 30 mai. Peut-être avait-elle éprouvé précédemment les effets naturels du rut sans être livrée
au mâle, comme on le fait de beaucoup de ces animaux d'appartement, attachés ou renfermés en pareil
cas. On ignore que l'on s'expose, par ce défaut de
satisfaction génésique, à provoquer la rage spontanée, comme Leblanc d'Alfort l'a démontré. Une
secrète jalousie de ces animaux est même parfois le
mobile qui empêche leur accouplement.

Toujours est-il que cette demoiselle nerveuse devint
extrêmement inquiète, irritable, difficile à vivre, peu
de mois après. Elle était troublée, d'un caractère

insupportable, avec une exaltation piétiste exagérée,
au point de faire un pèlerinage à Lourdes au mois
d'août suivant. Chargée à son retour de diriger la
maison de commerce de son frère, pendant ses vacances, elle s'en montra très anxieuse, agitée, perdit
l'appétit et le sommeil, se querellant avec les employés. Le 18 octobre, deux jours après le retour du
maître, un spasme pharyngien se déclara : elle ne
pouvait avaler. C'était le début de la rage, que sa
chienne favorite lui avait inoculée en léchant ses
lèvres sans la mordre. La mort arriva le lendemain,
en montrant par ce fait extraordinaire et authentique l'origine spontanée de la rage et son incubation
prolongée chez la victime; tout cela résultant du
célibat. *(Revue de méd.*, 1884).

La vanité subtile qui distingue les vieilles filles, et
le fanatisme de personnalité qui les caractérise, leur
fait porter les jugements les plus faux sur tout ce
qui les blesse et condamne leur vie ou leurs actes.
Elles sont ainsi haineuses, cruelles, jalouses, violentes, rancunières, vindicatives, méfiantes, sans savoir
souvent pourquoi. Elles ont en général un certain
talent, dit Balzac, à accentuer les actions et les mots
que la haine leur suggère, en égratignant, à la manière des chats. Elles éprouvent du plaisir à blesser et
à le faire voir à leurs victimes. Et il ajoute :

« Porté par la société contre les vieilles filles, cet
arrêt implacable a ses motifs, comme les défauts
dont on les accuse. Elles se flétrissent parce que
l'expansion du bonheur, qui épanouit la figure
des femmes et jette tant de mollesse dans leurs mou-

vements, n'a jamais existé chez elles. De là leur raideur habituelle. Elles deviennent âpres et chagrines, comme tout être malheureux ayant manqué sa vocation. Il souffre et la souffrance engendre la méchanceté. Elles sont donc méchantes en accusant le monde de leur isolement. L'idée de vengeance en est la conséquence et leurs médisances, leurs calomnies, leur cœur sec, indifférent, égoïste, en est l'effet ordinaire. N'ayant jamais fait plier leur caractère et leur vie à une autre vie ou à d'autres caractères, comme l'exige la destinée de la femme, la plupart ont la manie de vouloir tout faire plier devant elles. Elles deviennent ainsi volontaires, despotes. En s'apercevant de leur dissemblance avec les autres femmes, elles en sont jalouses et éprouvent une gêne intérieure par la répulsion dont elles sont l'objet. Elles ne pardonnent pas leur position fausse à la société en la sentant elles-mêmes. »

Attribuer tous ces vilains défauts au célibat, c'est confondre le physique avec le moral et prendre l'effet pour la cause. Cette physiologie du célibat est aussi fantaisiste que celle du mariage du même auteur. Ces défauts dépendent essentiellement du caractère natif, originel, et ont bien plutôt provoqué et entretenu le célibat qu'ils n'en sont nés. Ils se rencontrent ainsi chez les mariées et les mères de famille. Qu'ils soient plus fréquents chez les célibataires, c'est la preuve même qu'ils sont originels et empêchent souvent le mariage. Ils s'accentuent graduellement dans la solitude et l'isolement, au point d'être insupportables et de dégénérer en manie.

Si le célibat produisait exclusivement les travers et les défauts dont on taxe les vieilles filles, toutes en seraient frappées, à l'exclusion des autres femmes. Or, il suffit d'en connaitre un certain nombre pour observer celles qui en sont exemptes. Elles sont gaies, avenantes, aimables, bonnes, douces, spirituelles, et ne se distinguent nullement des femmes mariées en menant la vie de tout le monde. Il en est qui aiment beaucoup les enfants et les traitent avec plus de soin et de tendresse que leurs propres mères. Si le célibat réagit tant sur le caractère, c'est bien plutôt chez les vieux garçons. Toutes les passions animales qui les distinguent, le tabagisme et l'alcoolisme notamment, ainsi que leurs excès vénériens, en imprimant de profondes modifications à l'organisme, réagissent à la longue sur le moral et peuvent ainsi modifier, changer le caractère.

Toutes les filles ne vieillissent pas volontairement dans le célibat. La preuve en est dans celles qui se marient tard ou qui ont des amants. Celles-là ne sauraient donc avoir les ridicules ni les défauts qu'on leur prête. Il s'en rencontre qui excellent par leur douceur, leur politesse et leur esprit. Elles devaient donc plaire étant jeunes. Le trait distinctif de la plupart, en vieillissant, est d'être prétentieuses, assurées, fermes dans leur conversation comme dans leur démarche, elles soutiennent vivement leurs opinions, sont parfois tranchantes et même altières. A défaut d'un mari pour le faire parler, elles se prononcent elles-mêmes. Cette individualité accentuée est souvent la cause de leur célibat; en n'ayant rencontré que des adorateurs galants, sans esprit ni caractère.

Il en est autrement des dévotes, souvent hargneuses, rêches, dures, de *véritables vierges aux orties*, comme la pieuse Hortense de M. A. Theuriet. Leurs vengeances froides sont plus redoutables, par l'hypocrisie jésuitique qui les dirige, que celles des femmes blessées dans leur amour et qui se vengent publiquement par le revolver ou le vitriol. Elles agissent toujours sourdement, en cachette, ou font agir les autres avec des motifs plausibles, des articles de loi au besoin. Le type en est réalisé par Mlle Gamard dans le *Curé de Tours ;* sa rancune et sa haine implacables vont jusqu'au crime. D'où le dicton : il n'y a pire haine que celle d'un dévot.

Elles semblent même plus dangereuses dans la vie civile que dans l'état religieux. Soumises ici à l'autorité, la discipline et le plus souvent au travail, leurs mauvais instincts en sont corrigés, atténués, neutralisés. La plupart se montrent ainsi dignes et réservées dans les rapports publics. Si, dans leur indépendance à la tête de la communauté, quelques supérieures abusent de leur autorité, on y rencontre aussi des femmes distinguées, autant par l'instruction et les manières, que leur aménité et leur bon ton, laissant en deçà bien des femmes mariées.

En résumé, la vie célibataire n'engendre pas aussi souvent qu'on l'admet bénévolement, les travers remarqués chez ceux qui l'observent. Ils sont ordinairement innés, originels, héréditaires et plus com-

munément la cause que l'effet du célibat. Moralement, il y a des femmes-hommes ayant le caractère,
l'intelligence et la capacité de ceux-ci et qui en remplissent les fonctions dans leur ménage *et vice-versa.*
En s'accentuant dans le célibat, ces travers, qualités
ou défauts, en seront-ils la conséquence ? Évidemment non. Mais en raison même des défauts, des
vices, des aberrations ou des passions qui y retiennent ou y conduisent, cet état creuse des empreintes
organiques et produit des maladies bien plus évidentes et mortelles, comme on l'a vu.

HYGIÈNE

DES DEUX SEXES

Aucun traitement n'est applicable au célibat ni aux célibataires, puisque ce n'est pas une maladie; mais cet état contre nature est si difficile à garder, à observer — les deux sexes étant créés pour vivre ensemble — que des précautions sont indispensables pour le rendre moins préjudiciable à la santé. Le danger en étant subordonné à la forme observée, à l'âge, le sexe, la constitution, le tempérament, la profession même des célibataires et le milieu où ils vivent, il y aurait lieu de passer en revue toutes ces conditions différentes pour être précis. Ceux-là mêmes, qui le sont de nom seulement, ont des précautions spéciales à prendre pour éviter les maladies vénériennes.

Tout en paraissant se résumer dans un seul mot: le mariage, cette hygiène n'est donc pas aussi simple

qu'on le croit vulgairement. Elle est spéciale, le plus
souvent, à chaque cas particulier. Un volume serait
alors nécessaire pour en spécifier toutes les indications. Après les développements donnés à ce sujet
dans les deux parties précédentes, ce serait une su-
perfluité, une répétition fastidieuse. Il nous a semblé
préférable, en signalant le danger ou le mal dont le
célibat est susceptible dans ses différentes formes,
d'indiquer immédiatement les moyens de s'en prémunir ou d'y obvier, que de renvoyer ici. Mettre en
évidence les indications et les contre-indications de
cet état anormal, ses causes, ses effets, et en décrire
les principales formes, n'est-ce pas en prévoir les inconvénients, les maux, les périls et indiquer, à tous
ceux qui voudront y faire attention, la voie à suivre
pour y échapper? Le plus vrai et réel, qui est aussi
le plus dangereux pour les deux sexes, le célibat religieux, dévoile ainsi toutes les plaies secrètes,
cachées, dissimulées, auxquelles il expose avec les
moyens de s'en exonérer et les mesures hygiéniques
spéciales à employer par les curés pour les atténuer.
De même des autres formes par indifférence, par
amour, par intérêt, à deux en particulier. Les dangers
de sa prolongation, surtout dans le pseudo-célibat
avec ses trois variétés : prostitution, libertinage et
concubinage, sont mis en évidence, de manière à faire
réfléchir les plus corrompus et endurcis, lorsqu'il en
est encore temps. Les tendances fâcheuses, les penchants criminels et la mortalité même, traduits en
chiffres éclatants comme la menace de Nabuchodono-
sor, sont de nature à éclairer. Sur cette pente fatale

du crime et de la folie, comment ne pas recourir au mariage, quand il est encore possible, pour n'y pas tomber ? Le penchant très prononcé au suicide a été ainsi annihilé, d'après l'exemple authentique qui en est rapporté page 177.

Le précepte, appuyé de l'exemple, fait d'ordinaire le plus d'impression sur les intéressés. Les principaux types sont ainsi personnifiés aux *Célibataires* et c'est en insistant sur les travers, les ridicules, les vices, les passions et surtout la triste fin dont ils sont les victimes, qu'il n'y a pas à revenir sur ces différents points. Il reste seulement à insister sur certains sujets spéciaux pour compléter cette hygiène disséminée dans tout l'ouvrage. Elle sera ici, surtout morale pour les filles et physique pour les garçons, en raison de leur rôle opposé dans le célibat.

*
* *

Jamais une personne sensée, raisonnable, ne devrait s'engager dans le célibat, surtout obligatoire, sans consulter un médecin sur sa constitution, son tempérament, son caractère, ses antécédents, ses dispositions et ses goûts. Ce devoir est plus rigoureux pour la fille que le garçon, car elle peut en ressentir les mauvais effets plus tôt que lui, pouvant toujours connaitre d'avance, c'est-à-dire à 25 ans, ses dispositions particulières, ses antécédents. Le danger pour lui est de passer tout à coup de la vie privée, cellulaire ou cloitrée, à la vie publique, mondaine, comme le prêtre. C'est plus tard, au contraire, que les religieuses ont en général à ressentir les mauvais effets du défaut de la génération et de la maternité.

Si délicat que soit cet examen médical, surtout chez de jeunes vierges, et malgré l'incertitude des résultats, il est la seule garantie contre des vœux anticipés, imprudents, précipités ou forcés. Il devrait être mis à la base de tout engagement dans les ordres religieux, comme l'est celui du recrutement pour le service militaire. Fait à huis-clos et séparément, il ne blesse ni n'outrage plus la décence et la morale. Combien de victimes innocentes n'auraient pas été sacrifiées à ce joug et rendues à la société par cette épreuve! Que de faux hermaphrodites ne se cacheraient pas sous un habit qu'ils n'ont pas le droit de porter, d'après leur vrai sexe! Des garçons déclarés filles et élevés comme telles ont pu être ainsi introduits dans des couvents de femmes, comme le contraire s'est vérifié par ce moine accouchant au milieu d'un champ.

· Dans l'impossibilité de forcer personne à cet examen, les réflexions suivantes pourront servir aux néophytes des deux sexes, avant de s'engager dans cet état contre nature. L'observation des animaux, aux époques de l'accouplement, suffit à se convaincre que la séparation des deux sexes, vivant isolément, est antiphysiologique. L'instinct qui les porte à se rapprocher est au-dessus de toute force, de toute puissance tendant à l'anéantir. Si l'homme ressemble à la bête, c'est surtout par là, dans toute sa bestialité, et l'homme sans femelle attitrée est le plus exposé à en ressentir toutes les folies et les rages. Le moral de l'être humain instruit, civilisé, et la conscience qu'il a de ses actes, sa pudeur, les convenances et les lois de la société où il vit, en le distinguant des animaux et en le plaçant au-dessus, peuvent sans doute retenir, modérer et maîtriser les manifestations extérieures de cet instinct inter-sexuel; mais ni régime, ni remèdes, aucune puissance morale, ni religieuse, ne sauraient suspendre ni arrêter la fonction purement physique qui l'incite. La spermatogénèse, analogue à toutes les autres sécrétions organiques animales, est au-dessus de la volonté. Elle s'exécute insensiblement, à l'exemple de la salive et des larmes; l'amour l'excite et l'augmente seulement, comme le manger et le chagrin le font pour celles-ci.

Une action physique peut seule l'atténuer, l'affaiblir ou la diminuer. Tels sont un exercice violent et prolongé du corps, une grande fatigue, l'excès de travail, le jeûne, la misère et toutes les maladies produisant une émaciation rapide, comme l'excrétion d'urines sucrées et albumineuses, les suppurations abondantes, les sueurs profuses, la diarrhée incoercible, etc., etc. Le défaut de matériaux organiques apportés à cette sécrétion en est tout le secret, comme la diète liquide absolue diminue les urines et les sueurs. L'effet en est aussi direct.

De là l'erreur d'admettre, avec les casuistes catholiques en faveur de leur célibat, que la vie religieuse, nourrie d'études, de pratiques morales, et soutenue par une ferme résolution, fait taire l'instinct sexue. en tarissant la sécrétion séminale qui en est le stimulant. Une grande contention de l'esprit, s'exerçant opiniâtrément sur des questions abstraites, comme la théologie et les mathématiques, peut sans nul doute influer sur cette sécrétion en réagissant sur le physique et diminuer la puissance de l'instinct en enchaînant, en dominant l'imagination. Les plus grands génies ont été, au moins pendant la conception et l'exécution de leurs plus grandes œuvres, des génies stériles. Absorbés par leur idéal, beaucoup sont restés célibataires ou se sont mariés sur le retour; mais ni abstraction morale, ni diversion physique n'est capable d'arrêter la sécrétion du fluide prolifique ni d'en neutraliser l'aiguillonnement.

L'abstinence tant vantée des athlètes et des chanteurs de l'antiquité, opposée à ce fait, trouve son explication naturelle dans la castration imposée à ceux-ci pour conserver leur voix; de même que celle des pieux cénobites était bien plutôt due à leur vie frugale, leur jeûne, leurs cilices et leurs macérations, qu'à leur ministère. On ignore d'ailleurs si ces moines n'étaient pas la proie de ces pertes séminales, ces pollutions involontaires qui sont la plaie reconnue, avouée, patente, des religieux actuels dont les exemples figurent au *Célibat religieux.*

Certains individus, il est vrai, supportent mieux cette abstinence, en vertu même de leur constitution particulière. Lymphatiques, efféminés, ils sont frappés d'une sorte d'atonie des organes génitaux et de la sensibilité générale qui les rend froids et torpides. Mais c'est là une très rare exception et encore, malgré cette faiblesse de l'instinct reproducteur, arrive-t-il un moment où la réplétion des réservoirs spermatiques détermine un éréthisme général qui peut

être calmé seulement par l'accomplissement du désir
qui l'a provoqué.

L'homme n'est pas seul à ressentir cet éréthisme
de l'instinct reproducteur, assez puissant pour résister à toute impulsion inverse. La femme, quoique
constituée différemment, l'éprouve et en souffre encore davantage. Ses désirs ne sont pas comme chez
l'homme sous l'empire d'une simple excrétion matérielle; ils résident essentiellement dans son cœur et
son système nerveux tout entier. Pour ne pas avoir
les dehors fougueux de l'homme, ses désirs n'en
sont pas moins vifs et profonds.

De ce qu'on voit la femme éluder les caresses —
comme les femelles des animaux avant de se livrer
aux transports du mâle — il n'en faut pas conclure à
une passion moins ardente. Ce sont là tout simplement les effets de sa pudeur et sa coquetterie naturelle, bien faits pour stimuler, exalter l'éréthisme
vénérien et rendre l'union plus sûrement efficace.
Les phénomènes observés sur la vulve chez les femelles domestiques au moment du rut : congestion,
rougeur, chaleur, écoulement muqueux, montrent
l'intensité de leurs besoins. Des signes aussi distincts trahissent les désirs de la femme. Après la
congestion périodique et l'écoulement sanguin de la
puberté, elle est prise d'une hyperesthésie de tout
l'appareil génital, sous l'influence des désirs amoureux que lui inspire la présence de l'homme; la vitalité et la sensibilité locales en sont surexcitées, les liquides y affluent et un sentiment de pesanteur et
même des écoulements muqueux en résultent par-

fois. De là, la tristesse, l'anorexie, le dépérissement succédant à ces désirs, s'ils se renouvellent sans être satisfaits. Privée des intermittences et des périodes de calme accordées par la nature aux animaux, elle s'y trouve exposée incessamment. Vainement elle cherche à réprimer les désirs tumultueux qui l'agitent, tout son système nerveux en est ébranlé et un grand nombre de maladies spéciales y succèdent qui font gémir la femme sous le poids de sa position sociale.

Essentiellement aimante, la jeune fille ne ressent les ardeurs de l'amour qu'en vue de la maternité à laquelle elle est destinée pour compléter l'évolution de ses organes, donner un aliment inépuisable à son cœur. Elle aime pour aimer encore et aimer toujours sans se rassasier jamais. Les désirs de sa passion sont inaltérables par l'essence immatérielle de son amour. Les marques en sont ainsi plus chastes, tendres et durables, que celles de l'homme.

Fondé sur ce fait psychologique, il est permis d'affirmer que la fille-mère qui détruit son enfant n'a jamais été une véritable amante. Elle a été faible, légère ou vicieuse, et devient ainsi un monstre. Une faute d'amour réel ne justifie pas le désespoir, tant qu'il subsiste par ses fruits. Celle qui aimait le père de son enfant, consacre et purifie son amour en nourrissant son orphelin, en l'élevant et en s'y dévouant, pour reconquérir l'estime de la famille et de la société qu'elle mérite par cette réhabilitation. Un enfant élevé dans ces conditions rachète toute faute. Il honore la mère au lieu de la déshonorer;

tandis que le père qui les abandonne devrait être,
dans toute société morale et bien organisée, justicia-
ble de la loi et déclaré déchu et indigne de tous les
honneurs publics, comme nous l'avons demandé aux
Mesures restrictives.

De là les douleurs et les souffrances indicibles des
jeunes filles nubiles, résultant de ce besoin impérieux
d'aimer, inhérent à leur sexe et à leur âge, sans pouvoir le satisfaire ou dans l'impossibilité de le manifester librement comme l'homme qui le ressent.
Leur pudeur, leur éducation s'y opposent et les obligent, les condamnent à réfréner ses sentiments si
doux dans le silence, à les refouler au fond du
cœur. Confier ces secrets à sa mère, ou les divulguer
à des amies, ne fait qu'entretenir et augmenter le
mal. Tous les dérangements de la santé des jeunes
filles oisives après la puberté : accidents nerveux,
troubles mensuels, anémie, pâles couleurs, symptômes hystériformes, névropathies multiformes, en sont
souvent la cause directe. Heureux quand ces premiers feux n'engendrent pas des passions honteuses
ou que, à l'ombre d'une diathèse occulte, ne se développent pas des crachements de sang, des saigne-
ment répétés du nez ou des hémoptysies, préludes
fréquents de la consomption pulmonaire.

D'où l'urgence d'occuper activement le corps et
l'esprit des jeunes filles à cette époque, non pas tant
à courir les bals, les soirées et les magasins, que
par des distractions plus saines, moins excitantes et
mondaines. De longues promenades en compagnie
et au grand air, des jeux et de la gymnastique en

commun, des voyages, des stations au bord de la
mer, avec l'étude des langues, de la musique, le dessin, la peinture, sont les meilleurs moyens, après les
soins du ménage et de la toilette, et les plus sûres
voies de les conduire sans encombre jusqu'à l'âge
du mariage. L'ennui est leur plus cruel ennemi; il
faut les distraire, les amuser, les occuper, en les fixant
surtout à ce qu'elles désirent et aiment, mais sans
les y laisser s'abandonner aveuglément, si ces plaisirs
sont passibles de quelques dangers.

La réquence du célibat féminin est précisément
due à ces conditions particulières. Une jeune fille
aime souvent en secret son idéal sans le trouver et
n'ayant pas la faculté de le chercher, le choisir, ni
le demander à son gré, comme l'autre sexe, elle reste
célibataire, parce que son cœur n'est pas rempli. Est-
elle délaissée, abandonnée par celui qu'elle a aimé?
comme la veuve inconsolable, elle se condamne
aussitôt au célibat. Un père, une mère, suffisent à
absorber tous ses soins, ses pensées, son cœur. Elle
se crée des occupations artificielles pour se distraire
souvent de l'amour latent qu'elle porte au fond du
cœur. Que de rêves, d'illusions, de chagrins, ou de
dépits amoureux sont ainsi cachés, ensevelis dans
les communautés religieuses : couvents, cloîtres ou
monastères, hôpitaux, écoles, asiles! Si ardent est le
cœur de la jeune fille pour aimer et pour se dévouer, qu'à défaut d'un mari ou d'enfants, celle qui
a des sentiments honnêtes et moraux s'élève à chercher son bonheur, sa tranquillité jusque dans l'amour
de Dieu ou le pur idéal de Jésus, en se consacrant

aux œuvres charitables ou d'enseignemen fondées
en leur nom. En se détachant du monde, elle se
donne à l'humanité.

Ce côté du célibat de la femme est évidemment le
plus utile et le plus respectable. Il serait plus courageux cependant et plus viril de ne s'engager dans
aucun ordre et de remplir ces œuvres utiles en toute
liberté, comme on en trouve de fréquents exemples.
L'obstacle est dans la jeunesse et les motifs qui décident ordinairement ces départs, sinon ces fuites an-
ticipées de la famille. Les caractères faibles, hésitants
font bien sans doute de se mettre ainsi en tutelle.
Combien en liberté succomberaient en route et tom-
beraient dans la débauche, la dépravation, le vice !
La réclusion, la solitude, la religion les affermissent,
au contraire, et l'habit joint à la règle en font des
filles vertueuses avec le temps.

L'histoire suivante montre le choix à faire avec un
peu de volonté et de décision. Trois sœurs vivant avec
leurs parents, très honorables et aisés paysans, ne
paraissaient pas devoir se marier. L'aînée, de 35 ans,
grande et forte, aidait son père comme un garçon dans les rudes travaux des champs ; la cadette,
bossue et délicate, secondait sa mère dans les soins
intérieurs de la ferme. La plus jeune et la plus
belle, enivrée, fascinée par les prédications d'un fougueux missionnaire et sur ses avis sans doute, réso-
lut, à peine arrivée à sa majorité, de se retirer dans
un couvent voisin pour prendre le voile.

La révolution de 1830, survenue deux ans après,
en limitant les vœux religieux, éclaira cette jeune

fille; elle quitta spontanément le couvent et rentra dans sa famille. Au lieu de suivre la vie dévote de ses sœurs, elle se mêla décemment, au contraire, aux amusements publics de son âge et ne tarda pas à se marier avec l'un de ses parents. Elle fut excellente épouse, mais stérile, alors que ses sœurs restèrent dans le célibat civil avec une conduite exemplaire.

De là le danger des vœux à un âge aussi tendre chez les jeunes vierges, ignorantes des impressions physiques de l'amour. Les besoins s'en font ordinairement sentir ensuite, car la nature ne perd jamais ses droits, et des maladies spéciales en sont la conséquence. Celles qui en ont éprouvé les chagrins, les malheurs, sont plus aptes à l'observer sans encombre. Jusqu'à 30 et 40 ans, le célibat civil, dans la famille, est toujours préférable au célibat religieux, pour les jeunes filles entraînées, sans parti pris, à vieillir par une raison ou une autre, sans se marier. Il en resterait fort peu à cet âge, en dehors de celles qu'une difformité apparente ou un vice caché de conformation, une mauvaise santé, une position équivoque, des prétentions difficiles à satisfaire, sinon impossibles à réaliser, condamnent au célibat sans le vouloir. Le défaut d'occasion, la timidité, la morale, ont beau offrir dans ces conditions une résistance opiniâtre à l'essor naturel de l'instinct reproducteur, il arrive un moment où, reprenant tous ses droits, il profite subrepticement de l'intervalle où la volonté est absente par le sommeil pour s'imposer et surprendre la plus chaste vierge par des songes voluptueux, des hallucinations érotiques, source de

sensations amoureuses et de voluptés physiques propres à le calmer et l'assoupir, et dont l'innocence,
au réveil, retrace à peine quelques souvenirs confus
comme chez le jeune garçon. Nul stoïcisme ne peut
garantir de cet effet inhérent à l'organisme, comme
certains animaux, les chiens en particulier, en offrent
des exemples authentiques relatés dans l'*Onanisme*,
pages 32 et 47. C'est un moyen ingénieux de suppléer à l'échec qui lui est fait pour entretenir le
désir de la génération. Autrement, il serait bientôt
sacrifié à l'égoïsme des célibataires et les populations s'éteindraient avec la passion qui les produit.

Un danger contraire, opposé, menace les jeunes
filles que leur appétit sexuel entraine de bonne heure
à en abuser par le défaut de pudeur et de réserve.
Si la séduction au village, dès qu'elle est publique,
devient ordinairement une condition de mariage avec
le séducteur, il en est autrement dans les villes. Les
jeunes campagnardes qui s'y rendent comme ouvrières, domestiques, bonnes ou femmes de chambre, y sont bientôt, par ce fait même, la proie facile
des jeunes et vieux libertins, passant leur temps à
en exploiter la simplicité et la jeunesse. C'est là
comme un reste de l'ancien droit du seigneur, le
privilège des maitres ou des commis sans dignité
ni moralité, abusant de leur autorité, parfois d'une
manière coupable et répréhensible, sur ces pauvres
filles sans défense. Telle est la cause fréquente du
célibat des filles-mères de la campagne. Parties
seules, elles reviennent souvent deux chez leurs
parents. Dans les pays à nourrice, elles profitent

ordinairement de cet *accident* pour laisser l'enfant à élever à leur mère et se placer, à Paris ou ailleurs, nourrice sur lieu. Nouvelle étape pour retomber plus bas ensuite. en reprenant leur ancien métier, sauf le petit nombre de celles qui, par leur bonne conduite, réussissent à se marier.

Dépourvues du secours de la famille ou n'y trouvant que de mauvais exemples, ces filles-mères sont destinées, sauf de rares exceptions, à tomber dans le vice tôt ou tard. Victimes de la séduction ou de l'abandon et incapables de se réhabiliter, elles s'autorisent d'une première faute pour se livrer au libertinage en formant des unions libres, concubines, sinon elles tombent graduellement dans la prostitution.

Le même sort attend beaucoup de celles des grandes villes, envoyées toutes jeunes dans les ateliers, les usines, les magasins, pour apprendre un état ou gagner leur vie. Sans la moindre surveillance de leur famille, comme c'est le cas pour un si grand nombre, elles sont exposées à toutes les séductions du luxe et du vice à la fois, sinon aux entreprises du libertinage. Plus instruites et délurées que celles des campagnes, elles n'en subissent pas moins l'influence de leur âge et de leurs instincts. Leur vertu est bientôt assiégée, de mille manières variées, par les poursuites, les propositions tour à tour réservées, honnêtes, hardies ou grossières, obscènes parfois, les rencontres, les exemples, les conseils même de leurs compagnes. Comment se défendre de ces obsessions, pour celles qui y prêtent l'oreille, dès que, par la rémunération de leur travail, elles se sont rendues indépendantes? Si les parents ne se sont appliqués de bonne heure à exercer l'influence de leur autorité physique et morale en les attirchant au foyer; si les conseils et les avis d'une mère prudente surtout ne les ont prémunies contre ces tentations, la grande majorité est destinée à faillir dans des rendez-vous compromettants et sombrer ainsi dans le pseudo-célibat des filles entretenues. L'exception est pour celles qui rencontrant un garçon honnête en font la conquête ou le caprice et qui les épouse immédia-tement.

Trois filles sœurs de 10 à 15 ans, ayant perdu père et mère et laissées absolument sans ressources, quoique élevées honnêtement, offrent l'exemple de ce qui arrive fatalement en pareil cas. L'aînée, vi-cieuse et paresseuse, s'est mariée au premier venu et, bientôt veuve, est tombée du libertinage dans la prostitution; l'autre est restée femme de chambre, célibataire; la dernière seule, recueillie et élevée par une famille étrangère comme couturière, a fait la conquête d'un ouvrier intelligent qui l'a épousée. C'est l'unique sur trois ayant un avenir honnête.

***

Tant de causes diverses et variées déterminent ce premier écart qui prédispose les filles-mères au cé-libat, qu'il est impossible de les fixer. C'est l'his-toire même de l'humanité. Une seule mérite d'être mentionnée spécialement, comme la plus efficiente de ces désordres de la jeunesse : la prédispositicn native, héréditaire, à l'hystérie qui se révèle parfois dès l'âge le plus tendre. Les fillettes de huit à douze ans, à la mine éveillée, d'une grande vivacité d'esprit et d'imagination, riant et pleurant à la moindre cause, très aptes à la musique, au dessin et autres arts d'agréments, incapables au contraire d'application à toute étude sérieuse et sachant d'instinct mentir et jouer la comédie, sont particulièrement dans ce cas. Des maux de tête persistants, des migraines, des douleurs nerveuses, des névralgies, une tristesse profonde ou une gaieté folle, des terreurs nocturnes, des hallucinations en sont surtout des indices. Ces accidents en font des enfants gâtées très désagréables, turbulentes, susceptibles, querelleuses, maussades.

La puberté les rend ordinairement coquettes, maniérées, pour appeler et fixer l'attention. Une toux rauque et convulsive se manifeste au moindre rhume. Des palpitations, des étouffements, des syncopes incomplètes ont lieu, mais de tous ces accidents nerveux, l'hyperesthésie ovarienne, se traduisant par des points douloureux dans les flancs et le bas-ventre, est le plus fréquent et redoutable. Elles deviennent irritables, capricieuses, excentriques, volontaires, raisonneuses, dissimulées. Des goûts effrénés se montrent comme des aversions implacables, aussi bien pour les plaisirs, les jeux, les objets, que pour les personnes.

Qu'une passion éclate dans ces conditions, ces filles hystériques sont entraînées aux actes les plus compromettants, comme les maladies les plus graves se

manifestent chez celles qui y résistent. Une jeune
fille distinguée, mais sans fortune, ayant conçu un
amour pur et chaste très violent pour un jeune
homme qu'elle voyait dans le monde, éprouva une
si grande perturbation nerveuse, en apprenant qu'il
lui préférait en mariage une fille plus fortunée,
qu'elle en tomba paralysée des membres inférieurs.
Une paraplégie semblable en atteignit une autre plus
jeune, sans cause appréciable que la menstruation.
Chez ces tempéraments hystériques, passionnés, il
n'y a souvent pas de milieu entre le déshonneur et
la maladie qui réduit de même au célibat.

*
* *

Le célibat prolongé auquel expose presque fatalement les aspirantes aux carrières libérales ou artis-
tiques, par les longues études qu'elles exigent, équivaut presque toujours au célibat indéfini pour la
femme. Bachelières et doctoresses, comme la plupart
des artistes peintres, musiciennes, chanteuses, actrices et toutes celles qui se livrent à l'enseignement,
sont ainsi condamnées à vieillir avant d'avoir acquis
une position leur permettant de se marier. Outre
l'esprit d'indépendance qui les caractérise, elles ne
trouvent guère d'alliance possible que par leur talent et leur notoriété. Sauf quelques exceptions, elles
arrivent ainsi à un âge où le mariage est redoutable
par les accidents que l'accouchement peut entraîner.
La femme de 40 ans, encore apte à la génération, a
toujours à en craindre les suites, comme en voici
la preuve pour servir d'avertissement à celles qui

se marient sur le tard, avant leur retour d'âge.

Une statistique de 28,279 accouchements, surve-
nus à la Maternité de Saint-Pétersbourg, durant les
trente dernières années, confirme leur gravité chez
les primipares au-dessus de 30 ans. 645 femmes
étaient dans ce cas, d'après le docteur F. Steinmann,
savoir: 69 pour 100 de 30 à 35 ans, 26.2 de 35 à 39,
4.2 de 40 ans et au-dessus, dont l'une avait 52 ans.
Or, en 1875, la mortalité générale étant de 2.5 pour
100, celle des primipares âgées s'éleva à 14, et à
8 pour 100 en 1881, alors que la mortalité générale
était réduite à 1/2 pour 100. D'où la démonstration
que la primiparité chez les femmes âgées a une influence marquée sur leur mortalité, aussi bien que
sur celle du fœtus. Le sujet mérite donc une attention croissante pour détourner les célibataires du
mariage tardif.

Les filles délicates, faibles, lymphatiques ou strumeuses sont celles qui gardent de préférence le célibat, en raison de leur constitution. Elles ont le plus
à en souffrir par la paresse même des fonctions génératrices. Qu'une diathèse latente des poumons ou du
cœur existe, elle ne tardera pas à éclater par les
troubles de la menstruation. Les affections de poitrine et du cœur sont ainsi très fréquentes dans les
couvents. Pour celles qui sont rachitiques, difformes,
contrefaites, il vaut mieux vivre dans le monde et
au grand air pour fortifier leur santé.

Le retour d'âge se passe rarement sans orages,
chez les filles les plus chastes et vertueuses, comme
pour leur rappeler qu'elles ont éludé le vœu de la

nature. Des hémorrhagies foudroyantes, des écoulements blancs intarissables, avec prurit ou déman-
geaisons intolérables, des tumeurs, kystes, cancers
ou d'autres accidents locaux se manifestent souvent
quand le cœur reste indemne. Les conséquences de
l'excès de vertu, par le défaut d'exercice des organes
de la génération, sont parfois analogues, à ce moment critique, à celles de l'abus que les femmes
galantes en ont fait. D'où l'imprudence, pour les
vieilles filles, de se marier avant cette épreuve
redoutable ; ce qui revient à dire, en intervertissant
le dicton populaire :

« Mieux vaut jamais que tard. »

* *
*

L'homme célibataire, jeune ou vieux, n'a pas à
redouter ces accidents du célibat. Il est plus apte à
le supporter, en s'exonérant à son gré et de plusieurs
manières du prurit qui le tourmente, sans en ressentir de mauvais effets. Des exemples en sont relatés
à l'appui, même dans l'*Onanisme*. Dès qu'il n'en
abuse pas, il n'encourt pas de danger. D'ailleurs, il
se marie le plus souvent, parce que la femme lui
est indispensable pour l'exercice régulier, normal, de
cette fonction et forme la plus sûre et la meilleure
base de son avenir, sa santé, sa famille et sa fortune. C'est là surtout son hygiène spéciale, aussi doit-
il rester célibataire le moins de temps possible. La
raison, l'esprit et le calcul, sinon la réflexion et l'expérience, ont en général une bien plus grande part

sur sa détermination, surtout s'il n'est plus jeune, que l'amour et le cœur. *Ecce homo !*

Le *péril vénérien* est, de tous les dangers ordinaires de la vie de garçon, le plus commun, constant et redoutable. Il est presque inévitable dans ces rapports de passe-passe, auxquels se livre surtout l'adolescent par son inexpérience, le défaut de précautions, de soins et son abandon sans réserve dès qu'il en trouve l'occasion. D'où l'urgence d'indiquer les manifestations les plus suspectes et inquiétantes, afin que les intéressés sachent à quoi s'en tenir.

L'*herpès génital* est la plus simple. Cette éruption de petites vésicules, transparentes au début, apparaît sur le bord du prépuce trois ou quatre jours après un coït avec une femme nouvelle, comme elle se montre souvent aussi chez celle-ci sur le bord des lèvres. Les personnes herpétiques, dartreuses ou rhumatisantes, y sont particulièrement prédisposées, mais elle peut survenir chez toutes après un coït galant, suspect et surtout échauffant. Les célibataires des deux sexes, ou agissant comme tels, y sont particulièrement exposés et en sont les plus fréquemment atteints.

Sans contagion possible, cette éruption est absolument inoffensive. Elle s'éteint et disparaît en une semaine par le repos et de simples lotions de propreté, sans rien laisser après elle que la disposition à reparaître ou récidiver dans les mêmes circonstances, Il n'y a donc pas à s'en inquiéter,

Au contraire, elle préoccupe et inquiète souvent davantage que d'autres bien plus graves, en raison de son siège et la douleur locale survenant après des rapports suspects, surtout lorsqu'elle a été précédée de chancres volants, comme c'est fréquemment le cas. De là l'inquiétude, le chagrin, le désespoir. Un signe suffit à rassurer les plus novices et ignorants. C'est le picotement prurigineux, la démangeaison locale qui annonce son apparition. C'est la distinction formelle, absolue, de toute autre affection, la chancrelle en particulier. On peut donc attendre tranquillement six à huit jours, d'après ce signe, et l'on sera détrompé par la guérison.

La *goutte militaire* est surtout fréquente chez les libertins et les débauchés. Elle est presque inévitable après un premier écoulement, en raison des récidives auxquelles ils s'exposent avant une guérison complète. De là le nom spécial donné à cette goutte chronique, parce qu'elle s'observait surtout chez les militaires d'autrefois, allant de belle en belle sans aucune précaution.

Les *rétrécissements du canal de l'uréthre* sont la conséquence directe et fréquente de ces écoulements mal soignés ou négligés. Leur transport ou métastase sur les testicules, la vessie, l'œil ou les articulations n'est pas rare. L'inflammation du col de la vessie et même de la prostate, avec rétention d'urine, viennent aussi souvent les compliquer.

Entre célibataires également licencieux et vicieux,

qui se repassent mutuellement ces écoulements, il
est parfois impossible de savoir au juste quel en est
l'auteur. Leurs entrevues, ordinairement secrètes et
dérobées, ne sont jamais que de fausses intimités,
toujours immorales. Dès que l'occasion se présente,
on a hâte d'en profiter de part et d'autre, sans s'in-
terroger, se préparer, ni s'examiner réciproquement.
De là des échauffements fréquents et leurs suites,
dont on s'accuse l'un l'autre, sans qu'il soit possible, même aux médecins spécialistes, d'indiquer
sûrement le vrai coupable, malgré la différence de
douleur chez les deux sexes. Toujours plus ou
moins intense chez l'homme par le passage de
l'urine sur les parties malades — d'où son nom vulgaire de chaudepisse — la blennorrhagie existe souvent d'une manière latente chez la femme en se loca-
lisant à la longue dans le vagin, sans la moindre
douleur en urinant par l'intégrité du canal de l'urèthre. Mais dès que l'homme, souvent contagionné
par ces simples fleurs blanches en apparence, la
communique de nouveau à la femme, la douleur
prend chez celle-ci un tel caractère d'acuité qu'il
n'est pas possible de rester dans le doute, d'après le
docteur Diday.

En voici un exemple concluant. Une lorette clas-
sée avait des pertes blanches abondantes, sans douleur, qui l'avaient amenée à consulter le médecin, parce
qu'il en résultait une blennorrhagie chez quelques-
uns de ses amants. Son locataire principal, âgé de
47 ans, méticuleux et réservé, avait ainsi pris une
blennorrhagie avec elle dès le quinzième jour de

leurs relations. Il la laissa couler en se séparant d'elle.
Mais elle le revit six semaines après et lui persuada
si bien qu'il n'avait eu qu'un simple échauffement
qu'ils se réconcilièrent le 20 novembre. Huit jours
après cette unique entrevue, cette femme consultait
de nouveau le médecin en lui présentant une véritable chaudepisse cette fois, avec miction douloureuse, écoulement purulent, tuméfaction des lèvres.
Conclusion : toutes les fleurs blanches sont suspectes
chez une femme galante, débauchée, et peuvent se
communiquer à celui qui y a recours.

Les *chancres* sont aussi très communs sous forme
d'excoriations, d'ulcérations ou plaies des muqueuses,
chez les deux sexes, après ces rapports frauduleux et
extemporanés, sans précaution d'ordinaire et souvent
même sans propreté. Qu'une disposition herpétique
locale existe chez l'homme ou la femme, sous forme
de deux à trois petites vésicules agglomérées, après
l'un de ces coïts suspects, sur l'orifice du prépuce
ou de la vulve, et voilà le chancre inévitable au moindre frottement. Heureusement, il y a chancre et chancre, les mous et les durs, bénins et graves, simples
et infectants. Mais il est inutile de distinguer ces différences essentielles au début, lorsqu'il y a une simple
chancrelle. C'est l'intermédiaire entre les accidents
vénériens simples et la syphilis ou vérole qui empoisonne parfois l'organisme toute la vie, avec son cortège de maux et d'infirmités de toutes sortes.

On distingue la première à son apparition rapide,
après le contact qui l'a provoquée, soit trois à qua-

tre jours au plus. Elle est surtout douloureuse au contact et souvent multiple. Plus tard, elle est toujours suspecte d'être infectante, malgré son aspect bénin.

Toute chancrelle, même la plus simple et quelqu'en soit le siège, est une ulcération contagieuse. L'abstinence du coït est donc une règle absolue pour ne pas la communiquer. Qu'elle siège sur le filet, le limbe du prépuce ou la marge de l'anus, cette érosion rend le coït plus dangereux pour le malade, à cause des déchirures qui s'ensuivent fatalement. Bien traitée par des pansements ou la cautérisation, sans coït intercurrent rendu impossible par la douleur, la chancrelle simple guérit en trois à quatre mois et même moins, sans que le bubon coïncidant lui donne aucune gravité spéciale.

Cette maladie de bas étage, des gens de rien, se prend surtout dans les maisons publiques de la dernière catégorie par la malpropreté de leurs pensionnaires et leurs chalands. En raison même de sa courte incubation de trois jours, elle peut apparaître chez une fille entre les visites règlementaires et se communiquer à plusieurs hommes dans la même journée ; d'autant mieux qu'elle en souffre à peine, lorsqu'elle ne siège pas à la fourchette. Elle est ainsi plus souvent communiquée par la femme que par l'homme, dont l'activité et la distension du pénis empêchent d'exercer le coït dès qu'il en est atteint. Tout en en étant plus souvent affecté que sa compagne, il la transmet plus rarement.

Acquise accidentellement, avant ou pendant le ma-

riage, elle exige, par son extrême contagiosité, l'abstinence absolue de tout rapport, surtout lorsqu'elle
siège au filet. Sa cautérisation immédiate à la pâte
de Canquoin permet seule de la faire avorter et de
rendre les rapports possibles sans danger. C'est donc
un moyen précieux au service de ceux qui ne peuvent faire autrement, obligés ou forcés de laisser
ignorer cette lésion.

Le *bubon*, vulgo poulain, accompagnement presque constant et caractéristique de la chancrelle, est
aussi contagieux qu'elle par le liquide qui en sort.
Provoqué ordinairement par l'irritation résultant des
frottements, des pansements de la plaie et tout ce qui
la fait saigner, ce gonflement de l'aine, dont la douleur fait souvent boiter, devient contagieux dès qu'il
est ouvert et suppure. Il faut donc se prémunir avec
soin de ce liquide, contaminant tout ce qu'il touche,
le linge et les vêtements, comme le nez, la bouche et
les yeux, par l'intermédiaire des doigts. On le tarit
facilement par les injections résolutives et surtout
la cautérisation de l'intérieur.

Le *chancre syphilitique*, induré, au contraire, est
en général unique, sans douleur, et ne se montre qu'a-
près la première quinzaine, sinon le mois même du
coït infectant. L'engorgement des ganglions de l'aine
en est l'accompagnement nécessaire. La distinction
est donc positive et d'autant plus urgente que celui-ci
exige un traitement spécifique immédiat et actif, avec
exclusion absolue de rapports sexuels d'une durée

indéfinie, pour ne pas encourir le crime d'en empoisonner un autre.

Si accentuée est la différence que l'on ne saurait s'y tromper. Malheureusement, il y a le chancre mixte, chancrelleux et syphilitique à la fois. C'est-à-dire qu'après être resté simple pendant la première quinzaine, il s'indure durant la seconde et se complique de l'engorgement ganglionnaire ensuite. Un homme peut ainsi se marier en apparence sans crainte, durant la première période, et infecter sa femme dans la seconde, comme des exemples en ont été relatés par des spécialistes autorisés. D'où l'enseignement de n'avoir aucune relation sexuelle, même avec une simple chancrelle, sans une parfaite cicatrisation ; soit pendant trois à quatre mois après lesquels tout danger de chancre mixte et infectant a disparu.

Tout ulcère vénérien, chancre ou chancrelle, quel que soit son siège, aux parties génitales, à la bouche ou ailleurs, est donc contagieux, communicable, comme les écoulements blennorrhagiques chez les deux sexes et à peu près exclusivement entre eux. Mais avec cette différence essentielle, capitale, que les premiers, dits vénériens, guérissent définitivement sur place, sans pénétrer profondément dans l'organisme ni l'infecter ; tandis que les seconds l'imprègnent et l'infectent tout entier, jusqu'au sang et aux humeurs, du virus syphilitique, le plus dangereux et rebelle chez l'espèce humaine. Un remède spécifique, le mercure, administré au début de l'infection et convenablement, peut sans doute le neutraliser, sinon le tuer sur place, s'il consiste en un microbe ; mais son absorption et sa généralisation sont si rapides qu'il est très difficile de l'atteindre ainsi dans sa source.

Ce danger dépend du mode de contagion et de son siège, autant que de la quantité de virus absorbé et de la qualité de celui-ci. De même que certains individus ont un organisme réfractaire à la grosse vérole comme à la petite, d'autres y sont très impressionnables. Plus la lésion est récente, primitive, nouvelle, et plus elle se communique facilement. Plus la syphilis vieillit, et plus son pouvoir de transmissibilité diminue, au point d'être nul pour les accidents tertiaires. Un chancre primitif méconnu de la verge se communique beaucoup plus sûrement, surtout à une vierge, que les plaques muqueuses de la bouche, non seulement parce que celles-ci sont secondaires et consécutives à celui-là, mais aussi parce que le contact n'est pas aussi intime et prolongé entre les organes. D'où l'urgence pour le médecin de savoir au juste à quelle date et comment l'infection s'est produite.

Il est ainsi plus difficile de juguler la vérole, de la faire avorter, que d'agir contre la rage par la cautérisation immédiate de la morsure du chien enragé. De là, la fréquence des accidents consécutifs ou secondaires, comme les plaques muqueuses, les condylômes ou choux-fleurs, les maux de gorge, les éruptions syphilitiques de la peau, la chute des cheveux, etc., etc. Tant que ces accidents successifs ne se sont pas montrés, il faut les redouter et dès qu'ils apparaissent, le malade est toujours convaincu d'avoir eu un chancre primitif, si faible et bénin qu'il ait paru, fut-il même passé inaperçu. Telle est la loi inéluctable de l'évolution de la syphilis acquise. Seule, la syphilisation de la mère par son enfant pendant la conception y échappe. L'iodure de potassium est ainsi couramment employé après le mercure, comme le plus sûr moyen de prévenir ces accidents si variés ou de les combattre dès qu'ils apparaissent, afin d'en éviter d'autres encore plus redoutables.

Tels sont les accidents tertiaires ou constitutionnels, frappant ceux dont l'organisme a été le plus profondément infecté, soit par défaut de traitement bien suivi, soit par faiblesse native ou hérédité, offrant ainsi une proie plus facile et moins résistante à l'ennemi, au poison. Leur siège d'élection est le système nerveux et osseux; mais que le syphilisé ait un organe faible ou une prédisposition héréditaire, ces accidents apparaîtront avec des caractères protéiformes, obscurs, qui pourront en faire méconnaître la nature spécifique. Cette cause étant ignorée du médecin, dans une foule d'affections nerveuses — névralgies ou névroses, ataxie, manie, épilepsie, hystérie — de tumeurs des os ou des organes, peut ainsi passer inaperçue, si le malade ne lui en confie le secret pour la combattre par son spécifique : le mercure.

Dès que ce remède est proclamé par l'univers scientifique le spécifique de la syphilis, et que le chancre infectant primitif en est tous les jours et partout combattu efficacement, pourquoi n'y pas revenir imperturbablement tant que ses suites se manifestent? L'iodure de potassium a une action indubitable sur les accidents secondaires; mais dès qu'il n'empêche pas les

phénomènes constitutionnels d'apparaître, n'est-ce
pas la démonstration qu'il est resté sans action sur le
virus, le poison ou le microbe syphilitique ? Le nier
serait illogique et l'action spécifique du mercure sur
ces accidents ultimes — démontrée par des guérisons
inespérées et définitives, notamment dans la syphilis
héréditaire des nouveau-nés — en est une preuve
irréfragable. En prévenant ou en faisant disparaître
les symptômes secondaires de la vérole, l'iodure de
potassium n'est donc qu'un palliatif de ce mal affreux,
comme les dépuratifs de toute provenance et espèce contre les symptômes constitutionnels. D'où
l'imprévoyance coupable de s'en tenir à ce remède
accessoire aussitôt la disparition des accidents secondaires. Il ne faut jamais en rester sur ce palliatif.
Après comme avant, le mercure à très faible dose,
suspendu et repris à divers intervalles durant plusieurs années, est l'unique spécifique curatif de la
syphilis. Elle ne serait pas si récidivante et persistante, avec son cortège de maux innombrables, pro-
téïformes et incohérents, chez tant d'individus et de
familles, si cette thérapeutique rationnelle était toujours suivie, et bien des vies innocentes échapperaient
chaque jour à la gueule de cet effroyable Moloch.

* *

Il était indispensable de s'arrêter sur cet effet
spécial, tribut particulier des célibataires des deux
sexes. Les prostituées libres et enregistrées ne
peuvent échapper à ce fléau en s'y exposant sans
cesse autant qu'à sa propagation parmi leurs clients.
Elles en sont donc inévitablement infectées et c'est

en vain que la police sanitaire les séquestre à la première manifestation dans les hôpitaux de Lourcine ou
Saint-Lazare pendant un temps plus ou moins limité.
Elles en sortent aussitôt qu'elles sont blanchies et
il serait puéril de les croire saines ensuite, quand les
mères de famille, une fois infectées et soignées dans
de bien meilleures conditions, n'en peuvent souvent
jamais guérir. C'est donc là un foyer continuel de
contamination des accidents vénériens et syphilitiques ouvert à tous les passants. Les garçons y entrent
naturellement par choix ou nécessité et sont dès
lors les premiers attrapés ; ils se chargent ensuite de
distribuer et de répandre à profusion le mal qu'ils
ont reçu ; d'où sa généralisation jusque dans les
campagnes. Libertins, débauchés et vicieux, les célibataires sont d'autant plus disposés à s'infecter et
infecter les autres, et c'est de ce va et vient de la
démoralisation et de la corruption publiques que
résultent les principaux ravages de la syphilis.

Ce péril vénérien est des plus redoutables pour les
garçons qui veulent se marier et rien ne serait plus
fréquent, d'après M. Diday, chez les célibataires
vérolés. « C'est à ne pas croire, dit-il, comme la diathèse syphilitique crée la diathèse matrimoniale !
comme il suffit de la moindre induration pour avoir
raison du célibataire le plus endurci ! On le comprend de reste, puisque l'âge de la vérole est celui du
sacrement et rien ne donne envie d'en finir avec les
plaisirs de la vie de garçon comme d'avoir senti
l'épine de ses roses. »

A cet âge, le célibat n'est pas bien résolu ni tenu

ferme. La plupart des jeunes gens ne le gardent que par la liberté dont ils jouissent, pour se livrer à toutes les dissipations, les amusements et les entrainements de la jeunesse. Une fois qu'ils en éprouvent les maux, au contraire, ils veulent en sortir. Rien ne les en dégoûte plus efficacement que les maladies vénériennes et ils ne demandent pas mieux que d'échapper à cet *alea* de leur vie de garçon en se mariant. C'est tout le secret de ce rapport heureux, quand ils n'ont été que légèrement piqués.

Ceux et celles qui sont livrés à la prostitution sont les plus menacés; on prend ou on laisse toujours quelque chose de malsain dans ces bourbiers fangeux. Le chancre est le plus redoutable, et sous la forme simple d'excoriations, de déchirures, d'érosions — si communes dans ces rapports dérobés, extemporanés, sans précautions ni propreté entre les deux sexes — se cache souvent une chancrelle dont peut résulter le chancre mixte, c'est-à-dire l'infection syphilitique. D'où le danger du mariage pour les célibataires, dont la jeunesse orageuse a été marquée de divers accidents vénériens ; imparfaitement traités, blanchis ou palliés, ils reparaissent le plus souvent avec une nouvelle intensité par les exigences mêmes du mariage qui les propage en les aggravant.

Dans le célibat, les rapports des deux sexes restent libres : l'homme de ne rien entreprendre, la femme de ne rien accorder. Mariés jeunes surtout, comme c'est le cas ordinaire, ils se doivent l'un à l'autre ; la liberté de s'abstenir n'est plus qu'un mot, il faut agir.

Et du fait même de ces rapports obligatoires, la maladie est fatalement entretenue, ranimée et aggravée chez l'époux et non moins fatalement transmise à l'épouse. La blennorrhagie la plus simple et bénigne, chez le célibataire, aboutit à la goutte militaire, par l'incontinence obligatoire de par la loi, chez le marié. La chaudepisse à perpétuité est ainsi l'apanage des maris, en particulier de ceux qui ont l'habitude de la bière, du café, du tabac et des boissons alcooliques. De là des rétrécissements et des jetées locales sur les organes adjacents : la prostate, la vessie chez le mari, la matrice et les ovaires chez la femme.

En vue même de ces accidents qui peuvent éclater alors même que tout écoulement a cessé, il est urgent, pour les deux sexes, de ne se marier jamais que six mois et même davantage après la disparition d'une blennorrhagie avec complication sur le scrotum, l'œil, la vessie ou les douleurs et le gonflement des articulations. Il n'y a même pas de terme précis à fixer, après les blennorrhées d'un an, par crainte de la contagion à venir.

A bien plus forte raison, s'il s'agit d'accidents syphilitiques qui, primitifs et secondaires, sont essentiellement contagieux et infectieux. Plus ils sont récents, aigus, plus ils sont dangereux et infectants. L'hérédité de la syphilis est alors infaillible par son acuité lors de la procréation. Un traitement au mercure, bien dirigé et observé, en diminue sans doute la contagiosité. D'après l'observation générale et d'un assentiment unanime, le mercure est, pour les parents, le seul capable de prévenir l'infection hérédi-

taire de leurs enfants. Après la naissance de deux
ou trois enfants nés syphilitiques, des parents s'étant
soumis à son usage ont pu en avoir de parfaitement
indemnes, en vertu même de l'action de ce remède,
bien plus que de la chronicité du mal.

Des enfants du même père peuvent donc naitre
successivement mort-nés ou infectés de syphilis et
d'autres indemnes, soit par le traitement mercuriel,
soit par l'ancienneté du mal. Mais ce n'est jamais
qu'après un long temps, qui va s'étendant de lustre
en lustre. Autrefois, c'est-à-dire vers 1835, les spécialistes étaient à peu près unanimes à déclarer que,
avec un traitement régulier de trois ou quatre mois,
on en avait fini avec la vérole. Plus tard, le grand
maître Ricord, dans tout l'éclat de sa gloire, fixa la
durée de ce traitement à six mois de mercure et trois
mois d'iodure ; tout en prévenant que cette durée ne
donnait pas toujours et à coup sûr l'immunité.

Il y a vingt-cinq ans, son successeur le plus auto-
risé aujourd'hui a renouvelé cette maxime thérapeutique du maître « réussissant, dans l'immense majorité des cas, à neutraliser véritablement le virus
toxique » dans ses *Leçons sur le chancre*, en 1858.
Puis, en 1873, il reconnaissait que cette mercuriali-
sation était insuffisante à éteindre la diathèse et à
conjurer tout péril dans l'avenir. Il étendait dès lors
ce traitement à deux ans en moyenne. C'était la durée que des milliers de malades, traités en ville et à
l'hôpital depuis une douzaine d'années, lui permettaient de fixer à quelques exceptions près. *(Syphilis
chez la femme.)*

Dans son dernier ouvrage publié en 1880, M. A. Fournier affirme « comme faux, absolument faux, qu'on en ait fini avec la vérole après tous les traitements précédents. » Il les condamne aujourd'hui par leurs nombreux et déplorables résultats et conclut à un traitement de trois à quatre ans d'une médication méthodique et énergique, comme le minimum nécessaire. (*Syphilis et Mariage*, page 140.)

Sans relever ces déclarations contradictoires, également affirmatives, en y voyant seulement l'effet du temps et de l'expérience autant que du progrès et des doctrines régnantes sur la syphilis, il est facile à chacun de préjuger l'avenir du mariage contracté par des célibataires y apportant le commencement ou les reliquats d'une ancienne vérole. Toute femme galante comme toute prostituée en étant presque fatalement entachée, comment les garçons jeunes et vieux, qui pour la plupart en font leurs uniques amours, ne la contracteraient-ils pas, sauf les réfractaires? Qu'ils conservent quelques taches ou plaques, papules ou pustules d'acné, d'impétigo ou d'ecthyma, et il y a si longtemps que ces boutons, ces croûtes, germent sur leur peau, qu'ils les attribuent à l'échauffement de leurs débauches et y font à peine attention en se mariant, par hasard ou intérêt, sinon pour faire une fin.

Hommes et femmes ayant vécu plus ou moins longtemps dans la débauche, la galanterie ou la prostitution, sont donc impropres au mariage, tant qu'ils conservent *en* quelque partie du corps et non pas *sur*, des stigmates suspects d'anciens accidents syphilitiques secondaires. Les lésions les plus simples et communes en apparence, dès qu'elles sont passées à l'état chronique : enrouement, enchifrènement, gerçure ou fissure, tumeurs, douleurs, etc., peuvent en être des reliquats, sans autre caractère tranché que la chronicité. Avoir eu la vérole, faible ou forte, dans ces conditions spéciales du célibat, est une indication impérieuse d'y rester indéfiniment, sous peine d'infecter son conjoint et ses enfants, sinon les nourrices de ceux-ci et jusqu'à leurs familles.

Le premier devoir d'un mari est de ne pas infecter sa femme et le second de ne pas contaminer ses enfants. Ces deux dangers sont connexes, inséparables, car en infectant la femme, celle-ci infectera à peu près sûrement ses enfants par la conception. S'il les infecte directement lui-même par son sperme vicié, altéré, syphilisé, sa femme en sera contaminée par ceux-ci. Le dilemme est donc fatal : l'un des trois étant infecté, les autres le seront indubitablement. La nourrice est également infectée par son nourrisson et, atteinte souvent à son insu, elle transmet inévitablement son mal à son mari comme à ses propres enfants. D'où procès et dommages-intérêts considérables accordés par la justice en rendant publics ces faits scandaleux, remontant le plus souvent à l'homme, comme la cause première de tous ces méfaits. C'est à ces ignominies que conduit le mariage inconsidéré de tant de célibataires syphilitiques.

Une femme galante ou une fille publique qui se marie, comme on en voit trop d'exemples, offre tous les dangers, au point de vue de la génération, d'une veuve dont le premier mari était vérolé. Cette crainte peut expliquer, surtout en y joignant la présence d'enfants, pourquoi les veuves se remarient en moindre proportion que les veufs. Il ne suffit pas d'avoir vécu maritalement avec elles, sans avoir rien contracté, pour être en pleine sécurité dans l'avenir. Si l'acte ou le sacrement créent des conditions favorables à l'extinction de la syphilis, par la régularité de la vie conjugale, l'apaisement des passions et la parcimonie des rapports sexuels, c'est parfois tout le contraire de ces unions bizarres et immorales. De la satiété même des désirs et de la vie passée naissent souvent des dissensions, des jalousies et des soupçons au moindre bobo. Les reproches et les disputes, qui font de ces ménages d'anciens célibataires de véritables enfers, peuvent réveiller la diathèse et lui donner une nouvelle intensité par des symptômes tertiaires ou viscéraux, notamment l'impuissance et l'ataxie. Heureusement, la plupart de ces mariages restent stériles.

Dans l'impossibilité de fixer actuellement une limite certaine à cette maladie, ni d'avoir un signe positif de son extinction après cinq, six et même dix ans de sa manifestation primitive, nous en avons fait une indication positive de célibat indéfini, aussi bien que de la prostitution. Elle dure en effet toute la vie, dans certains cas, et se perpétue même chez les enfants. Un homme l'ayant contractée à 22 ans nous en offre un exemple aujourd'hui : vingt ans après ! Un autre de 30 ans, tourmenté du désir du mariage, offre une faiblesse génitale consécutive à des excès et des abus sexuels de toutes sortes ayant amené des accidents contagieux et herpétiques, paraissant sous la dépendance d'une diathèse syphilitique.

Malgré tous les dangers de contagion et d'infection inhérents à cet état, le désir du mariage prédomine chez certains hommes. Ils se marient, en croyant pouvoir éviter de rendre leur femme et leurs enfants malades par des ménagements, des retraits à employer pour rendre le coït infécond en ménage, de suspendre les rapprochements ou chastifier les baisers, au cas où il se présenterait quelque chose de suspect à la verge ou à la bouche, les deux principales voies de contamination. Autant d'erreurs grossières, par l'impossibilité même de réaliser ces artifices chez de nouveaux mariés, démontrées bientôt par les plus tristes résultats. Le défaut de contagiosité des accidents tertiaires permet bien de ne pas contagionner la mère, mais les enfants sont toujours exposés à la syphilis héréditaire. Cette affection spécifique ne pardonne jamais, tant que l'on n'en est pas débarrassé.

La seule épreuve possible, en pareil cas, est de se soumettre à une cure aux eaux thermales sulfureuses des Pyrénées. Un traitement mercuriel simultané est toujours indispensable. Il consiste dans l'usage interne de la liqueur de Van Swiéten à faible dose, avec frictions d'onguent napolitain double dans les intervalles de suspension de cette liqueur tous les cinq jours.

Dès qu'aucune manifestation cutanée ni muqueuse

n'apparaît sous l'influence de cette triple médication : de la température, du soufre et du mercure, en prenant des précautions contre la gingivite et la salivation, on a toute raison de prononcer l'extinction de la syphilis. Ce n'est pas une preuve absolue sans doute, surtout chez les sujets arthritiques ou herpétiques, scrofuleux ou cachectiques ; mais l'élément syphilitique se trouve réduit ainsi aux moindres proportions. Cette garantie sérieuse est bien supérieure à toutes les tisanes, sucs, robs et sirops dépuratifs, employés dans le même but, et qui n'ont le plus souvent pour effet que de troubler les fonctions digestives et de purger... la bourse.

FIN.

TABLE

ALPHABÉTIQUE ET ANALYTIQUE

DES MATIÈRES

PARIS. — IMP. CH. ?? (S.-O.)

www.ingramcontent.com/pod-product-compliance
Lightning Source LLC
Chambersburg PA
CBHW070623270326
41926CB00011B/1794